主编 刘 伟 王丽华 全会标

多囊卵巢综合征
和女性生殖内分泌
1000 问

1000 QUESTIONS
ABOUT POLYCYSTIC OVARY SYNDROME
AND FEMALE REPRODUCTIVE ENDOCRINE

上海科学普及出版社

多囊卵巢综合征
和女性生殖内分泌1000问
编辑委员会

序 言

　　人口问题是社会关注的热点。2022年我国全年出生人数956万人，比2021年减少106万人，人口出生率为6.77‰，比2021年下降0.75‰。自2021年以来，我国总生育率下降到1.3以下，低生育率成为影响我国人口均衡发展的最主要风险。其中，不孕不育的逐年上升扮演着重要角色。

　　多囊卵巢综合征是女性排卵障碍性不孕的主要原因之一，在育龄女性中发病率高达15%左右。同时，这个疾病还会给女性带来诸多代谢异常问题，比如肥胖、糖尿病、高脂血症、高尿酸血症、脂肪肝等，进一步恶化女性的妊娠条件，促使她们更早地出现心脑血管疾病等远期并发症。多囊卵巢综合征的病因目前并不十分清楚，治疗手段有限，更早地了解疾病，做到早发现、早预防、早干预是取得更好治疗效果的保证；而且这种疾病与生活习惯密切相关，如何通过饮食、运动、行为的改变来阻止疾病的发生发展是每一位多囊卵巢综合征患者需要掌握的生活必备技能。另外，这种疾病目前还无法治愈，终身随访、定期评估疾病状态是管理疾病的重点，了解如何随访以及随访内容有助于提升多囊卵巢综合征患者自我管理疾病的能力，让医患更为紧密配合以共克疾病。

　　本书以一问一答的形式呈现，从女性生殖内分泌的相关基础知识起篇，重点谈到了多囊卵巢综合征，从疾病认知、疾病诊断到疾病的治疗和随访，全面为读者介绍如何正确对待这样的内分泌代谢疾病。最后，向读者朋友就生殖内分泌的其他问题，尤其是辅助生殖相关的常见问题做了解答。希望本书对期望改善生育状况的女性朋友能有所帮助，也为提高人口生育质量贡献绵薄之力。

　　虽然我们力求高质量完成此书，但由于时间和能力有限，存在的疏漏及不妥之处，敬请读者及同行不吝指出，便于今后修订完善。

编　者

2023年5月

CONTENTS

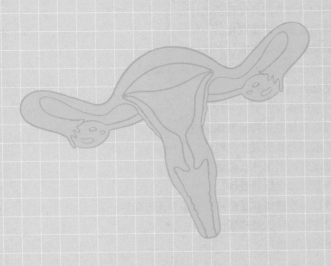

篇一

女性生殖内分泌的
相关基础知识

一 女性生殖器官及其功能

1 为什么说卵巢是女性活力的"源泉"？

卵巢是女性重要的内生殖器官，呈椭圆形，左右各一个，位于输卵管的后下方，是产生卵子和分泌类固醇激素的性器官。生育期女性除了处于妊娠和哺乳期外，卵巢每个月发生1次周期性的排卵，并伴有相应的内分泌激素变化和子宫内膜的脱落。排卵多在月经周期第14～16天。卵巢分泌的雌激素具有刺激并维持乳房发育及高音调、脂肪丰满和女性毛发分布等女性性征的作用，还有保钠、保水、促进肌肉蛋白质合成、维持骨密度等有益的作用。此外，它还有维持性欲等功能。

2 卵巢中主要有哪些细胞？各有什么作用？

卵巢的主要功能包括卵子发育成熟并排出和分泌性激素。卵巢中有多种细胞来维持这些功能，主要包括颗粒细胞、卵泡膜细胞、卵母细胞，其中卵母细胞根据不同的发育阶段分为始基细胞、初级卵母细胞、次级卵母细胞等。颗粒细胞和卵泡膜细胞都受垂体促性腺激素［促卵泡生成素（FSH）和黄体生成素（LH）］的调节，分泌孕激素、雌激素和一定量的雄激素，此外还分泌抑制素和激活素等细胞因子，共同调节卵泡的发育、成熟和排出及性腺轴（下丘脑-垂体-卵巢轴）的稳定和内分泌激素的周期性分泌。

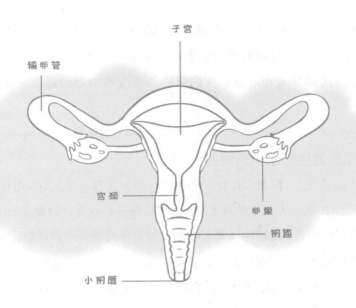

输卵管

子宫

宫颈

卵巢

阴道

小阴唇

3 女性的雌激素都来源于卵巢吗?

女性体内雌激素主要有三个来源:卵巢、肾上腺和外周组织(主要是脂肪)。育龄期女性,LH作用于卵泡膜细胞上的黄体生成素释放激素(LH-R),刺激其合成雄烯二酮(A_2)。A_2进入邻近的颗粒细胞,进一步脱氢、芳香化生成生物活性最强的雌二醇(E_2),其次为雌酮(E_1)。由于肾上腺和卵巢所含的酶系不同,肾上腺仅合成极微量的雌激素。青春期主要由E_2发挥生理作用,绝经后则为E_1。E_1主要由肾上腺皮质的雄激素经外周脂肪细胞内芳香化酶催化生成。所以,绝经后女性雌激素的主要来源是腺外(主要脂肪)转化。

4 雌激素有哪些生理功能?

雌激素是促进女性第二性征发育及性器官成熟的甾体激素,其受体广泛分布在体内,如子宫、阴道、乳房、膀胱、尿道、脂肪、肌肉、肝脏、骨骼和大脑等。雌激素具有广泛而重要的生理作用。它不仅有促进和维持女性生殖器官和第二性征的生理作用,并对内分泌系统、循环系统、代谢系统、骨骼的生长和成熟、水盐平衡、皮肤等均有明显的影响。卵巢早衰和绝经后女性发生的一系列症状,以及代谢异常和心血管疾病风险的显著增加都和雌激素水平严重不足有关。

5 雌激素对生殖系统有哪些作用?

在生殖系统中,雌激素促使垂体在促性腺激素释放激素(GnRH)的刺激下增加LH的分泌;刺激卵巢颗粒细胞分裂,增加卵泡FSH受体数量及FSH的作用,促进卵巢分泌雌激素;促进输卵管上皮细胞增生并维持其生理功能;促进子宫内膜腺上皮与间质的增生;促使宫颈柱状上皮及腺上皮分泌黏液,并改变分泌物中水、蛋白质、电解质和各种体液免疫物质的成分;促进阴道及外阴鳞状上皮细胞产生角化等。雌激素与女性青春期发生及性特征的发育密切有关,尤其是对乳腺的发育,雌激素能促进乳腺上皮细胞的增生。

6 孕激素和孕酮是一回事吗?

孕激素是含21碳的类固醇结构,以胆固醇(环戊烷多氢菲结构)为原料,包括孕烯醇酮、孕酮及17-羟孕酮(17-OHP)。排卵后,在LH刺激下,卵泡膜细胞间的血管长进黄体颗粒细胞,颗粒细胞从血液中得到大量低密度脂蛋白(LDL)胆固醇作为原料,在线粒体内膜上被胆固醇侧链裂解酶(P450scc)催化生成孕烯醇酮,生成的孕烯醇酮再转运至细胞质,进一步合成孕酮。黄体每日分泌孕酮 $10 \sim 40$ mg,血浆孕酮浓度为 $5 \sim 25$ ng/mL。黄体的生存与功能需要LH的支持,正常黄体的寿命为14天。如没有受孕黄体则会萎缩。

7 孕酮的作用有哪些?

孕酮与雌激素一起参与下丘脑-垂体-卵巢轴的调节。在月经周期后期,孕酮使子宫黏膜内腺体生长,可使增生期的子宫内膜转化为分泌期,为孕卵着床及早期胚胎的营养提供有利条件,受精卵植入后减少妊娠子宫的兴奋性,抑制其活动,维持妊娠,并使子宫颈口闭合,宫颈黏液变稠不利于精子穿透;同时还与雌激素协同促进乳腺小叶及腺体发育,为产乳作准备;另外,对于中枢,高水平孕酮有抑制排卵的作用,这一机制可用于避孕药;孕酮作用于体温调节中枢,有轻度升高体温的作用,形成排卵时的双相体温改变。

8 女性雄激素从哪里来？有哪些生理作用？

女性体内的雄激素主要有三个来源。① 卵巢:可分泌多种天然雄激素,如睾酮、雄烯二酮、脱氢表雄酮(DHEA)等。② 肾上腺:主要在肾上腺的网状带。③ 腺外组织:如皮肤毛囊、脂肪组织等,也含有丰富的类固醇代谢酶,可以利用类固醇前体物质代谢生成雄激素。雄激素可促进蛋白质合成代谢;促进生长和骨骼、肌肉的发育;还有促进红细胞生成的作用;另外,对女性的性欲也有一定的调节作用。雄激素与雌激素的量和比例决定女性体毛、腋毛和阴毛的分布。

9 胎盘也能分泌激素吗？

胎盘分泌的激素主要包括类固醇激素和肽类激素,类固醇激素主要为孕烯醇酮、孕酮、雌酮、雌二醇和雌三醇。孕激素能维持子宫平滑肌的舒张作用,使子宫维持"安静"状态;在孕激素和雌激素的协同作用下,再加上催乳素(PRL)水平的升高,乳腺进一步增生,可以为分娩后泌乳做好充分准备。孕激素和雌激素两者间又存在拮抗作用,妊娠晚期孕激素的水平下降和雌激素的水平升高有利于分娩的启动。此外,妊娠过程中母体血容量、心输出量、子宫/胎盘血流量显著增加,雌激素在其中发挥着重要调节作用。

10 什么是人绒毛膜促性腺激素（HCG）？

受精的卵子移动到子宫腔内着床后形成胚胎，在发育成长为胎儿的过程中，胎盘合体滋养层细胞产生大量的HCG，可通过孕妇血液循环而排泄到尿中。HCG是胎盘最早能够合成分泌的激素之一，受精后第10天左右即可在母体血液中检测到，在妊娠第8周达到高峰，并持续到妊娠第12周，以后逐渐下降，在妊娠第18周以后稳定在低水平，直至妊娠足月。HCG具有LH的作用，可以替代LH维持黄体的功能直至胎盘本身产生孕激素和雌激素的功能成熟。由此不难看出HCG是维持早期妊娠的关键因素。

11 硫酸脱氢表雄酮（DHEA-S）有哪些生理作用？

DHEA-S是DHEA的硫酸盐形式，是一种主要由肾上腺皮质网状带分泌的一种C19类固醇激素，受促肾上腺皮质激素（ACTH）的调节。DHEA是人体血循环中最为丰富的甾体物质，在体内大部分以DHEA-S的形式存在。DHEA-S代谢清除率慢，血浓度比DHEA稳定，所以临床多测定DHEA-S浓度。研究发现DHEA-S可以调节脂肪分化，促进脂解和胰岛素的分泌，参与类固醇代谢酶的调节等。在胰岛素敏感性、胰岛素分泌、骨密度、脂代谢等方面发挥重要的调节作用。市场上可见DHEA-S作为保健品销售，但其确切的作用及机制有待进一步证明。

12 性激素是怎样运输到各个组织发挥作用的？

女性血液中的性激素主要与性激素结合球蛋白（SHBG）和白蛋白结合运输。其中40%的雌激素和约80%的睾酮和SHBG结合。另有58%的雌激素和20%的睾酮与白蛋白结合，游离的雌激素和睾酮仅占1%～3%。相反，孕激素主要与白蛋白结合（80%），还有部分与糖皮质激素结合蛋白（CBG）结合。通常只有游离的雌激素和睾酮才是发挥生物学活性的形式。通过调节SHBG的浓度，能够调节性激素的活性,如肥胖女性胰岛素抑制肝脏合成分泌SHBG,"放大"睾酮的作用。

13 什么是抗米勒管激素(AMH)?

AMH主要由窦卵泡分泌,在血中浓度比较稳定,不随卵巢周期性的变化而变化,主要用于评估卵巢储备功能,且在卵巢早衰、多囊卵巢综合征(PCOS)、卵巢颗粒细胞瘤等疾病中具有重要的临床指导意义。在PCOS患者中,由于很多窦卵泡募集、发育受阻而停滞,卵巢中窦卵泡数显著多于正常人,造成血清AMH浓度的升高,是非PCOS患者的2～3倍。在辅助生殖过程中,如果AMH水平＜1 ng/mL,提示体外受精(IVF)过程中卵巢的反应、胚胎的质量和妊娠结局都可能比较差。

14 什么是卵子?

卵子即卵细胞,是藏在卵巢中许许多多生命的"种子"。在胚胎6～8周时,原始生殖细胞不断有丝分裂,随着细胞数目的增多和体积的增大,逐渐形成卵原细胞。至胚胎11～12周时卵原细胞开始进行第一次减数分裂,并静止成为初级卵母细胞,维持至出生后,直至青春期。在排卵前LH峰的刺激下,初级卵母细胞进一步完成第一次减数分裂,形成次级卵母细胞和第一极体,随后进入并停滞于第二次减数分裂中期,在受精的那一刻完成第二次减数分裂,形成受精卵,并释放出第二极体。至此卵子完成了向受精卵的转变,新的生命开始。

15 什么是卵泡?

如果说卵子是一颗"种子",那么给这颗"种子"包裹上囊壳(颗粒细胞、卵泡膜细胞、基底膜等)就形成了卵泡。女婴出生时,每一个卵巢内约含200万个始基卵泡,是女性的基本生殖单位,也是卵细胞储备的唯一形式。儿童期的卵泡不断闭锁,至青春期时剩约30万个。卵泡历经始基卵泡、初级卵泡、次级卵泡、窦状卵泡和排卵前卵泡。育龄期女性每月有3～11个卵泡经历募集、选择后,通常只有一个优势卵泡成熟(大约经历28天)并排出。可见,卵子不同于卵泡,就像桃核不同于桃子,两者不能混淆。

16 女性卵泡是如何发育成熟并排卵的?

正常卵泡发育是在促性腺激素和卵巢的作用下,从始基卵泡开始,经历一系列变化最终发育成熟并发生排卵的过程。在这个过程中,卵泡体积逐渐增大,形成透明带,颗粒细胞增大,形成卵泡腔,并出现了内外膜的分化。从始基卵泡发育到窦前卵泡是自主发育阶段,历经9个月以上,从窦前卵泡发育到成熟卵泡大概需要85天。卵泡发育的长短决定了月经周期的长短,卵泡生长的最后阶段一般15天左右,即月经周期的卵泡期。女性一生中一般有400～500个卵泡发育成熟并排卵。

17 卵泡发育经历了哪些阶段?

人类卵泡发育大致分两个阶段:① 卵原细胞发育至初级卵母细胞、始基卵泡,它们体积小、数量多,位于卵巢皮质浅层。始基卵泡阶段的卵母细胞由一层纺锤形前颗粒细胞(源自胚胎期卵巢生殖索的细胞)包围,通常5～6个原始卵泡成簇集聚,血管丰富。女性一生中始基卵泡始终处于生殖发育状态。这一阶段的发育不依赖于促性腺激素。② 进入青春期后,始基卵泡发育为窦前卵泡(初级卵泡、次级卵泡)、窦卵泡,然后进行募集、选择,形成优势卵泡,进一步发育直径至18～23 mm,形成排卵前卵泡,即成熟卵泡,也叫赫拉夫卵泡。

18 什么是窦前卵泡?

窦前卵泡是始基卵泡与窦卵泡之间的形式,可分为初级卵泡和次级卵泡两个阶段。妊娠第20～24周,始基卵泡发育为初级卵泡,卵子周围形成一透明环形区,称为透明带。初级卵泡颗粒细胞层数逐渐增多,卵泡增大进一步发育形成次级卵泡,卵泡内膜细胞出现LH受体。在这个阶段颗粒细胞与卵母细胞之间形成了间隙连接,这是两者间进行营养物质和生物信号交换的通道。窦腔内的卵泡液含有丰富的类固醇激素、促性腺激素等,对卵泡的发育有着重要意义,但这个阶段卵泡发育也不依赖促性腺激素的调控。

19 什么是窦卵泡?

颗粒细胞在雌激素和FSH的共同作用下,颗粒细胞不断增殖且分泌液体,其间积聚的卵泡液逐渐增加,最后融合形成卵泡腔,即形成窦卵泡,大概在月经周期的第7天,这时的卵泡直径可达到5 mm。在所有募集的卵泡群中有一个优先发育成为优势卵泡,其余的卵泡逐渐退化闭锁。在月经周期第11～13天,优势卵泡增大至18 mm左右。在卵泡发育过程中,除结构上的变化外,颗粒细胞上出现了多种受体,包括FSH受体、LH受体、雌激素受体、雄激素受体和孕酮受体等,因此窦卵泡具有合成性激素的能力。

20 排卵前卵泡为什么被称为赫拉夫卵泡?

排卵前卵泡最初由荷兰医师、解剖学家雷古纳·德·赫拉夫(Regnier de Graaf)发现,故命名为赫拉夫卵泡,是卵泡发育的最后阶段,也叫成熟卵泡。卵泡液急剧增加,卵泡腔增大,卵泡体积显著增大,直径可达18～23 mm,并向卵巢表面突出,典型的结构特征从外至里为卵泡外膜、卵泡内膜、颗粒细胞、卵泡腔(充满卵泡液、雌激素、孕激素等)、卵丘(突出于卵泡腔,内含卵子)、放射冠和透明带。由于卵泡腔的扩大,卵母细胞周围的颗粒细胞被挤到卵泡一侧,从外观上看像个"小丘",即卵丘。

21 什么是优势卵泡？

月经周期的第一天可能会有10个左右原始卵泡在雌激素的作用下同时生长和发育，排队进行筛选。在筛选过程中会有一个优秀的卵泡脱颖而出，受到FSH的影响快速生长，比其他的卵泡明显增大，直径10 mm以上，这种就是优势卵泡。成熟的优势卵泡迅速长大，直径可达18 mm，但也有个体差异，部分女性的卵泡长到15 mm时便可排出卵子，有的人要长到24 mm才能排出卵子。优势卵泡逐步移行至卵巢表面，突出于卵巢的表面准备排卵。其他卵泡受到抑制因子的抑制而停止生长，慢慢闭锁、凋亡，相继被吸收、消失。

22 为什么需要卵泡的优势选择？

正常育龄期女性每个月都会有3～11个窦卵泡被动员、募集、发育。优势卵泡的选择一般发生在月经周期的第7天。在已经进入生长发育中的窦卵泡，哪个卵泡FSH阈值最低就会优先发育成优势卵泡，而其余卵泡因缺乏激素支持或在抑制因子的作用下会逐渐退化萎缩。这个优势卵泡在FSH的作用下继续发育增大，形成成熟卵泡。卵泡一旦被动员募集后，仅有两种选择，要么被选择成为优势卵泡，要么走向闭锁凋亡。可见优势卵泡的选择是一个"择优录取"的过程，是对生育质量的重要保证。

23 卵泡"择优"的主要调节因素是什么？

优势卵泡的选择是个连续的过程，卵泡所含的促性腺激素受体，各种调节蛋白及因子都参与卵泡的优势选择。月经周期的第7天左右，募集的卵泡在FSH的作用下开始发育，其中FSH受体含量丰富的卵泡和颗粒细胞中分裂指数高及FSH阈值低的卵泡（对FSH敏感）优先发育为优势卵泡，表现为直径增大、分泌卵泡液多而卵泡腔充盈。FSH刺激颗粒细胞分泌的E_2达到一定水平后，反馈抑制下丘脑和垂体释放FSH，使本次动员募集中FSH受体密度低的卵泡由于达不到FSH刺激的阈值而闭锁。

24 为什么会有卵泡闭锁?

卵泡闭锁是卵泡发育过程中的正常现象。在一个月经周期中,有数个窦卵泡动员进入发育周期,通常只有一个卵泡能发育成熟,其他卵泡不会进一步发育,也不破裂,而是直接进入退化过程。卵泡闭锁是基因调控的细胞凋亡过程,也是生理过程。它可以发生在不同时期,受多种因素的影响,例如雌激素、雄激素、IL-6、TNF-α 等,最为常见闭锁类型是初级卵泡闭锁。当然在临床上也有病理性卵泡闭锁,多见于 PCOS。由于高雄激素血症(HA),过多的窦卵泡被募集,但发育至 2 ~ 9 mm 时,高雄激素又抑制卵泡的进一步发育而闭锁,使卵巢存在大量闭锁的小卵泡,在影像学上形成多囊性改变。

25 什么是排卵?

正常情况下,每个月会有一个卵泡逐渐长大发育到成熟,随着卵泡液的激增,内压会增高,使突出部分的卵巢组织越来越薄,最后破裂,成熟卵泡排出卵巢,此过程称为排卵,以月经周期 28 天为例,排卵大约发生在第 14 ~ 15 日。排卵后卵泡壁部分塌陷,边缘皱褶呈锯齿状,超声显示子宫直肠窝的液性暗区增多。排卵主要包括以下几个步骤:卵细胞从第 1 次减数分裂静止期重新启动分裂过程,并于排卵时完成第一次减数分裂,排出第一极体;颗粒细胞外围的基膜破裂,卵巢表面白膜及生发上皮同时也形成一个小破口,卵丘颗粒细胞和卵细胞形成的复合体一起自此排出,被输卵管伞拾取,在输卵管中等待受精。

26 排卵过程中性激素的变化特点是什么?

月经周期的中期,当优势卵泡直径 ≥ 15 mm,血中 E_2 浓度高于 200 pg/mL 且 E_2 高峰持续时间 ≥ 50 h,此时会对下丘脑-垂体轴形成正反馈作用,LH 和 FSH 释放增加。排卵发生于 LH 高峰后约 12 h,卵泡破裂发生于 LH 高峰后 28 ~ 36 h,排卵过程持续 6 ~ 8 h。LH 高峰必须维持 12 ~ 28 h 才能确保排卵前卵泡完成发育成熟，LH高峰维持约48 h才能确保排卵。排卵后E_2浓度迅速下降，对下丘脑－垂体轴形成负反馈作用，卵巢分泌孕激素，在卵泡排出后10天左右和雌激素达到高峰。

27 排卵后卵泡会发生哪些变化？

卵泡排出卵母细胞和卵丘细胞后，卵泡壁塌陷，形成许多皱襞，卵泡液流出，卵泡壁的卵泡颗粒细胞和卵泡内膜细胞向内侵入，周围有结缔组织卵泡外膜包围共同形成黄体，由于细胞质内有黄色颗粒和脂滴，呈黄色，故名黄体。黄体主要含2种细胞，即颗粒细胞和卵泡膜细胞。其中颗粒细胞占多数，主要分泌孕酮；卵泡膜细胞小，位于黄体外周，分泌雌激素。如未受精形成的称为月经黄体，如受精则为妊娠黄体。月经黄体维持两周即萎缩，被结缔组织结疤所代替，称为白体。

28 月经黄体和妊娠黄体各有什么作用？

排卵后形成的黄体主要分泌孕激素，也分泌雄烯二酮和17β－雌二醇。在孕激素的影响下，子宫内膜从增殖期转为分泌期。如未形成受精卵，则黄体萎缩，雌孕激素下降撤退后，子宫内膜因失去激素的支持，从而可以从宫腔内自然剥落，引起周期性的月经；如果卵子受精，胚胎成功植入宫腔后，黄体在胚胎分泌的HCG作用下增大，转变为妊娠黄体，妊娠黄体分泌雌激素和孕激素，维持妊娠。妊娠黄体功能在10周后由胎盘取代，黄体在妊娠3个月后开始萎缩。

29 判断有无排卵或排卵时间的常见方法有哪些？

无论是排卵异常还是月经异常，监测排卵都是一种重要的诊治方法。通过监测排卵能客观反映卵泡生长发育状况，确定是否有排卵，并能同步反映子宫内膜的发育状况。监测排卵可用于因内分泌因素引起的各种不孕症、卵巢早衰和复发性流产等。在了解月经周期和排卵的理论知识基础后，就容易理解监测排卵功能的方法和意义, 临床上通常用以下方法监测排卵: ① 监测每日基础体温; ② 排卵试纸测定; ③ 月经第21天血孕酮测定; ④ B超监测卵泡发育; ⑤ 宫颈黏液。

30 什么是基础体温?

基础体温指不受干扰的静息体温, 是人体处于放松安静状态时测量出来的温度, 通常测量时间是连续睡眠至少8 h后早上起床时。通过对基础体温的测量可以推断女性的排卵期, 不过人体基础体温的变化甚微, 所以要选用专用体温计测量。基础体温是既经济又简便的了解排卵的方法, 不要小看简单的基础体温表, 它不但可以反映排卵情况, 还可以反映黄体功能, 诊断早孕、早期流产, 协助诊断出血类型等。基础体温虽然简便无创, 但不能预测排卵, 且受感冒、饮酒、迟睡或失眠等因素的影响。

31 如何进行基础体温监测?

经充分休息后, 晨起尚未进行任何活动(不起床、不说话、不穿衣服、不上厕所), 把事先放于枕头旁边的水银体温计(最准确)放在舌下内侧根部, 紧闭嘴

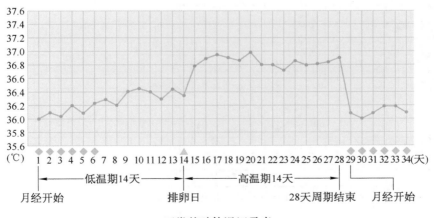

正常基础体温记录表

巴,测量3～5 min,读取刻度并记录于特定的基础体温表中,表上需要注明一切可能的干扰因素,如失眠、发热、夜班、性生活、阴道出血、接受检查、治疗或服药等,以便进行分析。对于夜班的女性,最好能休息6～8 h后测定。每天1次,同时连续记录3个月经周期,绘制成曲线图。正常人群如下图所示,呈现双向体温的形式,即排卵后比排卵前的体温平均上升0.3～0.5℃。

32 如何通过基础体温表判断黄体功能?

女性排卵后次日,因卵巢形成黄体,黄体的健康与否直接关系着子宫健康与怀孕概率。假如女性呈现的是不典型双相体温,即持续性体温升高维持不了10天,说明黄体过早萎缩,黄体功能不足;如果体温升高的维持时间正常,但体温上升缓慢,表示黄体分泌不足,分泌孕酮量不足;如果体温升高的维持时间正常,但体温下降缓慢,表示黄体萎缩不全,月经来潮时仍然处于高温相,孕激素持续存在。

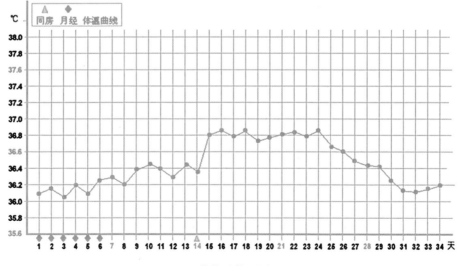

黄体功能不足

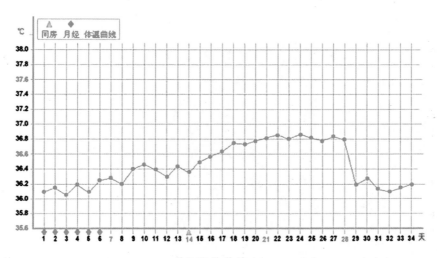

黄体分泌不足

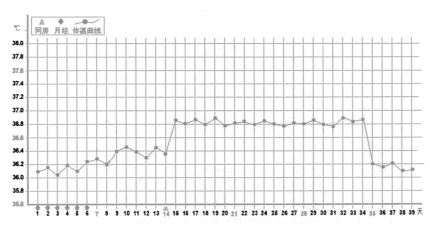

黄体萎缩不全

----

33 受孕相关的基础体温表如何判读?

看基础体温表能判断出是否怀孕,若高温期持续16天,怀孕的可能性为97%;若持续20天,怀孕的可能性则高达100%。如果孕早期的基础体温曲线渐渐下降,表示黄体功能不足或胎盘功能不良,会有流产倾向,需要格外注意。疑似早

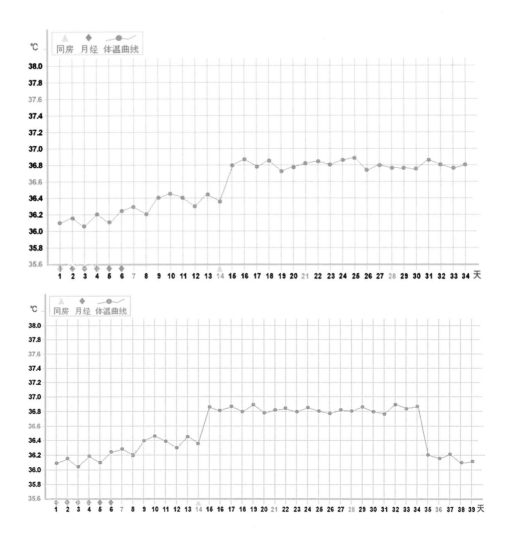

期流产的基础体温曲线图高温，从15号到34号持续了20天之后降温，表示已处于妊娠状态，但可能出现早期流产。

---

34 基础体温表还能看出什么信息？

（1）卵巢功能：如果基础体温的循环周期缩短，原本的28天慢慢变为24天或22天，高温期也会相应缩短，则说明卵巢功能不好，会影响女性雌激素分泌，破坏性生活，损伤女性肤质、肤色，若卵巢衰竭还会让女性更年期提前到来。

（2）协助诊断出血类型：对不规则阴道出血患者而言，主诉的出血时间常难于判断月经周期，而应用基础体温可以了解相对真实可靠的月经周期全貌。

（3）反映低热：如果基础体温基线温度过高，在妇科内分泌患者中需考虑盆腔结核与子宫内膜异位症。

35 如何使用基础体温指导受孕？

对想要孩子的夫妻而言，排卵前1～2天具有最高的怀孕概率。研究显示，100对有生育能力的夫妻，他们在不规定性交频次的自然情况下，3个月内的怀孕率是50%，6个月达到75%，12个月超过90%。精子平均存活时间是1.4～1.5天，卵子的平均存活时间不到1天。同时性交发生后精子从阴道向输卵管方向游动也需要时间，只有精子在存活的状态下，在恰当的时间与存活状态的卵子相遇，才有可能受精成功。在女性基础体温处于低温、接近排卵期时就应该同房，以增加怀孕概率。

36 为什么通过测定血清孕激素可以监测有无排卵？

孕酮是脉冲式分泌的，在几个小时之内其浓度可以升高7倍之多，在月经周期第21天抽血测定孕激素水平可以客观地评价是否有排卵，这是一种相对可靠的方法。一般认为，孕激素水平＞5 ng/mL（15.9 nmol/L）时说明有排卵，多次检测低于此数值则视为不排卵或黄体功能不全。国外报道，如果血清孕激素水平＜3 ng/mL，可以预测近期无排卵；如果血清孕激素水平＞10 ng/mL，则提示排卵功能良好；如果血清孕激素水平为3～10 ng/mL，则提示有排卵，但可能存在黄体功能不全，或者测定日期并非推测日期。

37 排卵试纸测定排卵的原理是什么?

排卵前,LH水平可以达到基础值的2～4倍,排卵通常发生于LH开始升高后的28～36 h,达到高峰后的8～20 h。LH峰值可以通过检测血清值测定,也可以通过尿液来监测,尿LH峰值较血LH峰值晚6～7 h。由于中午或晚上尿中LH水平与血中LH水平相关性更好,所以推荐选择中午或晚上尿液标本进行检测,从LH水平上升开始每日检测1次,试纸变色即提示出现LH高峰,在之后的24～48 h将出现排卵,预测阳性率分别为73%(24 h内)和92%(48 h内)。排卵试纸测定具有一定的假阳性和假阴性率。

38 怎样使用排卵试纸?

按照说明书从月经来潮之日计算,第10天开始每天固定时间取小便测定一次。使用排卵试纸过程中需要注意,因晨尿浓缩可影响结果,一般不选择晨尿,建议最好在早10点到晚20点之间留尿,取尿液之前2～3 h不要大量喝水。观察10 min,勿过短或过长。如果发现排卵试纸阳性逐渐增强,就要加强检测频率,最好能够每4 h测一次。如果对比试纸发现,排卵试纸开始减弱,并且迅速转弱了,说明即将排卵了。只有在测试条(T)强度大于等于对照条(C)时方可判断为阳性,如下图所示。

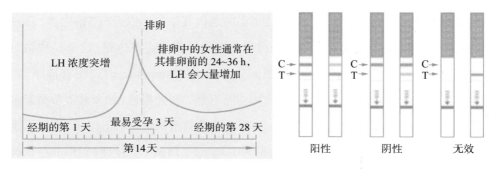

排卵试纸测定

39 最能客观监测排卵的方法是什么？

B超监测卵泡发育：阴道B超可以清晰地显示卵泡的数量及大小，通过跟踪监测优势卵泡，最能客观反映卵泡生长发育状况，预测排卵时间，帮助查找不孕病因、掌控最佳受孕时间，并同步反映子宫内膜的发育状况。对于月经周期28～30天的女性，初次监测在月经第11～12日开始进行观察，之后根据优势卵泡的大小来决定下一次的监测时间，卵泡到18～24 mm时即成熟，超声看到成熟卵泡消失即视为有排卵发生。另外，看到卵丘或者子宫内膜达到10 mm左右并呈现三线征也预示着即将发生排卵。月经周期不规则的患者，应该同时测量基础体温。

40 不做检查如何知道自己排卵呢？

宫颈黏液的性质、形态和分泌量受雌激素影响，呈周期性变化，所以可通过阴道分泌物来判断是否排卵。当女性感觉阴道口干燥、看不到任何宫颈黏液时，属于安全期。当阴道口开始感觉到潮湿，或在阴道口发现宫颈黏液，就判断为危险期。宫颈黏液分泌量最多、拉丝度最好、润滑度最高那天被称为宫颈黏液高峰期。高峰期3天后，即第4天开始算是排卵后安全期。临床上常采用Insler宫颈评分法（CS评分）反映宫颈及其黏液的变化。CS评分≥9分，预示着即将排卵；CS评分急剧下降（＞80%）伴黏液变稠，多提示排卵已经发生。

Insler宫颈评分法

项　目	0	1分	2分	3分
黏液量	无	量少	透亮，滴状	量大，溢出
拉　丝	无	1/4的阴道长	1/2的阴道长	可拉到阴道口
结　晶	无	细线状，无分支	部分羊齿状	全部羊齿状
宫颈口	闭	—	略开	张开

41 什么是卵巢储备功能？

卵巢储备功能即卵巢中存在卵子的数量、质量和形成的始基卵泡。它既可以反映卵巢中的卵子储备情况，同时又可反映女性的生育能力。AMH主要由小的窦卵泡分泌，临床上常用AMH来评估卵巢储备功能，如果AMH水平在1 ng/mL以下，提示卵巢储备功能下降。此外，卵巢中窦卵泡计数（AFC）小于5个，基础FSH的水平大于10 U/L，也提示卵巢储备功能不足。卵巢储备消耗完全后，女性进入更年期。卵巢储备功能下降（DOR）目前尚无确切定义，按目前的诊断共识，常指双侧卵巢的AFC小于6个，AMH水平低于$0.5 \sim 1.1$ ng/mL（1 ng/mL=7.14 pmol/L）。

42 如何使用FSH和雌激素水平来评价卵巢储备功能？

在月经周期$2 \sim 4$日测定FSH水平也可以预测排卵情况，尤其是对年龄较大、准备做体外受精的女性。如果FSH水平 > 10 U/L，则卵泡对刺激的反应会比较差，妊娠结果可能不理想；如果FSH水平 > 18 U/L，则活胎的概率几乎为零。由于FSH水平在每个月经周期会有很大变化，因此FSH峰值对预测的意义更大。单独测定E_2不作为评价卵巢储备功能的指标，如果月经周期$2 \sim 4$日FSH水平在正常范围的情况下，E_2水平升高（> 60 pg/mL），则可能提示卵巢对于促性腺激素的反应较差，IVF的成功率低。

43 测定AMH对评价卵巢储备功能的意义是什么？

女性血清AMH是由小卵泡及窦前卵泡的卵巢颗粒细胞分泌，其水平可准确反映卵巢窦卵泡数量，比FSH、E_2、抑制素B和窦卵泡计数更早反映卵巢储备随年龄下降的趋势。AMH由于不依赖促性腺激素，在不同年龄段以及不同月经周期阶段均保持恒定，可以在月经周期任意时间抽血检测，而且不受激素类避孕药和怀孕的影响。在PCOS患者中，AMH水平是非PCOS患者的$2 \sim 3$倍。如果AMH水平 < 1 ng/mL，提示IVF过程中卵巢的反应、胚胎的质量和妊娠结局都可能比较差。

44 超声下窦卵泡计数对评价卵巢储备功能有什么作用?

在月经周期的2～4日通过腔内超声可对双侧卵巢直径在2～10 mm的卵泡即窦卵泡进行计数测定。窦卵泡计数是一个对成熟卵泡总数进行预测的很好的方法。如果仅有3～6个,则认为窦卵泡计数偏低,提示IVF时卵巢对刺激的反应不良,但这并不是预示不能受孕。随着女性年龄的增长,成熟卵子的数量也会相应减少,在＞40岁的不孕女性中AFC明显降低。PCOS患者的AFC往往是升高的,当给予外源性的激素(比如避孕药)时,其AFC会下降。AFC的可靠性依赖于B超医师的技术水平和经验。

45 月经是怎么形成的?

在下丘脑、垂体、卵巢的共同作用下,子宫内膜出现周期性变化并剥脱出血,形成月经。月经来潮的第一日到下次月经来潮的前一日为一个月经周期,正常月经周期为21～35日,分为卵泡期、排卵期和黄体期,黄体期的时限相对固定,而卵泡期的时限变异较大。月经初潮后,经历12～18个月的无排卵月经,因此对于大部分女孩来说,规律月经的建立是生殖功能成熟的主要标志。如果女孩16岁尚无月经初潮,成为原发性闭经,这就需要提高警惕,建议到正规医院去排查一下具体病因。

46 女性几岁来月经是正常的?

女性第一次月经来潮叫作月经初潮,简称初潮。1978—1980年我国的人群调查结果显示,我国城市女性月经初潮年龄77%在13～17岁,农村女性则80%在14～18岁。月经初潮年龄受到营养状态、身体素质情况的影响。近年来随着营养状态的提升,女性初潮年龄提前,城市女性平均是12～15岁,农村平均是13～17岁。初潮以后,女性的下丘脑-垂体-卵巢轴功能呈现逐渐成熟的变化过程,这个过程可能需要几年,因此,有些女性会出现无排卵的月经和月经不规律。但是这种情况如果持续存在2年以上,需要考虑是否为非生理性的异常。

47 所谓的安全期到底是哪几天?

月经是伴随卵巢周期性变化出现的子宫内膜周期性脱落及出血。一般周期为28～30天,经期3～7天。安全期即指月经周期规律的女性排卵期以外的日期。排卵通常发生在下次月经前14天左右,据此推算出排卵期前后4～5天为易受孕期,其余的时间为安全期。也可以根据基础体温曲线的变化和观察宫颈黏液来判断排卵日期。排卵期基础体温上升0.3～0.5℃,一直持续到月经前3～5天,或者是月经期第一天体温开始下降。排卵期宫颈黏液清亮,拉丝度长。

48 安全期真的安全吗?

女性的排卵受多种因素的影响,比如精神紧张、情绪波动、学习压力大、周围环境的变化、近期生活作息不规律等,均可能对女性的排卵造成一定的影响,有可能引起女性排卵的提前,也有可能引起后错或者不排卵,所以在安全期避孕并不安全。如果女性没有生育要求,可以采用工具避孕,比如避孕套避孕或者月经干净第3～7天去医院行上环手术,或者口服避孕药,这种避孕方式相对比较安全。

49 月经多久来一次是正常的?

月经来潮第一天至下次月经来潮前一天算作一个月经周期。一般28～30天是一个周期,如果月经早来或是晚来但前后不超过7天,即月经周期在21～35天都算正常。如果周期大于35天,称为月经稀发;如果周期小于21天,称为月经频发;如果月经来潮后出现停经6个月及以上,或按自身月经周期计算月经停止3个周期以上,称为闭经。每次月经停留的天数称为经期,一般为3～7天。如果月经超过7天,甚至淋漓不尽,称为经期延长;如果月经持续小于3天,称为经期过短。

50 多少月经量和什么颜色的月经是正常的?

一般来说,只要不是少到没有,或是多到贫血,都算正常。每次月经量大体上为5～80 mL,用卫生巾数来进行大概估计,正常月经量是平均一天换4～5次,每个周期卫生巾湿透不超过20片、不少于10片均为正常。

整个月经期月经的红色都是有变化的,一般是由深变浅。刚开始月经量少,多以淡红色或者咖啡色为主;1～2天后月经量多,以鲜红或暗红为主,持续2～3天;最后月经量少,是咖啡色或褐色。如果月经一直都是一个颜色属不正常,需要及时检查。

51 月经来潮有血块正常吗?

如果月经期间有血块,这属于正常的。在月经来潮期间,因为激素含量比较低,子宫内膜失去激素的支持就会发生脱落成为月经的血块。如果月经血块并不是很多,和以前差不多,那么属于正常情况。如果持续大量血块,持续时间较长,月经量就会明显增多,最常见于子宫肌瘤或者子宫内膜息肉。更少见的疾病如宫颈病变、宫颈癌等也会导致出血量的增多,从而形成血块,但这些疾病往往会合并感染、异味、脓液等,其与内膜病变存在一定的区别。

52 月经流出片状组织正常吗?

月经的主要成分是子宫内膜组织、血液及宫颈黏液、阴道分泌物。如果在正常月经周期流出像肉一样的块状物,有可能是子宫内膜组织,也不排除一些增生的息肉组织,所以建议月经干净以后行妇科彩超检查子宫腔里是否有息肉及其他的增生性病变。如果不是在正常月经周期流出片状组织,应排除是否是怀孕导致的异常阴道流血,可能是早期的胚胎组织,出血不止应行B超检查子宫腔里是否有其他组织物的残留,可能还需要再次行清宫手术。

53 为什么有时月经有异味?

月经如果有异味,比较常见的原因就是合并感染。如果患者出现阴道流血时间比较长且合并感染,便会出现一些特殊的臭味。如果是腥臭味,可能合并线索细胞的感染,可以适当用抗生素预防感染;如果有子宫内膜息肉,或者有子宫内膜下肌瘤的脱出,伴感染坏死,则可能会有恶臭的液体流出,这种情况需要做经阴道的内膜息肉摘除,或者子宫肌瘤摘除。还有一部分患者合并有宫颈的恶性肿瘤,肿瘤破溃又合并感染,如宫颈癌,可能也会出现恶性的臭味,那么就需要按照宫颈癌的治疗处理。

54 经期为什么要避免性生活?

经期时宫颈口是打开的,此时同房细菌容易进入宫腔,增加子宫患病的风险。经血是碱性的,流经阴道的时候会中和阴道的酸性环境,给细菌提供了滋生的好机会,此时同房容易导致妇科疾病,甚至还会导致不孕。同房的时候,女性的子宫比较兴奋,甚至还会出现宫缩,这时同房会导致经血回流进腹腔,容易引发子宫内膜异位症。经期时子宫内毛细血管破裂,如果这时精液进入女性血液循环,很容易刺激免疫系统对精子形成抗体,导致免疫性不孕。

55 什么是经前期综合征?

经前期综合征指女性来月经之前的一段时间,周期性出现情绪、行为及生理特征的变化,主要表现如下。① 经前头痛:多为双侧性头痛,也有可能是单侧性头痛,部位不固定。② 手足、眼睑水肿。③ 腹部饱胀感,可伴有恶心呕吐,偶尔也会出现肠胃痉挛、肛门排气增多、腹泻或便秘。④ 乳房胀痛。⑤ 容易发怒、情绪不稳定、易发脾气。此外,有一些女性比较明显的表现是注意力不集中、工作效率比较低、记忆力减退等现象。这些不适在月经到来后会自然消失,一般无需特殊治疗。

56 什么是排卵期出血?

排卵期出血是指排卵后雌激素水平短暂下降,部分子宫内膜缺乏雌激素支撑,局部坏死、脱落,引起阴道少量出血,称为排卵期出血。往往发生在两次有规律月经周期的中间,从严格意义上来讲也是功能紊乱性子宫出血的一种特殊类型。对偶尔发生的排卵期出血,不需要特殊的治疗。对持续性排卵期出血,反复发作会影响生育,需要进行治疗。排卵期出血的出血量明显少于平时的月经量,表现为阴道咖啡色样分泌物,白带中有血丝,常常持续2～3天会自然缓解,不需要特殊的处理。

57 白带是什么?

白带是由阴道黏膜渗出物、宫颈腺体分泌物及子宫内膜腺体分泌物混合而成,内含阴道上皮脱落细胞、白细胞、乳酸杆菌。可分为生理性白带和病理性白带。生理性白带为白色稀糊状或蛋清样,无腥臭味,量多少不等,与雌激素水平高低有关。一般在月经中期即接近排卵期时,这时的白带增多、清澈透明,稀薄似鸡蛋清,排卵2～3天后白带又变成混浊黏稠而量少,对女性健康无不良影响;病理性白带的出现一般是当生殖道出现炎症,特别是阴道炎和宫颈炎或发生癌变时,白带的色、质、量均会发生改变。

58 痛经是怎么回事? 需要就医吗?

痛经是指行经前后或月经期出现下腹疼痛、坠胀,伴腰酸或其他不适。可分为原发性和继发性两大类。原发性痛经是指生殖器官无器质性病变的痛经;继发性痛经是指盆腔器质性疾病所引起的痛经。原发性痛经在月经过后会自然消失,平时应加强体育锻炼,消除对月经的恐惧、忧虑和紧张情绪;注意经期卫生,避免过度劳累,少吃寒凉生冷或刺激性食物,经期避免淋浴,平时不要洗冷水澡、在冷水中劳动等。痛经轻者可以服去痛片、安定等药物,重者可服用解痉药物,中药对痛经也有一定的疗效。

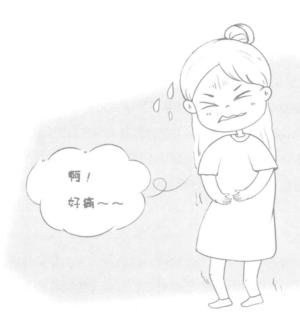

59 什么是原发性痛经?

原发性痛经常见于青少年,多为初潮后1~2年内发病,疼痛多自月经来潮后开始,以行经第一天最剧烈,持续2~3日后缓解。疼痛呈痉挛性,可伴恶心、呕吐、腹泻、头晕、乏力等症状。妇科检查及B超显示无盆腔异常,排除生殖器器质性疾病即可诊断。治疗上应重视精神心理治疗,阐明月经时轻度不适是生理反应。疼痛不能忍受时可行非麻醉性镇痛治疗:前列腺素合成酶抑制剂,减轻或消除痛经;口服避孕药主要适用于要求避孕的痛经女性;上述常用方法治疗效果不佳者,可于月经来潮时遵医嘱用氢可酮或可待因。

60 什么是继发性痛经?

继发性痛经指行经数年后发生的痛经,常见原因如下。① 子宫内膜异位症:子宫内膜组织出现在子宫体以外的卵巢、盆腔脏器和腹膜。有进行性加重的痛经和不孕史,盆腔检查扪及盆腔内有触痛性结节或子宫旁有不活动的囊性包块,B超发现卵巢巧克力囊肿,腹腔镜检查是诊断的"金标准"。② 子宫腺肌病:子宫内膜腺体及间质侵入子宫肌层。多发生在40岁以上的经产妇,有多次妊娠分娩和慢性子宫内膜炎病史,痛经进行性加重,可在月经前一周开始直至结束,经量增多、经期延长,妇科检查提示子宫呈均匀性增大或有局限性结节隆起,一般不超过孕12周大小,质硬而有压痛,经期时压痛尤为显著,B超显示子宫肌层回声不均质,子宫内膜线前移或后移。

61 什么样的患者适合使用曼月乐环?

曼月乐全称为左炔诺孕酮宫内缓释节育系统(LNG-IUS),是一种T形宫内节育环,每天会释放20 μg的左炔诺孕酮来发挥其避孕作用。曼月乐还可应用于子宫腺肌病和经量过多的患者。与传统药物相比,曼月乐可以明显缓解子宫腺肌病带来的痛经症状,替代子宫切除手术,提高生命质量。由于子宫内膜增生受到抑制,会出现月经量减少,甚至闭经的情况。这种情况被称为药物性月经暂停,不必担心。曼月乐环内激素缓释可维持5年,因此5年后要及时更换或取环。

62 女性雄激素过高会有哪些影响?

体内一定量的雄激素是正常女性阴毛、腋毛、肌肉及全身发育所必需的。雄激素大部分来源于卵巢,还有25%来源于肾上腺皮质。雄激素过多"皮"先知,即在皮肤上如大腿、小腿、前臂、胸部、颜面等部位长出黑乎乎的恒毛,嘴唇周围长出胡须。不过,多毛的程度并不与雄激素水平相平行。雄激素过多可干扰卵泡生长发育,导致排卵障碍,继而出现月经稀发甚至闭经不孕;雄激素过多可刺激皮下脂肪堆积,引起肥胖;雄激素过多可导致男性化如声调低沉、阴毛呈男性型分布、阴蒂肥大、乳腺萎缩、颞部秃顶等。

63 子宫为什么叫"子宫"?

这看起来是一个简单到奇怪的问题。子宫顾名思义是未出生孩子"居住的宫殿",古称"胞宫",是母体孕育胎儿的器官。英语为 uterus 或 womb,后者有"发源地"之意。即子宫对于人类来讲,是生命进程的开始,是生命的发源地。现代医学对子宫的描述是女性内生殖器官之一,是一个位于骨盆腔中央、呈倒置的梨形的空腔器官。子宫内膜随下丘脑、垂体、卵巢激素的周期改变呈规律性脱落,形成"月经"。子宫常见的病变有宫颈炎症、宫颈肿瘤、子宫肌瘤、子宫内膜异位症、子宫腺肌病等。

64 为什么说生命中"最美的遇见"在输卵管?

输卵管从字面理解是输送卵子的管道,其实输卵管是精子遇见卵子,完成受精的地方。在精卵融合形成"合子"的那个伟大瞬间,一个新的生命开始了。在解剖上,输卵管是一对细长而弯曲的肌性管道,长 8 ~ 14 cm,一端与宫角相连,另一端游离,扩大形成"伞状",紧邻卵巢,起"拾卵"的作用。每个月从卵巢排出的卵子被"拾"进输卵管,在此慢慢向子宫方向移动,等待精子完成受精。受精卵由输卵管运送至子宫,种植于子宫内膜,完成受孕。

65 为什么规律的性生活有助于女性怀孕?

不孕不育率的逐年攀升,与工作繁忙、精神压力大、睡眠时间少及质量差、同房频率偏少有关。正常女性一个月排卵一次,卵子可存活 1 ~ 2 天,而精子在女性的体内可以存活 72 h 以上。所以月经规律的女性,要有规律的性生活才容易怀孕。性活动会触发体内的生理变化,甚至在排卵期外也会增加女性怀孕的机会。性生活本身就是消耗体力的锻炼,通过科学性爱能增强人体疲惫感,而且适当的性生活、爱抚能帮助体内释放出更多促进睡眠的内啡肽,进而提高睡眠质量,这样也有助于怀孕。

66 什么是受精?

受精意味着新生命的开始,是指精子穿入卵子形成受精卵的过程,也称作配子结合或受胎。受精一般发生在输卵管壶腹部,排卵后 12 h 内,整个受精过程大约持续 24 h。受精过程可分为三个阶段,第一阶段为大量获能的精子接触到卵细胞周围的放射冠而释放顶体酶,解离放射冠的卵细胞;第二阶段是顶体酶溶蚀放射冠和透明带的过程,即顶体反应;第三阶段是精子头侧面的细胞膜与卵细胞的细胞膜融合,随即精子的细胞核及细胞质进入卵细胞内,精子和卵细胞的细胞膜融合为一体,这一阶段发生了透明带反应。

67 精子授精的能力是"与生俱来"的吗?

精液中的精子起初并不具备授精的能力,也就是说精子授精的能力并不是"与生俱来"的,而是经历了获能过程才能授精,获能是精子与卵子结合的前提。精子获能是指精子经过女性生殖道时,精子的理化性质和生物学特性发生变化,使精子获得参与受精的能力。获能后精子不仅仅获得了运动能力,还具备了穿过生殖道、穿透卵丘和透明带,并进一步与卵子结合的能力。卵细胞和精子接触后,卵细胞浅层的皮质颗粒释放溶酶体酶引起透明带反应,起到阻断多精受精和促进卵细胞进一步发育的作用。

68 为什么只有一个精子能进入到卵细胞内?

精子和卵子的识别和结合依赖于精子表面的配体和卵子透明带上的精子受体即配体-受体结合介导来完成的。卵子透明带是由卵子分泌的糖蛋白组成的,在阻止多精子受精中起了重要作用。当受精后透明带会失去结合精子的能力,因此可以防止其他精子通过透明带与卵子结合,有效防止了多精子受精,但目前还不清楚受精后透明带发生了什么变化导致其他精子不能与卵子结合。在极少数情况下,可能发生两个或多个精子受精,但一般以流产告终或胎儿出生后立即死亡。

69 什么是着床?

当受精卵到达子宫时,已发育成为一个具有多个细胞的实体,形状像桑椹,称为桑椹胚。桑椹胚在子宫内继续细胞分裂形成胚泡,大约在受精后的6～8天进入子宫内膜,这个过程叫作着床或种植。来自胚胎外层细胞的海绵样指状突起开始钻入子宫内膜里,并与母体的血管连接起来,以后它们就形成胎盘;脐带及保护胎儿的各层膜也是由胚胎中的一些细胞发育而成;胚胎内层的细胞则分裂为三层,它们分别发育成婴儿身体的各个部分。所以说,胚泡的着床是妊娠的第一步,也是妊娠成功的关键。

70 妊娠期母体内分泌系统发生了哪些重要变化?

为适应妊娠期的生理变化,母体内分泌系统会发生各种变化,例如胎盘所分泌的激素进入母体血液后,母体会随之产生相适应的改变来维持体内稳态环境。母体内分泌系统的变化也对胎盘和胎儿的内分泌功能有重要影响,他们之间相互协调以保障妊娠的建立和维持、保障胎儿的正常发育。比如正常妊娠时母体垂体体积增大了135%,生长激素(GH)、PRL分泌会增多;甲状腺体积也会有所增加,游离T3和T4水平仅轻度升高,且与HCG的变化规律相一致,总T3和T4水平升高。

71 妊娠期母体的糖代谢有哪些变化?

妊娠期母体体内雌激素、孕激素、皮质醇等激素的浓度变化对糖代谢的影响是不同的。在妊娠早、中期胎儿对营养物质需求量增加,通过胎盘从母体获取葡萄糖,所以孕妇长时间空腹易发生低血糖及酮症酸中毒的病理基础。到妊娠中、晚期,孕妇体内抗胰岛素样物质增加,如雌激素、孕酮和皮质醇等使孕妇对胰岛素的敏感性随孕周增加而下降,为维持正常糖代谢水平,胰岛素需求量必须相应增加。对于胰岛素分泌受限的孕妇,妊娠期不能代偿这一生理变化而使血糖升高,使原有糖尿病加重或出现妊娠糖尿病。

72 什么是下丘脑-垂体-卵巢轴（HPO）？

女性的生殖轴由下丘脑-垂体-卵巢组成，其中下丘脑是这个轴的最高调节中枢，被称为"司令部"，合成和分泌促性腺激素释放激素（GnRH）。GnRH作用于腺垂体（垂体前叶），促进其合成促黄体生成素（LH）和促卵泡生成素（FSH），两者作用于卵巢的颗粒细胞和卵泡膜细胞，分泌雌激素、孕激素和部分雄激素。此外，下丘脑控制下的肾上腺轴、甲状腺轴、生长激素轴及催乳素等也和HPO轴之间有相互作用，进而影响卵泡发育、成熟、排卵和月经周期的调节。

73 为什么下丘脑GnRH脉冲分泌对性腺轴的调节如此重要？

GnRH以一种高效且精准的脉冲模式进行分泌，血LH脉冲的频率和GnRH同步，因此通过监测血中LH的浓度可间接了解GnRH脉冲分泌节律。儿童期，GnRH-LH的脉冲被更高一级中枢抑制，分泌低下，青春期启动后被激活，在月经周期的不同阶段GnRH-LH的脉冲频率和幅度也不同。不同频率的GnRH对腺垂体细胞的刺激效应也不同，如果是低频脉冲则β-FSH的分泌量增加，LH/FSH下降；如果是高频脉冲则LH合成增加，LH/FSH上升。

另外，反复低频低幅度的 GnRH 有自我促进作用，如果持续过多分泌，则其作用会受到抑制。

74 为什么说腺垂体是 HPO 调节中的"二当家"？

垂体呈椭圆形，通过垂体柄与下丘脑相连。根据垂体发生和结构特点可分为腺垂体和神经垂体两大部分。腺垂体脉冲式分泌 LH 和 FSH 来响应 GnRH 的刺激，并刺激靶腺（卵巢）分泌性激素，同时受性激素反馈调节。垂体分泌的这两种激素，分别作用于颗粒细胞和卵泡膜细胞，精细的调控性激素的分泌、卵泡的发育成熟排卵和月经周期。垂体位于 HPO 的第二位，且通过分泌 LH 和 FSH 调控靶腺，在 HPO 中是个名副其实的"二当家"。

75 FSH 的生理作用是什么？

FSH 是卵泡发育必需的激素，生理作用如下。① 卵泡期晚期，在雌激素协同下诱导颗粒细胞生成 LH 受体，为排卵做准备。② 激活颗粒细胞芳香化酶，合成与分泌雌二醇。③ 促使颗粒细胞合成分泌胰岛素样生长因子（IGF）及 IGF 受体、抑制素等物质，并在这些物质协同下调节优势卵泡的选择与非优势卵泡的闭锁退化。④ 在前一周期的黄体晚期及本周期卵泡早期，促使卵巢内窦卵泡群的募集。⑤ 直接促进窦前卵泡和窦卵泡颗粒细胞增殖与分化，分泌卵泡液，使卵泡生长发育。

76 LH 的生理作用是什么？

LH 的主要作用如下。① 在卵泡期刺激卵泡膜细胞合成雄激素，主要是雄烯二酮，为雌二醇的合成提供底物。② 排卵前促使卵母细胞最终成熟及促进排卵。③ 在黄体期维持黄体功能，促进孕激素、雌二醇和抑制素 A 的合成及分泌。另外，腺垂体还分泌催乳素（PRL），GnRH 可以抑制其分泌，当后者分泌下降时可出现促性腺激素水平下降而PRL上升,即闭经—泌乳综合征,影响生育。临床上FSH和LH联合测定,主要用于鉴别女性原发性闭经和继发性闭经、男性原发性睾丸功能低下和中枢腺功能减退。

77 为什么女性内分泌激素水平能保持稳定?

下丘脑分泌GnRH作用于腺垂体,促进其合成分泌LH和FSH,进而作用于卵巢合成和释放性激素。这种作用不是单向的,卵巢激素也可抑制下丘脑和垂体激素的分泌,以保证激素分泌的稳定,这种抑制模式称为负反馈,是内分泌激素维持平衡最常用的方式。雌激素对HPO轴既有正反馈又有负反馈作用。孕激素对HPO轴只有负反馈。此外,卵巢局部的抑制素、激活素、卵泡抑素、松弛素、胰岛素样生长因子(IGF)、表皮生长因子等,通过自分泌和旁分泌机制在HPO轴的多个环节协同调节,维持轴的平衡稳定。

78 PRL只是调节乳腺分泌乳汁吗?

PRL由垂体分泌,在月经周期中无明显周期性变化,且受下丘脑中多巴胺和促甲状腺激素释放激素的调节,前者抑制其分泌,后者促使其分泌。PRL尚受一些生理性因素的影响,如上午9～11时为低值;午餐高蛋白质饮食可导致PRL升高;运动、精神刺激等会出现PRL升高;某些药物如抗癫痫药、抗抑郁药、利血平等亦会导致PRL升高。因PRL升高时会抑制FSH、LH的分泌,导致月经稀少甚至闭经。PRL升高最常见于高催乳素血症、垂体催乳素瘤、空蝶鞍综合征和甲状腺功能减退症。

79 为什么脂肪组织能参与性激素和生殖功能的调节?

脂肪组织是类固醇激素重要的腺外转化器官,参与局部类固醇代谢,尤其对绝经后女性,是体内雄激素生成的重要场所(体内的雄激素主要来源于肾上腺、卵巢和内分泌腺外转化)。目前研究发现,脂肪中含有十余种类固醇合成、代谢相关酶,而且脂肪组织也是脂溶性类固醇(包括雄激素)的优先储存库。脂肪组织还可以通过分泌的脂肪因子/脂肪源性的细胞因子参与生殖功能的调节,其中瘦素和脂联素对代谢和生殖的影响较多。对于女性,脂肪的过度减少或持续增加会造成稀发排卵或是闭经。

80 瘦素和女性的生殖功能有什么关系?

在中枢系统,瘦素主要通过前阿片黑素细胞皮质激素(抑制食欲)和神经肽Y类(促进食欲)神经元调节机体的食欲和能量平衡;在外周组织,参与糖脂代谢,维持体脂平衡。研究发现,瘦素基因或瘦素受体基因突变的肥胖动物(ob/ob小鼠和db/db小鼠)或肥胖患者都有生殖功能障碍,补充瘦素后,在体重下降的同时能恢复生殖能力。对于女性,青春期的启动和维持正常的生殖状态都需要瘦素信号。卵巢局部瘦素水平过高可影响IGF-1在优势卵泡中的作用,减少雌激素分泌。瘦素还可以通过干扰LH分泌导致不排卵。

81 为什么脂联素能调节女性的生殖功能?

脂联素主要由成熟的脂肪细胞分泌,广泛参与胰岛素敏感性、脂代谢、血管舒张、动脉粥样硬化和生殖功能等的调节。脂联素也参与HPO轴的调节。脂联素可以促进垂体分泌FSH,抑制GnRH诱导的LH分泌,从而降低LH/FSH值。在卵巢,脂联素及其受体主要表达于黄体,且在优势卵泡中表达更高,提示其与优势卵泡的选择和卵子的发育潜能密切相关。GnRH通过调节脂联素受体2的表达,增加3β-羟类固醇脱氢酶(3β-HSD)的活性,增加颗粒细胞孕酮的分泌。分子遗传学研究发现,脂联素及其受体的基因多态性与PCOS的发病风险相关。

82 为什么胰岛素样生长因子也能影响卵巢功能和生殖？

胰岛素样生长因子（IGF）可以激活胰岛素的受体，发挥胰岛素样作用；另一方面，胰岛素受体和IGF受体具有60%的同源性，胰岛素也可以激活IGF的受体。IGF主要由肝脏合成分泌，受GH的调节，可以放大LH刺激的卵泡膜细胞雄激素的分泌。在肾上腺初现功能亢进的患者中，IGF和胰岛素可以增加下丘脑-垂体-肾上腺轴（HPA）的活性及肾上腺对ACTH的反应，使肾上腺来源的雄激素生成增加。卵巢局部也可以生成少量IGF和胰岛素样生长因子结合蛋白1（IGFBP-1）。存在卵泡发育障碍的PCOS患者，其IGFBP-1水平显著下降，循环游离的IGF水平显著增加。

---

83 为什么有学者提出肝-卵巢轴的概念？

非酒精性脂肪性肝病/代谢相关脂肪性肝病（NAFLD/MAFLD）与内分泌和卵巢功能密切相关。胰岛素抵抗导致的代偿性高胰岛素血症是联系两者的内在纽带。胰岛素抵抗导致内脏脂肪分解增加，生成的游离脂肪酸（FFA）进入肝脏，导致肝脏脂质积聚增加，触发脂毒性和胰岛素抵抗，后者会抑制肝脏IGFBP-1的分泌，导致活性的IGF增加，加重卵泡发育障碍。此外，睾酮可以加重肝脏的脂质代谢紊乱，通过调节脂联素、瘦素和抵抗素等脂肪因子的分泌，参与肝脏脂质含量的调节。鉴于肝脏和卵巢功能之间的密切关系，有学者提出了肝-卵巢轴的概念。

---

84 为什么肌肉对女性的内分泌会有影响？

体内不同的脂肪肌肉比及骨骼肌内部不同的脂肪沉积都与外周胰岛素抵抗相关。骨骼肌脂质沉积会降低肌细胞胰岛素敏感性。在肥胖和胰岛素抵抗患者的骨骼肌中，线粒体数目往往减少，并有功能缺陷。肌肉分泌的细胞因子同样对代谢与生殖发挥着重要作用，如鸢尾素、肌联素、艾帕素等。除了调节糖脂代谢和胰岛素敏感性外，与卵巢分泌的性激素水平、卵巢功能等都有相关性。以存在排卵障碍和高雄激素血症的PCOS患者为例，血清和卵泡液中鸢尾素的水平都升高，与患者的体质指数（BMI）和血脂异常显著相关。

85 胃肠道在内分泌生殖异常也有重要作用吗？

胃肠道也是重要的内分泌器官，分泌大量胃肠激素，如胰高血糖素样肽-1（GLP-1）、抑胃肽（GIP）、酪酪肽（PYY）、胆囊收缩素（CCK）、胃促生长素等，尤其GLP-1是目前研究最多最广的胃肠激素，这一"明星激素"在妇科内分泌和生殖方面都有重要作用。临床研究发现，对于肥胖、月经紊乱、排卵障碍的患者，GLP-1受体激动剂可以减轻体重，降低雄激素水平，改善排卵障碍，提高自然妊娠率等。GIP也是广泛参与代谢的胃肠激素。研究发现，大鼠脑室内给予GIP可以抑制FSH的分泌。在颗粒细胞中，GIP可以抑制FSH诱导的孕酮合成。PCOS患者的排卵障碍可能和升高的GIP有关。

86 为什么肠道菌群也能参与生殖功能的调节？

肠道菌群在肠道形成的一个多元化的微生态系统，除了在物质代谢和吸收方面发挥作用外，通过调节炎症、免疫等广泛参与代谢性疾病、自身免疫性疾病、心血管疾病、生殖、肿瘤等。肠道菌群失调，不好的肠道菌群（如厚壁杆菌）增加，好的菌群（如拟杆菌）下降可以通过诱发胰岛素抵抗/高胰岛素血症导致高雄激素和卵泡发育障碍，或者直接影响性激素的生成，促进高雄激素血症。与健康女性相比，PCOS患者肠道微生物多样性降低，高雄激素血症、睾酮水平、多毛与肠道微生物群落的总细菌物种丰富度呈负相关。

87 糖尿病对女性生殖内分泌有哪些影响？

无论1型糖尿病还是2型糖尿病都可因下列机制影响月经周期和生殖。

① 脂类代谢紊乱影响乙酰辅酶 A 和胆固醇代谢，干扰卵巢甾体激素的合成。② 和 1 型糖尿病共存的自身免疫异常，破坏卵巢功能。③ 微血管粥样硬化、栓塞，影响卵巢的血液供应。1 型糖尿病发生在 10 岁以前，未及时使用胰岛素，则月经初潮延迟，出现原发性闭经或继发性闭经。在胰岛素未应用于治疗前，女性糖尿病患者闭经发生率达 50%。2 型糖尿病患者也可以出现不同程度的月经紊乱甚至闭经。肥胖的女童往往青春期发育提前、月经不规则，至育龄期常发生排卵障碍甚至进展为 PCOS。

88 甲状腺功能亢进对女性生殖有哪些影响？

甲状腺功能亢进（简称甲亢）患者常有性腺功能异常和月经稀少，常见于毒性弥漫性甲状腺肿（GD）或其他类型的甲亢。女性患者常表现为月经不规律、经量减少/稀发以及闭经，偶见月经量增多，但部分患者仍能妊娠、生育。甲亢女性患者月经正常者仅占 1/3 左右，而月经稀发和闭经从 12.5% 至 88% 不等。甲亢得不到有效治疗，无排卵月经或闭经时间较长可导致不孕，但经治疗多能恢复生育能力。结合甲亢引起的 HPO 轴调节异常，雌激素和雄激素分泌的改变，都会影响卵泡的发育、优势卵泡的选择和排卵，进而影响生殖。

89 甲状腺功能减退（简称甲减）对女性生殖内分泌有哪些影响？

甲状腺激素是人体最重要的调节代谢、生长等基本功能的激素之一。甲状腺激素分泌不足可以影响垂体发育及 LH、FSH 的分泌，卵巢细胞的代谢率及类固醇激素的合成、分泌和转化对 PRL 的抑制作用减弱。甲状腺激素不足还使 E_2 代谢清除率上升、雄激素的腺外转化率下降，从而导致血清 E_2 水平明显下降。因此，甲减患者垂体 GnRH 的合成与释放受抑制，E_2 诱导的 LH 排卵峰消失，高水平的 PRL 可直接抑制卵泡发育成熟和排卵，并降低卵子的质量。

90 肾上腺皮质醇增多症对女性生殖内分泌有哪些影响？

肾上腺皮质醇增多会导致患者出现胰岛素抵抗，其GnRH脉冲分泌会不同程度受抑制进而导致LH、FSH分泌受影响，同时，肾上腺去氢异雄酮及雄烯二酮分泌增加，后者在外周组织转化为睾酮，导致女性的雄激素水平相对增加，而雄激素又可以抑制下丘脑-垂体-性腺轴。HPO轴功能下降、胰岛抵抗、高雄激素血症三者都会最终影响患者的卵泡发育和正常排卵，致使患者出现稀发排卵、月经量减少甚至必经，最后导致不孕不育。

91 肾上腺皮质醇减少症对女性生殖内分泌有哪些影响？

在胆固醇代谢为各种类固醇激素的过程中，需要一系列酶的催化，如20，22碳链裂解酶、21羟化酶、18羟化酶、17羟化酶等，这些酶的缺陷引起先天性肾上腺皮质功能低下。除此之外，肾上腺结核、自身免疫性肾上腺损害、席汉综合征、垂体卒中都可以引起肾上腺皮质功能减退。性激素缺乏或雄激素过多均可出现闭经、腋毛阴毛稀少、性欲下降、性的发育异常；少年患者常表现生长延缓与青春期发育延迟。

92 雌激素对血糖有影响吗？

女性雌激素可帮助胰岛β细胞分泌胰岛素，维持胰岛素的敏感性。如果雌激素减少会导致胰岛素敏感性下降，可能机制如下。① 胰岛素分泌需要钙触发，β细胞胞质游离钙水平升高可能是胰岛素抵抗的基础。雌激素通过调节钙通道，降低血浆胰岛素水平。② 经性激素结合蛋白（SHBG）影响胰岛素的敏感性。血浆SHBG水平主要受性激素、甲状腺激素和胰岛素的调节。③ 绝经后雌激素水平降低还引起全身脂肪重新分布，内脏脂肪增多导致胰岛素抵抗。雌激素通过上述多个途径调节胰岛素的敏感性，参与对血糖的调节。

93 血压变化和雌激素有关吗？

雌激素可以通过众多途径发挥舒张血管的作用，降低血压。① 通过活化内皮型一氧化氮合成酶（eNOS），产生一氧化氮（NO），舒张血管的平滑肌细胞。② 诱导内皮舒张因子——内皮源性超极化因子（EDHF）来扩张血管。③ 促进血管内皮细胞前列腺素12（PG12）的释放，激活细胞膜上的受体，经特定信号通路发挥扩血管作用。④ 抑制内皮细胞内皮素-1（ET-1）的合成和分泌，阻断ET-1介导的缩血管作用。⑤ 减少血管紧张素转化酶（ACE）活性，并下调其受体的表达，抑制肾素-血管紧张素系统（RAS）的活性，实现舒张血管的作用。

94 为什么雌激素与脂肪肝有密切关联？

肝脏是雌激素代谢的主要部位，也是雌激素作用的主要非生殖靶器官。对于脂代谢，雌激素可以与肝细胞上的雌激素受体（ER）结合，影响参与脂代谢的酶类，增强肝对残留乳糜微粒的代谢；促进肝对极低密度脂蛋白（VLDL）的摄取；上调低密度脂蛋白（LDL）受体的表达，促进LDL的摄取；增加ApoA的合成，升高血浆高密度脂蛋白胆固醇（HDL-C）。雌二醇可以通过降低脂蛋白脂酶（LPL）的活性，增加激素敏感性脂肪酶（HSL）和肝脂肪酶（HL）的表达，从而抑制肝脏脂类生成，促进脂肪分解。绝经后女性补充雌激素可以降低血浆低密度脂蛋白胆固醇（LDL-C）和升高HDL-C，减少肝脏脂质沉积，降低脂肪肝的风险。

95 雌激素对骨代谢有影响吗？

雌激素对骨代谢的影响主要通过调节成骨细胞和破骨细胞功能实现的。雌激素促进成骨细胞生成，抑制成骨细胞凋亡；通过ER介导的途径，增加破骨细胞凋亡、降低破骨细胞的存活时间及抑制破骨细胞分化；利用成骨细胞和免疫细胞分泌的细胞因子间接抑制破骨细胞的分化、增殖及降低其活性。此外，雌激素还能增加骨保护素；抑制其他细胞分泌白细胞介素1、白细胞介素6、肿瘤坏死因子-α(TNF-α)、巨噬细胞集落刺激因子和前列腺素等,可以激活破骨细胞的蛋白或因子。因此,雌激素缺乏会增加骨细胞凋亡,增加骨重建和重吸收。

96 雌激素和脂肪分布有怎样的关系?

关于体脂,不但要看总的量,还要看体脂的分布和形态。皮下脂肪组织对糖代谢紊乱和代谢综合征有一定的保护作用,而内脏脂肪的堆积更容易导致代谢性炎症、胰岛素抵抗、脂肪肝等一系列代谢紊乱。与腹部脂肪相比,臀部脂肪细胞对儿茶酚胺的脂解反应较低,释放的脂肪酸较少。另外,女性内脏脂肪细胞形态比皮下的脂肪细胞小20%～30%,具有较高的脂解速率,与胰岛素抵抗相关,并且具有促炎作用。在绝经前女性的脂肪主要沉积在皮下,提示雌激素可通过调节脂肪细胞的分化、增殖和脂肪因子分泌来调节代谢。

97 雄激素对血糖有哪些影响?

前文主要阐述雌激素对女性糖代谢、脂代谢、骨代谢等的保护作用,相反女性雄激素对代谢多为不利的作用。如女性高雄激素与胰岛第一时相胰岛素水平及血糖水平呈负相关,胰岛素抵抗呈正相关。但对男性而言,睾酮水平降低可能引起高血糖和高胰岛素血症,性功能减退的男性患者应用雄激素替代治疗后,一相胰岛素分泌改善,胰岛素抵抗得到一定程度的缓解。与总睾酮水平相比,游离睾酮与胰岛素抵抗的相关性更强。可见雄激素对血糖的影响具有性别差异。

98 雄激素对血脂有哪些影响?

青春期和绝经期是男女激素水平波动最大的两个时间点,血脂的变化也有性别差异。青春期之前血浆脂质水平基本相同,青春期启动后,随着男性的成熟,体内游离睾酮逐渐增多,HDL-C浓度将会下降,甲状腺球蛋白(TG)和LDL-C水平轻度升高。成年期,随着男性的不断成熟和睾酮水平的升高,血浆

HDL-C水平下降,LDL-C和TG升高。相反,女性体内血浆HDL-C和LDL-C的水平变化不大,只有TG水平轻度升高。随着年龄的增加,男女性腺功能下降,老年男性血清睾酮与TG呈显著负相关,与HDL-C呈显著正相关。而对绝经后女性的研究显示,硫酸脱氢表雄酮(DHEA-S)与HDL-C呈正相关,与脂蛋白a呈负相关。

99 为什么雄激素对血压有影响?

雄激素通过Rho激酶增加肾血管对血管收缩物质的反应性,促使血压升高。研究证实雄激素可以穿过血脑屏障,调节中枢神经系统活动并进一步影响血压。另外,雄激素可作用于脑干迷走神经的节前神经来调节心脏的迷走神经和交感神经,以及影响压力感受器控制心率的变化升高血压。雄激素还可以改变血管的紧张性。

100 雄激素对脂肪肝也有影响吗?

雄激素对脂肪肝的影响存在性别差异,即使在同一性别中的作用研究报道也不尽一致,有减缓疾病发生发展的研究结果,也有促进疾病发展的研究结果。机制上,雄激素能够增加脂肪分解、促进脂肪转运、减少肝脏脂质合成。男性雄激素缺失会导致肝脏脂类代谢异常,脂肪肝的发生风险增加,睾酮替代治疗有助于缓解。而女性高雄激素水平则会导致肝脏脂质沉积增加。如在PCOS的患者中,无论是否肥胖,脂肪肝的发生率高于BMI匹配的对照组,提示高雄激素增加脂肪肝的风险。

101 雄激素对骨代谢的影响是什么?

通常骨生长受GH/IGF轴调节,甲状腺激素、肾上腺皮质激素和性激素协同调节骨代谢和骨生长。睾酮是重要的同化激素,除了促进蛋白的合成外,还可刺激骨细胞增生,促进毛细血管的生长和骨钙盐沉积,从而促进骨的成熟和纵向生长。对于男性，睾酮是维持正常青春期身高骤长的必不可少的激素。青春期前男女的瘦体重、骨量和体脂量是相同的；青春期后，男性的瘦体重和骨量为女性的1.5倍，而女性的体脂量为男性的2倍。可见雄激素对骨生长和骨代谢的重要性。

102 雄激素是怎么影响脂肪组织的？

雄激素对脂肪组织的储脂/脂解平衡、脂肪因子的分泌、脂肪细胞的分化增殖都有重要的调节作用。脂肪细胞上存在雄激素受体，雄激素可以促进脂肪脂解。在脂肪细胞的分化增殖过程中，雄激素可以诱导间充质干细胞向肌细胞分化。同时，雄激素激活LPL活性，减少脂肪聚集。男性低睾酮水平增加中心性肥胖的风险；而女性高雄激素水平，则可能增加脂源性炎症因子的释放、增加脂解作用等，加重胰岛素抵抗。

103 女性一生常分哪几个阶段？

女性从胎儿到衰老是一个渐变的生理过程，也是下丘脑－垂体－卵巢轴功能发育、成熟和衰老的过程。女性一生可分为 7 个阶段。① 胎儿期：从受精卵至胎儿出生。② 新生儿期：从脐带结扎至出生后 28 天。③ 儿童期：从出生 4 周到 12 岁左右。④ 青春期：HPO 逐渐成熟的关键时期。女孩从 11 ～ 12 岁开始到 17 ～ 18 岁。⑤ 性成熟期：女性生殖功能与内分泌功能最旺盛的

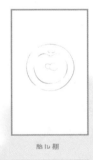
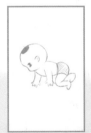
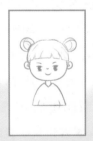
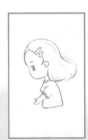

胎儿期　　　　新生儿期　　　　儿童期　　　　青春期

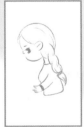
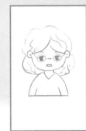
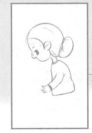

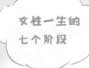

女性一生的七个阶段

性成熟期　　　绝经过渡期　　　绝经后期

时期。一般历时约30年。⑥ 绝经过渡期：指从开始出现绝经趋势直至最后一次月经的时期。⑦ 绝经后期：指绝经后的生命时期。60岁以后进入老年期。

104 什么是肾上腺皮质功能初现？

肾上腺皮质功能初现是指肾上腺皮质雄激素分泌显著增加，出现于青春期启动前，即在促性腺激素和性激素分泌增加之前。临床上主要表现为雄激素敏感部位的毛发，如腋毛和阴毛的出现和增加，皮脂腺的发育和分泌改变，表现为体味和皮肤的变化，如粉刺或痤疮，血中DHEA-S水平升高。如果女孩在8岁以前发生肾上腺皮质功能启动称为肾上腺皮质功能初现功能亢进。从这可以推测雄激素来源于肾上腺，受HPA轴调节，HPO轴在肾上腺皮质功能初现中的作用仍不明确。

105 哪些因素影响肾上腺皮质功能初现？

肾上腺皮质功能初现主要受HPA轴的调节，所以受促肾上腺皮质激素和促肾上腺皮质激素释放激素（CRH）的影响最大。研究发现，ACTH对于肾上腺源性雄激素的产生是必需的，但ACTH水平并没有显著升高，提示对于肾上腺皮质功能初现，ACTH更多的可能是起到一种允许作用。CRH诱导DHEA合成关键酶P450c17的表达，可以直接刺激DHEA的生成。此外，如前所述，营养状态主要反映在体脂的量和分布上，影响瘦素和胰岛素的水平。体外研究表明，瘦素可激活DHEA合成关键酶系的表达，增加DHEA-S的合成和分泌。

106 肾上腺皮质功能初现异常对生长发育有何影响？

大多数肾上腺皮质功能早现的幼儿，虽然肾上腺源性的雄激素显著增加，但其青春期启动年龄仍然与正常人群无异。在肾上腺皮质功能初现时，生长会有短暂的加快，约每年有1.5 cm，大约持续2年后停止；而DHEA/DHEA-S仍继续增加,大约到25～30岁达到高峰。由于肾上腺源性的雄激素可引起与性征相关的腋毛、阴毛的出现,且其水平升高早于青春期启动,推测可能与青春期身高猛增相关。但根据其分泌曲线和升高生长之间的相关性看,肾上腺源性的雄激素不是导致青春期身高猛增的主要激素。

107 什么是肾上腺皮质功能初现提前?

肾上腺皮质功能初现发生于8岁(女性)或9岁(男性)以前,一般可确定为肾上腺皮质功能初现提前(PMA)。PMA是一种病因未明的临床综合征,表现为肾上腺皮质雄激素的过早合成与分泌,出现雄激素依赖性阴毛发育。存在PMA的女孩45%表现为多毛、月经稀发及GnRH-LH脉冲频率增多等一系列PCOS的特征和LH/FSH值异常;肥胖、黑棘皮症、高胰岛素血症和胰岛素抵抗等也多见。在儿童期诊断为PMA的患者,青春期前后的多毛症和PCOS的发病率增加。PMA可能是PCOS的先兆或早期病变,PCOS可能是PMA的延续和发展。

108 青春期是怎么启动的?

青春期启动通常于8～10岁开始,此时中枢性负反馈抑制状态解除,GnRH开始呈脉冲式释放,刺激促性腺激素(LH和FSH)分泌和卵巢性激素水平升高,促使青春期体征出现及生育功能的获得。这种下丘脑-垂体-性腺轴的激活是遗传和环境因素共同作用的综合结果。

109 哪些因素影响青春期的正常启动?

青春期发动的时间主要取决于遗传因素,此外,还和体质、营养状况、心理精神因素有关。如青春期启动需要一定量的能量储备,只有脂肪量储备到一定程度,分泌的瘦素浓度足以激活中枢分泌GnRH,青春期才会启动。但能量过剩会影响青春期启动,肥胖、胰岛素抵抗导致卵巢功能异常(卵泡发育障碍)、脂肪因子分泌异常、外周类固醇代谢异常、高胰岛素血症对中枢的直接作用等均会干扰HPO轴的正常功能,影响青春期的启动。

110 青春期发育会有哪些变化?

青春期是男孩和女孩发育成熟过程中一个重要的时间段,体格外貌、心理、内分泌激素水平都有显著变化。体征上主要是性征的改变,如女性青春期发育主要是乳腺发育及外阴发育;男性青春期显著改变的有外阴发育,包括阴茎和睾丸的发育,以及阴毛的分布。其他第二性征改变包括声带和喉结(常说的转声)、毛发分布、痤疮和皮脂腺分泌增多、面型改变、身体构成等。无论男女,青春期身高和体重都出现显著增长。身体成分也有变化,男孩的脂肪变少、肌肉增加,女孩脂肪持续增加、身体变得圆润。

111 什么是女性的第二性征?

第二性征指男女两性除了生殖器官以外的外貌特征的区别,表现为男女在身高、体态、相貌等方面的差异,第二性征在进入青春期后才出现。女性的第二性征是指女性青春发育期在雌激素的作用下显示出来的特征,主要标志是乳房丰满而隆起,出现阴毛及腋毛,音调变高,胸、肩部皮下脂肪增多。女性的阴毛发育一般迟于乳房的发育,而腋毛发育晚于阴毛发育,多数女性腋毛稀少。女性体格较男性矮小而苗条,皮肤细腻光滑柔软,皮下脂肪多显得丰满,汗毛细小,臀部突出,骨盆变得宽大。

112 女性青春期也是分阶段的吗?

青春期是女性下丘脑-垂体-卵巢轴逐渐从发育到成熟的时期。无论从外貌、体型,还是卵巢功能都是变化最大的,这一时期随着发育会出现不同特征：身高快速增长；第二性征出现并发育成熟；月经开始来潮，逐渐建立规律的月经周期；出现明显的两性差异，并获得生育功能；精神、心理的改变也渐趋成熟。这一期可分为3个阶段。① 初期：体格发育为主，并开始出现第二性征，大致在9～13岁。② 中期：以第二性征发育为主，体格发育速度减慢，大致为13～16岁。③ 后期：发育成熟，大致为17～23岁。

113　青春期性发育是一个循序渐进的过程吗？

性发育包括生殖器官的形态发育、功能发育和第二性征发育。一般男孩、女孩青春期性发育均循一定顺序进行，即其开始时间、进展速度和终止时间均有一定的规律性。青春期发育是性分化和性发育的第4个阶段。此时由于垂体分泌促性腺激素，致使性腺发育成熟，充足的性激素使第二性征发育，性腺功能得以完善。Tanner和Marshell将青春期发育的主要指标阴毛和男性生殖器／女性乳房发育分为5个时期，用以评价青春期性发育的进程。

114　青春期乳房的Tanner分期是如何分的？

Ⅰ期：青春前期幼儿型乳房，仅见乳头突出；Ⅱ期：乳腺萌芽期，乳晕出现，外观上看不到乳房凸起，但乳晕范围内可触及乳核；Ⅲ期：乳房和乳头进一步增大，整体凸出于胸壁，乳晕开始着色，侧面呈半圆状；Ⅳ期：乳晕勃起期，乳房进一步增大，乳头乳晕形成第二个丘状隆起，高于原丘状乳房；Ⅴ期：成熟乳房，第二丘状隆起平复，仅乳头突出。通常女孩在10～12岁开始乳房发育，小于8岁出现乳房发育为性早熟。如果大于14岁乳房没有发育，需要警惕是否有先天性卵巢发育不全、染色体异常等疾病。

115　男孩青春期睾丸发育的G分期是怎么分的？

男生睾丸发育情况与年龄有关。在刚出生时，睾丸正常值一般是

1.5～1.8 cm，在青春期之后睾丸生长发育变得比较迅速，可根据性发育过程分为5期。G1期：睾丸直径＜2.5 cm，睾丸容积为1～3 mL；G2期：睾丸直径＞2.5 cm，睾丸容积为4～8 mL；G3期：睾丸直径约3.5 cm，睾丸容积为10～15 mL：G4期：睾丸直径约4 cm，睾丸容积15～20 mL；G5期：睾丸直径＞4 cm，睾丸容积＞20 mL。发育到G5期也就是生长发育成熟的时期，此时性器官的发育与成人无异。在刚出生时睾丸低于1.5 cm应该警惕是性发育迟缓，如果超过1.8 cm，则可能在未来有性早熟的可能。

116 女性阴毛发育的Tanner分期是如何分的？

Ⅰ期：青春期前期，无阴毛。Ⅱ期：长的、轻微着色的稀疏细毛，或直或轻微卷曲，主要是在阴茎根部，此阶段照片上很难看见，尤其是金发者。Ⅲ期：阴毛较黑、较粗，更加卷曲。稀疏的阴毛超过耻骨联合。照片能清楚识别此阶段及以后阶段。Ⅳ期：阴毛呈成年型，但较大多数成年人面积仍旧小得多。阴毛尚未扩散到大腿内侧。Ⅴ期：阴毛的量达到成年人，为成年型，女性典型的呈倒三角形分布。阴毛扩散到大腿内侧，阴毛尚未向上达到白线或阴毛尚未达到倒三角形底边之上的区域。

117 什么是青春期快速生长？

儿童进入青春期后，随着下丘脑－垂体－性腺轴（HPG）的成熟，在性激素和生长激素的作用下，生长速度迅速增加。这一阶段通常又分为上升期、峰值期和减缓期三个阶段。女性一般在Tanner Ⅱ～Ⅲ期生长速度达到峰值，最大平均生长速度每年超过8.5 cm。男性一般晚于女性2年左右达到生长速度峰值，在Tanner Ⅲ～Ⅳ期时达峰，最大平均生长速度每年超过9.5 cm。男性的青春期生长高度总和常大于女性。

118 青春期快速生长受哪些激素调节？

生长激素和性激素是最重要的两类激素，甲状腺激素和肾上腺激素也起协同作用。① 雌激素的作用：由于雌激素促进GH分泌的脉冲和峰值，青春期GH分泌可增加数倍。GH作用于肝脏，促进IGF-1的合成和分泌，IGF-1作用于软骨和长骨的骨骺端，促进骨的生长。同时雌激素也可以直接刺激IGF-1的生成，如使骨骼局部产生IGF-1来促进生长。② 雄激素的作用：雄激素的受体分布于骨骺生长中心，如成骨细胞、软骨细胞等，表明睾酮对长骨生长存在直接作用。在睾酮作用下骨外膜加强、骨皮质增厚，使骨骼粗壮。此外，性激素还促使软骨细胞和成骨细胞成熟，最终导致骨骺的闭合而停止生长。

119 青春期启动异常的表现有哪些？

青春期启动异常主要包括性早熟、青春期发育延迟和性幼稚。性早熟主要指由于性激素超过青春期前水平，并作用于靶器官和靶组织，导致女孩在8岁前、男孩在9岁前出现第二性征的发育。青春期性发育延迟尚无统一标准，通常以青春期和性发育开始年龄落后于正常儿童平均年龄2.5标准差以上。女孩13～13.5岁未出现乳腺发育，15岁无阴毛生长，18岁未见月经初潮或乳房Tanner Ⅱ期后5年未见月经；男孩到14岁时睾丸容积＜4 mL或G2（睾丸直径2.5～3.2 cm）发育至G3（睾丸直径3.3～4 cm）大于4年以上。性幼稚，又称性发育不全，患者无第二性征，生殖器呈幼稚状态。

120 什么是性幼稚？

性幼稚又叫性发育不全，性器官的正常发育受下丘脑-垂体-性腺轴的激素调节。若上述内分泌器官出现病变，相应激素分泌相对减少或缺乏，可导致性器官发育不全。性幼稚患者均无第二性征、生殖器官呈幼稚状态。由于原发病变部位不同，缺乏的激素种类不同，则对全身发育的影响也不同。女性患者因雌激素缺乏，可表现为原发性闭经。有些正常人青春期发育较晚，可延迟 2～4 年，往往有家族史，称为青春期延迟，不属于病理范畴。因此在诊断性幼稚时，应排除正常人青春期延迟。

121 性早熟是指什么？

性早熟是儿科内分泌的常见疾病，主要指女孩在 8 岁前、男孩在 9 岁前出现第二性征发育，体内性激素超过青春期前水平，并作用于性激素的靶器官和靶组织。女孩较男孩多见。性早熟按发病机制不同，分为两大类：促性腺激素释放激素依赖性性早熟（GDPP，即真性性早熟）和非促性腺激素释放激素依赖性性早熟（GIPP，即假性性早熟）。此外，单纯性乳腺发育早、单纯性阴毛初现提前和单纯性初潮提前为不完全性性早熟（部分性性早熟），这种不完全性性早熟也有学者认为是青春启动提前的特殊形式。

122 什么是中枢性性早熟（CPP）？

中枢性性早熟是指由于下丘脑-垂体-性腺轴功能提前启动导致女孩 8 岁前、男孩 9 岁前出现内外生殖器器官的快速发育及第二性征提前出现，女孩易发，为男孩的 5～10 倍。主要临床表现如下。① 第二性征提前出现：女孩 8 岁前出现乳房结节，男孩 9 岁前睾丸容积增大。② 年生长速率高于正常儿童。③ 骨龄超前：骨龄超过实际年龄 1 岁或以上。④ 性腺增大：盆腔 B 超显示女孩子宫、卵巢容积增大，且卵巢内可见多个直径 > 4 mm 的卵泡；男孩睾丸容积 ≥ 4 mL。⑤ 血清促性腺激素及性激素达青春期水平。

123 为什么会出现中枢性性早熟？

中枢性性早熟按照病因可分为特发性和器质性。特发性中枢性性早熟是指未能发现原发病变的 CPP，这一型在女孩中占绝大多数（69%～98%），器质性病变发病年龄更低（6岁以下），且性发育进展更快。相反在男孩CPP中大约60%为器质性病变，多因肿瘤或占位（如卢咽管瘤、下丘脑错构瘤、垂体微腺瘤、蝶鞍囊肿）、先天发育畸形（如脑发育不良、垂体Rathke囊肿）等。

124　非中枢性性早熟的表现和可能原因有哪些？

非中枢性性早熟的表现主要体现在乳房、阴毛和初潮的时间三个方面。① 单纯性乳房早发育的发病机制目前尚不完全明确，以前认为HPG轴的部分激活，垂体FSH分泌增加，刺激卵巢分泌雌激素增多导致乳腺发育。也可能与乳腺组织对雌激素敏感性增高有关。② 单纯性阴毛早发育，可能与HPA轴的活性有关，肾上腺皮质网状带过早过多分泌雄烯二酮或硫酸脱氢表雄酮有关。③ 单纯性早初潮，病因不明，可能与婴儿期E_2水平波动较大有关，也可能McCune-Albright综合征和甲减等疾病所致。

125　女孩性早熟有哪些不良影响？

女孩性早熟导致骨骺过早闭合，比正常儿童早2～3年，生长期也就少2～3年，影响成年后的身高。女性性早熟以后，乳房过早发育、阴毛、腋毛提前生长，以及月经初潮提前等，这些性发育和身体发育与同龄人的不平衡会产生自卑心理，如因乳房发育较早，导致含胸走路，也会影响身体发育；性早熟儿童虽然身体较早发育成熟，但心智依然不成熟，自控能力较差，容易受人诱骗，可造成身心双重影响；女孩性早熟，排卵期过早，成年后更容易发生性激素依赖性卵巢疾病等。

126　如何正确评估CPP患儿的HPO的启动？

临床上通常可以测定LH、FSH、E_2等水平来评估HPO的功能，但各有其不足：① LH基础水平低。虽然在CPP的诊断过程中，LH较FSH更有临床意义，但LH为脉冲式分泌，导致基础LH值变异较大，限制了其实际使用。② 性激素水平低。性激素水平不宜作为CPP的诊断指标。E_2的浓度变异较大,即使低水平的E_2也不能排除CPP。但当E_2浓度＞100 pg/mL,应警惕卵巢囊肿或肿瘤。③ GnRH激发试验是诊断CPP的"金标准",也是鉴别CPP和外周性性早熟的重要手段,但也不能单纯依据GnRH激发试验结果进行诊断。

127 依据 GnRH 激发试验结果可以诊断 CPP 吗?

GnRH激发试验是诊断CPP的"金标准",但仍有很多细节影响结果的判断。首先,不推荐使用促性腺激素释放激素类似物(GnRHa),因为它比天然GnRH作用强数十倍,峰值在60～120 min,需建立自己实验室的药物剂量及诊断切点。其次,测定方法的差异导致诊断临界值的不同。免疫荧光法(IFMA),LH峰值＞9.6 U/L(男)或＞6.9 U/L(女);免疫化学发光法(ICMA),LH峰值≥5.0 U/L提示性腺轴启动。再者,以LH与FSH峰值比＞0.6判断春期启动时,还应同时满足LH峰值≥5.0 U/L。最后,应结合临床表现和体征,如性发育状态、身高和骨龄的变化等进行综合分析。必要时可重复GnRH激发试验。

128 中枢性性早熟需要排除哪些疾病?

(1)先天性肾上腺皮质增生症:临床表现为阴茎增大、增粗,阴囊色素沉着,睾丸容积与阴茎发育水平不一致等。早期有身高增长加速、骨龄提前等表现。血17羟孕酮、睾酮等升高。

(2)McCune-Albright综合征:女孩多见,典型"三联征"为性早熟、皮肤咖啡斑、多发性骨纤维发育不良,可伴有垂体、甲状腺和肾上腺等内分泌异常。

(3)家族性男性限制性性早熟:由于LH受体激活突变所致,有家族聚集性。患儿2～3岁时出现睾酮水平升高显著,睾丸增大,骨龄增速。GnRH刺激下LH无反应。

(4)原发性甲状腺功能减退症:TRH促进垂体分泌PRL、LH、FSH,导致性早熟的表现,但不伴有线性生长加速和骨龄加速的表现。

129 性早熟的治疗方法有哪些？

发现性早熟，首先要明确病因，到底是中枢性性早熟还是外周性性早熟，如CPP因中枢神经系统病变如鞍区肿瘤，可以考虑手术或放疗，但对于先天异常所致的，应该谨慎处理。对于特发性CPP，多用GnRHa治疗，目前常用的药物有曲普瑞林和亮丙瑞林，抑制性发育进程，延缓骨骼过快成熟，最终改善终身高，也有助于改善心理问题。但并不是所有CPP都适合GnRHa治疗，应掌握好指征和相关注意事项。如果孩子因为性早熟影响成年身高，建议在GnRHa治疗的同时联合重组人生长激素。

130 为什么GnRHa能治疗CPP？适应证有哪些？

GnRHa是GnRH的类似物，可以一过性的短暂的刺激FSH和LH的分泌，随即垂体相应的受体密度下调，起到抑制垂体-性腺轴的作用，使LH、FSH和性激素分泌减少，延缓发育进程和骨骼生长成熟。GnRHa治疗的指征：① 快进展型CPP，性早熟患儿骨骼成熟和第二性征发育加速显著，预测成人身高受损者；快进展型青春期；出现与性早熟直接相关的心理问题。② 慢进展型性早熟，但预测成年身高无明显受损的患儿可以先观察，不需立即治疗。

131 GnRHa治疗中枢性性早熟的安全性怎么样？

总体安全性良好。① 生殖系统功能方面，GnRHa治疗多不影响卵巢功能和生殖功能。停药后多能迅速恢复。② 体脂方面，长期GnRHa治疗不会加重肥胖的风险。③ 是否增加PCOS仍有争议，但CPP不治疗也会导致成年后高雄激素和月经不规则。有学者认为性早熟是部分PCOS患者的首发表现。④ 治疗期间骨密度没有显著变化，即使有轻度下降停药后也能迅速恢复。⑤ 治疗过程中脂代谢可能会加重，需要随访。

篇二

多囊卵巢综合征（PCOS）

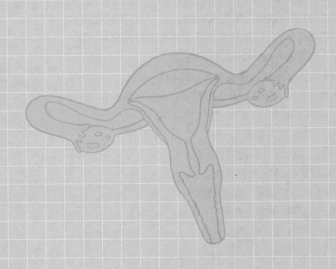

一 PCOS 是一种怎样的疾病

132　PCOS 是罕见病吗？

罕见病是指发病率极低的疾病，又称为孤儿病，根据世界卫生组织（WHO）的定义，罕见病为患者数占总人口的 0.65‰ ～ 1‰ 的疾病。PCOS 的患病率与不同时期的诊断标准、种族、地区、调查对象的选择有关，其高发年龄段为 20 ～ 35 岁。按照 1990 年美国国立卫生研究院（NIH）诊断标准，美国育龄女性中 PCOS 的患病率为 6.5% ～ 8%，其中白种人约为 7.1%，东南部黑种人约为 8.0%。按照 2003 年鹿特丹标准，我国育龄期女性 PCOS 的患病率约为 5.6%。近年，随着肥胖的发病率越来越高，我国 PCOS 的患病率也随之增长至 7.8%。所以 PCOS 并不罕见。

133　PCOS 是现代病吗？

随着生活节奏的加快，PCOS 似乎变得很常见，但是追溯 PCOS 的发现历史，其却并不是一种现代病。公元前 5 世纪希波克拉记录过 2 例长着胡须、闭经的女性，"她们月经量少，健壮，看起来很男人，她们不会生育，甚至也不会怀孕"；1721 年意大利学者报道了一位年轻的已婚农村女性，中度肥胖、不孕，手术中发现双侧卵巢增大。所以人们认识到这样一个疾病并不是近年来才有的，但从另一方面看，现代社会营养过剩导致 PCOS 的患病率显著增长，从这个意义上讲，PCOS 也算是现代病。

---

134 为什么PCOS又叫生殖代谢异常综合征?

自 1962 年国际上统一将 PCOS 称为多囊卵巢综合征以来，人们对这个疾病的认识在不断更新和深入。80 年代，有研究发现胰岛素抵抗/高胰岛素血症可以通过作用于中枢、肝脏、卵巢等多个器官，导致高雄激素血症、影响卵泡的发育，形成卵巢多囊性表现。另一方面，多囊卵巢综合征患者常合并糖尿病、血脂异常、肥胖、非酒精性脂肪性肝病等代谢性疾病。因此对该病的认识也从一种常见的妇科生殖性疾病演变为一种复杂的、多系统的内分泌代谢性疾病，既有生殖异常又有代谢紊乱的一种综合征。

---

135 PCOS的历史这么悠久，为什么它的名字却一直在变?

PCOS 的命名过程伴随着医疗技术的发展和人们对该病认识的不断深入。最初的描述主要在与女性的外貌和卵巢的形态改变，例如"肥胖合并不孕的年轻女性中，其双侧卵巢呈现体积明显增大、表面不平、色白且发亮的改变"。1935 年，Stein 和 Leventhal 首次把"卵巢增大、高雄激素（多毛）及月经稀发"有机地结合起来，将同时存在闭经、多毛、肥胖及不孕四大病症的疾病称之为 Stein-Leventhal 综合征。1962 年 Goldzicher 和 Green 总结文献发现该病存在非典型表现，如部分患者不出现多毛或具有排卵功能，提出改名为"多囊卵巢综合征"，并得到学术界的认同。

---

136 为什么PCOS的发病越来越多?

越来越多的多囊卵巢综合征患者表示身边的病友越来越多，很多母亲陪同女儿来就诊时也常常表示自己年轻的时候根本没听过这个疾病。一方面可能是由于现在大家对知识的获取手段增多和对健康的重视程度提高，主动就诊率增加,以及医生对 PCOS 认识的提高,共同导致 PCOS 的检出率增加。另一方面,现代社会快节奏的生活方式,例如作息不规律、精神压力增加、少动多坐的工作模式、西方饮食的引入、环境污染、食品添加剂的使用等,都导致 PCOS 患病率的上升。

137 为什么说不同种族 PCOS 的表现不一样?

PCOS 的临床表现非常复杂,鹿特丹标准将 PCOS 分为 4 个临床亚型:Ⅰ型,卵巢多囊(PCO)表现+高雄激素临床或生化特征+稀发/无排卵;Ⅱ型,高雄激素临床或生化特征+稀发/无排卵;Ⅲ型,PCO 表现+高雄激素临床或生化特征;Ⅳ型,PCO 表现+稀发/无排卵。在不同种族中 PCOS 存在不同的特点。研究发现,非洲裔美国人 PCOS 的患病率比高加索人更高;而在亚洲人群 PCOS 虽然雄激素水平与其他种族相似,但多毛症的比例较低;拉丁美洲的加勒比人比高加索人发生胰岛素抵抗更为普遍。这些差异可能与不同种族间的遗传背景不同有关。

138 不同类型 PCOS 中哪种类型最常见?

上述分型中,一般而言,Ⅰ型占比最大,为 44%～56%。我国高雄激素表型的 PCOS 所占比例较欧美地区偏低,稀发排卵/无排卵所占的比例偏高。2013 年乔杰院士报道的一项流行病学调查显示,我国女性 PCOS 的患病率为 5.6%,其中Ⅰ型占 29%、Ⅱ型占 37%、Ⅲ型占 19%、Ⅳ型占 15%。

139 PCOS 合并代谢综合征的患者多吗?

代谢综合征(MS)是由肥胖、糖耐量异常(IGT)、脂代谢异常和高血压组成的一组疾病。PCOS 是许多代谢紊乱疾病的高危因素,包括 2 型糖尿病、高血压、肥胖、血脂异常、非酒精性脂肪性肝病、血管内皮功能紊乱和心脏疾病等。按国际糖尿病联盟(IDF)诊断标准,我国社区 PCOS 人群调查结果显示,肥胖型 PCOS 患者的代谢综合征的患病率为 34.09%,明显高于单纯肥胖人群。我国香港地区

24.9%的PCOS患者患有代谢综合征，其中30岁以下患者的患病率为16.7%，40岁以上患者的患病率为53.3%。加拿大地区为29.5%，为年龄匹配正常女性的6倍。

140 PCOS合并血糖血脂异常的人多吗？

患者患有PCOS并有血糖异常，是不是偶然事件呢？根据研究显示，31%～35%的PCOS患者合并糖耐量受损，7.5%～10%达到糖尿病的诊断标准，远远高于同年龄段女性糖耐量受损（1.6%）和2型糖尿病（2.2%）的患病率。而且，在青春期PCOS患者中糖耐量受损和2型糖尿病的患病率也升高，分别为29.6%和7.4%。我国PCOS患者糖代谢异常的患病率为20.5%，低于美国PCOS患者的31%。除了有血糖的问题，约70%的PCOS患者存在脂代谢异常，主要表现为三酰甘油（TG）、低密度脂蛋白（LDL）水平升高，以及高密度脂蛋白（HDL）水平下降。伴有肥胖者血糖血脂异常更加明显。

141 PCOS就是月经紊乱吗？

月经紊乱是很多PCOS患者的首诊原因，但是这却并不是PCOS的全貌，PCOS是育龄期女性高发的一种复杂的内分泌代谢性疾病，在女性人群中患病率为5%～15%，通常患者以月经不调、痤疮、不孕来就诊，往往会忽略生育以外的临床特征。PCOS以高雄激素和高胰岛素血症/胰岛素抵抗为主要病理核心，而胰岛素抵抗是机体产生代谢紊乱的基础，最新的研究提示高雄激素亦可通过作用于胰岛素作用的靶器官产生一系列的不良代谢影响，可能会发生糖代谢异常、脂代谢异常或其他心血管风险也比一般人群升高。

142 PCOS是遗传病吗？

研究表明，PCOS具有明显的家族聚集性，提示其可能具有遗传基础。已报道的PCOS相关遗传特征包括多囊卵巢形态、秃顶、月经稀发/闭经、高雄

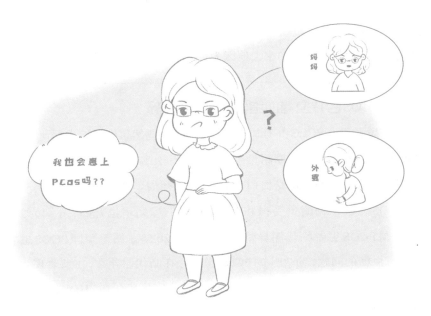

激素血症和多毛症,其一级亲属中患病率高达51%~67%,外显率高达90%。家系研究还表明,PCOS患者的一级亲属更容易出现胰岛素抵抗、血脂异常等内分泌紊乱及心血管疾病危险因子表达升高,提示PCOS患者的生殖障碍和代谢异常均具有遗传易感性,也就是说患者的子女患PCOS的风险比一般人高。但PCOS不同于单基因突变导致的遗传病,以孟德尔遗传规律遗传给子代。

143 父母代谢异常和子代患有PCOS有关系吗?

父母的疾病状态与PCOS患者首发症状的发生密切相关,例如PCOS患者最初的体重增加与父母的糖尿病风险显著相关,而最初的月经不规律与父母的高血压风险相关。PCOS的家庭聚集性可能与某些环境因素有关,这些因素只存在于受影响的家庭中并可能启动表观遗传机制,即由染色体的变化(DNA的"修饰")导致稳定的可遗传表型,而不是DNA序列的实际改变。与其他常见代谢性疾病如2型糖尿病类似,PCOS目前被认为是一种复杂的多基因疾病。易感性和保护性遗传变异与强烈的环境因素相互作用，导致不同的PCOS表型。

144 肥胖相关基因和PCOS也有关系吗？

PCOS患者中肥胖的患病率为30%～60%。在美国，有50%的PCOS患者存在超重或肥胖，同时肥胖是女性月经不规则、高雄激素血症、多毛的高危因素。表明肥胖和PCOS密切相关。那肥胖基因和PCOS有关系吗？研究提示肥胖相关基因*FTO*与PCOS患者体重增加存在关联，并且在PCOS患者中*FTO*基因型与BMI之间的关联比全基因组关联分析（GWAS）中研究的非PCOS女性强2倍，这表明PCOS与*FTO*之间存在相互作用。另外，在家系研究中还发现，在中国汉族人群的PCOS家族中，褪黑素受体（*MTNR*）基因与PCOS存在关联。这从分子水平解释了肥胖和PCOS的关联性。

145 糖尿病相关基因和PCOS的关系如何？

PCOS是发生2型糖尿病的高危人群，两者具有部分共性的遗传特征，如胰岛素抵抗和高胰岛素血症。转录因子7类似物2基因（*TCF7L2*）参与胚胎发育、细胞增殖以及胰腺和胰岛的正常发育。希腊研究发现PCOS患者中存在*TCF7L2* rs7903146 SNP的T等位基因的过表达，*TCF7L2* rs7903146 C > T基因多态性与高加索和亚洲PCOS患者的发病风险显著相关。但其他一些研究未能证实这些单核苷酸多态性（SNP）与PCOS之间的关联，且*TCF7L2*究竟在多大程度上与PCOS相关目前尚不清楚。

146 为什么说遗传性因素只是PCOS的一部分原因？

一项针对中国汉族女性的GWAS研究报告了PCOS的11个易感位点（15个风险变异），涉及的基因包括*INSR*、*THADA*、*LHCGR*、*FSHR*、*C9orf3*、

DENND1A、*YAP1*、*RAB5B*、*HMGA2*、*TOX3* 和 *SUMO1P1*，表明 PCOS 是病因学和病理生理学复杂的多基因病。此外，环境因素同样有着非常重要的作用。例如不恰当的饮食习惯如摄入过多的油腻和高糖食品、高纤维食品摄入不足，以及运动减少与 PCOS 密切相关；此外，环境中存在的一些内分泌干扰物、大气污染等也影响 PCOS 的发病风险。可见 PCOS 是典型的遗传和环境因素相互作用下发病的临床综合征。

147 为什么肾上腺功能也和 PCOS 发病有关？

肾上腺和 PCOS 好像没什么关系，肾上腺也会引起月经紊乱、不孕症吗？当然有关系，肾上腺源性雄激素分泌过早、过量，会使雄激素在性腺外转化为雌酮的量增加，反馈性的使得垂体、下丘脑分泌的性腺相关激素紊乱，继而引起卵巢雄激素生成增多，导致高雄激素血症。此外肾上腺类固醇代谢酶的异常和肾上腺网状带对 ACTH 刺激反应过度也对 PCOS 有影响，导致肾上腺合成雄激素的量显著增加，发生多毛、肥胖、黑棘皮症、高胰岛素血症和胰岛素抵抗的病证。所以这也称之为 PCOS 肾上腺起源学说。

148 为什么要注意环境内分泌干扰物对 PCOS 发病的影响？

环境中持续存在内分泌干扰物（EDC），是一类能改变内分泌系统功能，进而对生物体整体、后代及种群造成负面影响的外源性物质。EDC 具有一定的生物富集作用，可通过饮食摄入、吸入、皮肤接触等不同途径进入人体。EDC 具有类似激素的功能，进入人体后会与人体内生激素竞争激素受体，形成环境内分泌干扰物–受体复合物，从而改变细胞的正常功能。长期、持续性暴露于环境内分泌干扰物如天然和人工雌激素、避孕药、增塑剂（如邻苯二甲酸盐）、多环芳烃、二噁英、双酚 A 等，会增加 PCOS 的发病风险，需要引起我们的注意。

149 双酚A是什么？

环境内分泌干扰物中常见的有双酚A（BPA），BPA是一种常见的雌激素类似物，是EDC的代表物。在工业上双酚A被用来合成聚碳酸酯（PC）和环氧树脂等材料。20世纪60年代以来就被用于制造塑料（奶）瓶、幼儿用的吸口杯、食品和饮料（奶粉）罐内侧涂层。BPA无处不在，从矿泉水瓶、医疗器械到食品包装的内里，都有它的身影。每年全世界生产2 700万吨含有BPA的塑料。在日常生活中，我们应注意看清成分表，尽量避免使用BPA的塑料制品，减少BPA的摄入。

150 为什么双酚A和PCOS有关系？

BPA主要通过作用于下丘脑－垂体－性腺轴（HPO），尤其是卵巢，直接或间接影响生殖系统功能。BPA结构与雌激素相似且结合雌激素受体的能力更强，BPA可与E_2竞争性结合性激素结合球蛋白（SHBG）受体，置换出与SHBG结合的性激素，使血中E_2及睾酮含量升高。一定剂量的BPA可促进下丘脑脉冲式释放GnRH，干扰HPO轴激素的分泌及其靶效应。BPA还可以通过多种方式抑制卵母细胞的成熟，并通过调控血管内皮生长因子来改变卵巢形态。BPA能穿过胎盘屏障，女性在孕期接触BPA可能具有跨代效应，从而使子代也易于罹患PCOS。

151 为什么说肾上腺功能参与了部分PCOS的发病？

目前关于PCOS的发病机制有很多学说，其中有"肾上腺起源学说"。1970年Yen等人提出了PCOS起源于青春期的肾上腺功能初现亢进学说，即胎儿期的肾上腺发育不良经过一系列的调节后，放大的肾上腺功能初现并随之扩大的雄激素池产生一系列生理学变化，形成一个促使PCOS发生的环路。经典的肾上腺初现亢进理论认为，肾上腺初现期过高的血雄激素水平会引起性腺轴的反馈异常,雄激素在外周脂肪、组织中转化为雌激素,导致中枢GnRH过度释放,引起垂体分泌LH水平过高和FSH水平过低。

152 脑部神经元功能在PCOS的发病中也有重要作用吗?

PCOS的发病机制中有"中枢起源学说"。研究提示PCOS患者性腺和中央大脑回路之间的稳态反馈机制受到损害,PCOS患者需要更高浓度的外源性雌二醇和孕酮来减缓其高频脉冲性LH释放。GnRH神经回路上游过度活跃,导致了PCOS患者脑和神经内分泌生殖轴的改变。PCOS患者下丘脑GnRH脉冲性释放频率增加,使LH升高,FSH被抑制,同时抑制性激素转化为雌激素,引起高雄激素血症,LH/FSH值的增加和卵巢对FSH敏感性的降低进一步增强了卵泡膜细胞中雄激素的高分泌,从而导致卵泡发育停滞,并减少了孕酮对GnRH脉冲频率的抑制,进一步促进了PCOS的发展。

153 肠道细菌和PCOS的发病之间的关系如何?

肠道定植的细菌具有数量巨大、多样化、复杂性和动态性的特点。2012年,Tremellen等人提出肠道菌群导致PCOS代谢和生殖异常的理论。肠道微生物代谢底物从饮食进入宿主肠道,产生代谢产物,这些代谢产物可能直接作用于肠道或进入循环作用于PCOS患者卵巢、骨骼肌、肝脏和脂肪组织。与此同时,骨骼肌、肝脏和脂肪等代谢组织产生进入肠道的代谢物,又可通过作为底物改变肠道细菌的组成,从而为某些菌株的细菌提供比其他菌株更具选择性的优势。在PCOS中,雄激素水平的升高可能会改变肠道微生物群落的组成。

154 PCOS会有哪些肠道菌群的改变?

动物研究提示,在来曲唑诱导的PCOS大鼠模型中,乳酸杆菌、瘤胃球菌、梭状芽孢杆菌减少,普氏菌增多;来曲唑诱导的小鼠模型中,也存在菌群的改变，如拟杆菌的数量减少，厚壁杆菌增加。且肠道菌群的变化与PCOS表型相关，如肠道嗜黏蛋白阿克曼菌和瘤胃球菌与性激素水平密切相关。肠道菌群的改变会影响雄激素的水平，如乳酸杆菌喂养的小鼠睾酮水平升高。

155 心理因素也会促发PCOS吗？

精神高度紧张、外界应激时间刺激、情绪巨大起伏等都会影响内分泌系统的正常运作。研究显示，PCOS患者的心理健康问题和情绪问题（抑郁、紧张及忧虑）等评分均低于健康女性，而这些社会心理因素可能通过影响其生活行为（如暴饮暴食、酗酒等）导致肥胖加重，扰乱内分泌系统功能，从而使PCOS临床症状恶化。青春期阶段的心理应激非常常见，如在学校或家庭遇到困难、自卑或者受到欺负，会导致神经激素（如AMH、雄激素、雌激素、胰岛素和胃饥饿素）的表观遗传失调，影响HPG轴功能，进而导致PCOS的发生。进食障碍如反复暴饮暴食会增加胰岛素水平，降低SHBG水平，进而导致游离睾酮水平升高，影响卵泡成熟和排卵。

156 抗癫痫药物丙戊酸钠也和PCOS有关系吗？

丙戊酸钠是一种广泛应用的广谱抗癫痫药物，研究发现单独使用丙戊酸钠治疗的女性癫痫患者中有20%～50%出现月经紊乱，而单独使用卡马西平或其他药物的患者月经紊乱的发生率与正常人相似。另外也有研究显示使用丙戊酸钠治疗的女性患者发生排卵功能障碍和卵巢多囊性改变分别占63.6%和44%，提示丙戊酸钠和PCOS也存在一定的联系。可能机制是：一方面丙戊酸钠增加中枢系统GnRH的释放，导致生殖内分泌系统紊乱；另一方面丙戊酸钠可导致患者食欲和体重的增加，而肥胖会更容易导致胰岛素抵抗、高胰岛素血症、高雄激素血症，这些均为PCOS发病机制中的关键因素，从而促进PCOS的发生。

157　PCOS孕妇的宫内环境会增加女性后代患PCOS的风险吗?

研究发现,许多生殖激素如雄激素、雌孕激素等都能通过胎盘屏障,意味着胎儿暴露于生殖激素在孕期非常常见。过量的生殖激素暴露除对母亲自身的影响外,也会影响子代的生长发育。PCOS孕妇产前雄激素暴露导致的宫内高雄激素状态,容易诱发子代罹患PCOS,不利于胎儿在生命早期建立正常卵巢储备。此外孕期PCOS患者容易合并有妊娠糖尿病、高胰岛素血症等代谢紊乱。有回顾性研究及队列随访研究发现,胎儿营养不良与宫内发育受限、PCOS特征和胰岛素抵抗有关。也有研究表明,无论胎龄如何,低出生体重都与PCOS特征和胰岛素抵抗相关,因此PCOS孕妇的生殖激素水平、代谢紊乱均影响了宫内环境,对女婴也会产生不利影响。

158　胰岛素抵抗在PCOS的发病中起至关重要的作用吗?

PCOS的病因虽然尚仍在研究,但是胰岛素抵抗和PCOS的关系有很多的研究支持。研究表明,PCOS是一种慢性低滴度的代谢性炎症疾病,而胰岛素抵抗和代偿性的高胰岛素血症是联系代谢紊乱、炎症和生殖异常的内在纽带。一方面,胰岛素抵抗和代谢性炎症累及人体多个器官和系统,造成一系列代谢紊乱和功能异常。胰岛素抵抗导致的代偿性高胰岛素血症,作用于中枢、肝脏、卵巢等器官,导致睾酮水平增加。另一方面,人体的很多器官和组织的功能异常会导致系统性的胰岛素抵抗和慢性低滴度的代谢性炎症环境,进而引发卵巢功能异常,如卵巢雄激素分泌增加、卵泡发育障碍、不能形成优势卵泡、导致稀发排卵和不排卵。

159　为什么高胰岛素血症会影响排卵?

胰岛素增加卵泡膜细胞LH受体基因的表达,提高卵巢对促性腺激素的敏感性,加强LH刺激的雄激素合成和分泌。在PCOS患者中,常常伴有高胰岛素血症和胰岛素抵抗，血清中高水平的胰岛素通过增加LH水平升高雄激素，但是卵巢雄激素分泌增加会导致卵泡发育障碍，不能形成优势卵泡，导致稀发排卵和不排卵。高胰岛素血症还可以通过抑制肝脏合成和分泌SHBG，升高游离睾酮水平，加强睾酮的作用；此外，胰岛素在中枢还可以影响LH的分泌。所以胰岛素并不只是影响血糖的一个激素，对女性的排卵也有重要影响。

160 为什么胰岛素样生长因子也会影响排卵？

胰岛素样生长因子是一组具有促进生长作用的多肽类物质，是一类广谱性的促生长因子，其化学结构与胰岛素原类似。高胰岛素促进PCOS患者卵巢间质细胞合成胰岛素样生长因子-1（IGF-1），或高浓度的胰岛素直接作用于IGF-1受体（与胰岛素受体同源性达60%），使雄激素合成增加。同时高胰岛素血症抑制肝脏合成分泌性激素结合球蛋白（SHBG）和胰岛素样生长因子结合球蛋白-1（IGFBP-1），血SHBG和IGFBP-1水平下降，血循环中游离睾酮和IGF-1水平升高，增强睾酮和IGF-1的生物活性，导致卵泡发育障碍，影响排卵。

161 为什么雌激素和雄激素过多会影响PCOS患者排卵异常？

高雄激素血症是影响PCOS患者卵泡发育的一个重要因素。在卵泡发育过程中，早期雄激素促进窦卵泡的动员和募集，但到卵泡发育至一定阶段，高雄激素血症抑制卵泡成熟，导致发育中的卵泡闭锁，抑制优势卵泡形成，导致持续性无排卵。另外，过高的雄激素又转化为雌酮，影响卵泡发育同时，反馈调节中枢LH的分泌，影响排卵前LH峰的形成，导致排卵障碍。

正常女性卵巢主要产生的雌激素是活性强的雌二醇（E_2），但是PCOS患者成熟卵泡不能发育，所以E_2水平相对较低，而来源于外周组织转化形成的雌酮（E_1）明显增多，导致E_1/E_2值明显升高，使垂体对下丘脑GnRH敏感性增加，LH升高，同时抑制FSH，影响优势卵泡的选择生长。

162　LH/FSH 值升高与 PCOS 患者排卵异常有关吗?

早卵泡期 LH/FSH 值升高是 PCOS 患者的特点之一,约有 40% 的 PCOS 患者血清 LH 升高,并且在 PCOS 患者中 LH 释放频率加宽,振幅增大,分泌量增多。围排卵期诱导 LH 峰需要一定的浓度和时间积累才能诱发排卵,虽然 PCOS 患者 LH 较高,但是只能诱导卵子发育,却不能诱导排卵发生。而许多小卵泡产生的雌激素又负反馈抑制了 FSH 水平,所以 PCOS 患者中较高的 LH/FSH 值不仅会影响卵巢雄激素合成分泌,也影响卵子的发育、成熟和排卵。

163　胆汁酸和 PCOS 有关系吗?

胆汁酸作为胆固醇在肝脏代谢的终产物,主要分为初级胆汁酸和次级胆汁酸。胆汁酸在肠道内可以起到促进脂质物质吸收,参与胆固醇代谢等作用,进入肠道的胆汁酸在肠道菌群的作用下,进一步发生多级代谢。国内外研究提示 PCOS 患者中存在胆汁酸代谢紊乱。2019 年朱大龙教授团队在 PCOS 和正常人群研究显示,在 PCOS 人群中初级结合胆汁酸水平与高雄激素血症呈正相关。另外乔杰教授团队发现,与健康女性相比,PCOS 患者肠道菌群改变可以影响胆汁酸的组分改变。这些研究均提示在 PCOS 患者中胆汁酸代谢异常影响到本病的发生发展。

164　什么样的经期和经量算正常?

月经来潮的第一日到下次月经来潮的前一日为一个月经周期,正常月经周期为 21～35 日,分为卵泡期、排卵期和黄体期。黄体期时限相对固定,而卵泡期的时限变异较大。所以月经周期并不是间隔时间一样就是规则,而是要遵循生理性的月经周期。

正常的月经量一般为 30～50 mL。月经过多指月经总出血量 > 80 mL,月经过少指月经出血量 < 5 mL。月经量可以通过记录每天使用的卫生巾(棉条)的数

量和使用情况进行估算。需要注意的是，更换卫生巾（棉条）时滴落在马桶上的血以及血凝块丢失的血均需计数。

165 出现什么样的月经情况要去就诊？

月经是女性成熟的标志，从表面上看它是规律、周期性的子宫出血，而实际上背后支撑它的是下丘脑、垂体、卵巢规律分泌各种激素，以及卵泡成熟、排出、黄体形成的周期性变化。"规律、有效"是正常月经的特征。一般月经周期28～35天，但月经周期、经量和个人体质有关。如果规律被打破，月经周期或频繁（＜21天）或稀少（＞35天），甚至几个月不来，都意味着背后激素不能按时按量分泌，卵泡无法形成优势卵泡并逐渐成熟排出（排卵障碍）。如果刚来月经还不足2年或者来月经很久了只是偶尔一个周期紊乱先不要慌，可以继续观察，月经来潮超过2年且至少3个周期或更长时间仍不规则就需要去医院诊治。

166 月经紊乱的"幕后推手"有哪些？

无论月经的周期、经期、经量、颜色和性状中哪个出现问题，都称为月经紊乱或是子宫异常出血。PCOS是青春期、育龄期女性无排卵型功能失调性子宫出血（功血）最常见的原因，其月经异常的主要原因是由于卵泡发育障碍，不能形成优势卵泡，影响了规律的排卵，也就没有后续的黄体生成和高水平的孕酮，造成子宫内膜不能规律的生长、转换、脱落，月经也就不规则。当然，中枢控制卵泡发育和排卵的激素分泌异常在月经异常的发生中也扮演了重要角色。

167 PCOS患者的月经有哪些改变？

PCOS患者的月经异常多表现为月经周期异常，也可表现为月经量异常。有些女孩往往就因为初潮后月经一直不规律或者间断不规律，甚至继发闭经而到医院就诊。那么如何判定月经出现异常及"多囊"的表现呢？PCOS患者多数是月经稀发或闭经，占月经稀发女性的90%、闭经女性的30%，也可以表现为月经频发或者淋漓不尽。当然，也有5%～10%的患者可以出现月经周期看似规律但排卵并不规律的情况。PCOS患者的月经异常还表现在月经量的异常，持续大量出血需要警惕子宫内膜的病变，如增生甚至癌变。

168　长期不来月经有什么危害?

月经的形成是激素水平、卵泡、子宫内膜的同步变化过程，其中任何因素出现异常都可导致月经周期异常。长期月经不来有的患者觉得非常省事，减少了自己不少麻烦，但是殊不知自己的健康存在风险，需要具体分析闭经的原因，如长期的雌激素水平过低，不仅会让更年期症状提早出现，还会引发骨质疏松等相关疾病；孕激素不足，子宫内膜不能按时脱落，会增加子宫内膜癌的患病风险；雄激素过高，糖尿病和心血管疾病也会接踵而至。此外，一些炎症和肿瘤也是健康隐患。所以规律的月经对女性是非常重要的。

169　频繁来月经对身体有损害吗?

月经周期缩短，小于21天成为月经频发，这可能与排卵障碍引起的雌激素突破性出血有关，一般是由于卵巢功能下降、甲状腺功能减退等内分泌疾病出现的功能性出血。频繁来月经一方面会引起身体出血量多，出现贫血等症状；另一方面，由于卵巢功能不好，没有正常的卵子排出，这样也容易出现不孕，而且容易引起子宫内膜感染引起炎症。此外，一些妇科疾病如黏膜下子宫肌瘤、肌壁间体积较大的子宫肌瘤、子宫腺肌病等，会出现月经频发及经量增多。所以如果月经太频繁也要引起重视。

170　人变胖了为什么月经就不规则了?

体重对生殖功能的影响呈倒"U"形，一定的脂肪储存量和足够的营养环境对维持正常月经和生殖能力是必需的,体重过低可以导致生殖能力下降,同样肥胖也可以使其下降。研究发现,肥胖尤其是腹型肥胖的女性,可以出现月经初潮提前、无排卵月经、月经稀发,甚至闭经,卵巢功能衰退也早于正常体脂女性。肥胖导致的胰岛素抵抗和脂肪因子分泌异常,如瘦素分泌增多、脂联素分泌减少可影响下丘脑-垂体-性腺轴的功能,导致激素分泌异常、卵泡发育障碍和排卵异常,在临床上表现为月经周期紊乱。

171 什么是痤疮?

痤疮是青春期常见的慢性炎症性皮肤病,好发于面颊、额部,其次是胸部及背部,多为对称性分布,常伴有皮脂溢出。初发损害为与毛囊一致的圆锥形丘疹,如白头粉刺及黑头粉刺。白头粉刺可挤压出白黄色豆腐渣样物质,而黑头粉刺系内含脂栓氧化所致;皮损加重后可形成炎性丘疹,顶端可有小脓疱;继续发展可形成大小不等的暗红色结节或囊肿,挤压时可有波动感,经久不愈可化脓形成脓肿,破溃后常形成窦道和瘢痕。各种损害大小深浅不一,常以其中一两种损害为主。痤疮一般无自觉症状,炎症明显时可有疼痛,病情严重者缓解后可遗留或多或少的色素沉着、肥厚性或萎缩性瘢痕。

172 什么样的痤疮需要排除PCOS?

青春期痤疮很常见,但是作为PCOS高雄激素的主要表现之一,PCOS患者的痤疮有一定的特点:① 发病年龄偏小;② 病情严重,除皮肤油腻、毛孔粗大外,有较多炎症性丘疹、脓疱和囊肿,属重度痤疮,病程持续时间很长;③ 好发于颜面下1/3,特别是鼻部及周围皮肤;④ 对口服或外用传统治疗痤疮的药物反应不好。如果痤疮发生早(9~13岁)、症状重且持续时间长,好发于颜面下1/3处,特别是鼻部及其周围,需要排除PCOS,同时也要观察患者的月经情况、雄激素水平和卵巢形态。

173 PCOS患者为什么会出现脱发?

高雄激素血症是PCOS患者脱发的主要原因,所以称其为女性雄激素性秃发(FAGA),既往称雄激素性秃发为脂溢性脱发或早秃,是一种发生于青春期和青春期后的毛发进行性减少的一种疾病。PCOS患者脱发表现为从前额两侧头发开始变为纤细而稀疏,逐渐向头顶延伸,头顶头发也逐渐开始脱落,但前额发际线不后移。脱发处皮肤光滑,可见纤细的毳毛,常无自觉症状或脱发处有微痒。脱发的进程一般很慢,其程度因人而异,一般不会出现秃顶。

174 高雄激素血症引起的脱发分为几型?

女性高雄激素血症的脱发模式是多样的,如发生在头顶、头顶或呈弥漫性等,重度高雄激素血症可能会出现双颞脱发和额发际脱发。高雄激素导致的女性雄激素性脱发有其相应的特点,目前主要存在以下分型:1型,为头顶部毛发弥漫性稀少,毛发变细,头皮稍有裸露;2型,为头顶部及头前部毛发稀少,毛发变细,圣诞树样分布,头皮裸露稍加明显;3型,为前头部、头顶部弥漫性脱发,头发明显稀疏,头发变细,但发际线仍存留,不向上退缩,虽然头皮裸露明显,但不会像男性脱发那样发生全光头和谢顶。

175 为什么PCOS患者怀孕比非PCOS患者困难?

PCOS患者卵巢上的多囊性改变其实是一些不成熟的小卵泡,只有小卵泡的生长发育,而没有成熟卵泡的排出,所以PCOS患者就会因为排卵稀少,甚至是不排卵从而导致不能怀孕。同时PCOS患者常常会合并糖尿病、肥胖、高胰岛素血症、高脂血症等代谢紊乱,并有黄体功能不足的表现,影响卵子的质量。此外,即使成功怀孕以后,PCOS患者发生妊娠糖尿病等妊娠合并症的风险也显著高于正常人,甚至出现先兆流产或自然流产。总之,PCOS患者排卵少、卵子质量下降、妊娠合并症多都影响其成功妊娠。

176 为什么PCOS患者会长小胡子？

长胡子是PCOS患者多毛症的一个表现，是高雄激素血症引起的。不同于软密的毫毛增多，PCOS的多毛是指性毛增多，包括唇周、下颌、胸前乳晕周围、下腹、阴阜、会阴、肛周部位的毛发及大腿内侧的毛发增多，类似男性毛发的分布特征。注意PCOS的多毛症要与四肢毛发增多的毛发过多症相鉴别，后者多见于肾上腺疾病、甲状腺疾病、苯妥英钠等药物影响所致。评价女性多毛症的方法有多种，目前大多采用Ferriman-Gallway评分法，简称F-G评分法，此方法将人体分为11个部位，每个部位根据严重程度分为1～4分，打分后计算11个部位的总分来评判。

177 为什么部分PCOS患者有洗不干净的黑脖子？

有的患者发现脖子总是黑黑的，而且越胖的人越常见，其实这是黑棘皮症，与体内高胰岛素血症相关。黑棘皮症患者的皮肤表面绒毛状灰棕色色素沉着，中央增厚，边缘较薄，扪之柔软，组织学显示角化过度，表皮乳头瘤变和着色过深。黑棘皮症常发生于肢体弯曲、皮肤皱褶处，包括颈部、腋窝、腹股沟及乳腺下方。根据黑棘皮的部位和程度，黑棘皮症的诊断与分类标准如下：0度，无黑棘皮症；1度，颈部和腋窝有细小的疣状斑块，伴有或不伴有受累皮肤的色素沉着；2度，颈部和腋窝有粗糙的疣状斑块，伴有或不伴有受累皮肤的色素沉着。

178 为什么高雄激素水平和胰岛素抵抗也有关系？

PCOS患者的高雄激素水平和胰岛素抵抗有关系吗？其实胰岛素抵抗会累及人体多个器官和系统，造成一系列代谢紊乱和功能异常。对于PCOS而言，高雄激素水平是其核心病理生理改变之一。胰岛素抵抗导致的代偿性高胰岛素血症作用于中枢、肝脏、卵巢等器官，导致睾酮水平增加。另一方面，人体的很多器官和组织的功能异常会导致系统性的胰岛素抵抗，进而引发卵巢功能异常，如卵巢雄激素分泌增加、卵泡发育障碍、不能形成优势卵泡、导致稀发排卵和不排卵。所以在PCOS患者中这两者相互作用，共同推进疾病的发生发展。

179 什么是代谢综合征？

代谢综合征是一组以肥胖与"三高"即高血糖、高血脂及高血压等聚集发病，严重影响健康的临床症候群。代谢综合征也被称为致命四重奏，是导致糖尿病、心脑血管疾病和某些癌症的危险因素。国内外多个学术组织定义了代谢综合征，我国的诊断标准为具备以下3项或更多要素即可诊断。① 中心型肥胖：腰围男性≥90 cm，女性≥85 cm。② 高血糖：空腹血糖≥6.1 mmol/L或糖负荷后2 h血糖≥7.8 mmol/L和（或）已确诊为糖尿病。③ 高血压：血压≥130/85 mmHg和（或）已确诊为高血压。④ 空腹三酰甘油≥1.70 mmol/L。⑤ 空腹高密度脂蛋白胆固醇＜1.04 mmol/L。

180 为什么PCOS患者需要关注自己的血压变化？

PCOS患者合并有肥胖、胰岛素抵抗、肾素－血管紧张素系统（RAS）活性增加等都是构成患高血压风险增加的因素。尤其是胰岛素抵抗，及与之密切相关的代谢性炎症，都会造成内皮功能障碍和血管舒缩的异常。如伴有RAS系统和自主神经调节异常，PCOS的发病风险将进一步增加。与正常人群比较，PCOS患者30岁前血压无明显升高，但是绝经后高血压患病率要高出2倍多。即使无高血压病史的PCOS患者，在妊娠时期罹患高血压风险比正常人群高出1倍。因此，PCOS患者需要密切关注自己的血压变化，以便早期识别、早期治疗，预防远期并发症。

181 为什么PCOS患者患有脂肪肝的人也很多？

一般说的脂肪肝主要指的是非酒精性脂肪肝（NAFLD），是指排除酒精和其他明确的肝损因素所致的、以肝细胞内脂肪过度沉积为特征一组疾病。根据NAFLD发病中的"二次打击学说"，PCOS患者兼有胰岛素抵抗和脂代谢异常，使其罹患NAFLD的风险高于正常人群。根据不同的研究报道，PCOS患者中NAFLD的患病率为15%～55%。不论PCOS患者的BMI值为多少，其NAFLD的患病率均较一般人群高，在胰岛素抵抗和肥胖症患者中的患病率更高。肥胖、胰岛素抵抗、糖耐量异常、血脂异常、代谢综合征等是PCOS和NAFLD之间的内在关联因素。

182 PCOS患者的血尿酸也容易高吗？

高尿酸血症是代谢综合征的固有组分之一，在PCOS患者中伴有代谢异常的人不占少数。近年研究表明，高尿酸血症与PCOS的胰岛素抵抗和糖代谢关系密切，尿酸（UA）基础水平高预示发生2型糖尿病的风险增加2倍，它是高胰岛素血症的始动因素和独立预测因子。还有研究发现，UA在胰岛素抵抗的发病机制中发挥重要作用。反过来，PCOS患者的高胰岛素状态也是诱发UA升高的原因之一，胰岛素可以促进肾对尿酸的重吸收，使尿酸排泄减少，从而导致UA和三酰甘油水平升高。因此，尽早干预患者UA水平，对改善胰岛素抵抗、控制和延缓PCOS患者代谢综合征的发生和发展有利。

183 不胖的女孩也有患PCOS的可能吗？

PCOS患者常常伴有体重的增加，但是有一部分患者体型正常甚至偏瘦也深受PCOS的困扰，我们称为非肥胖型PCOS。非肥胖型PCOS患者虽然体重指标在正常范围内，但是腹部皮下脂肪、肝前脂肪、内脏脂肪等超声测量指标大于非PCOS患者。在这些非肥胖型PCOS中，虽然胰岛素抵抗的比例和程度可能低于肥胖型PCOS，但是他们的性激素异常、月经紊乱的表现更为明显。此外，在发病机制如高雄激素的起源上，非肥胖型PCOS也不同于肥胖型

PCOS。所以不以体重论是否为PCOS，还是以相应的临床表现和检查结果为诊断依据。

184 为什么PCOS患者妊娠期间发生并发症的风险会更高？

PCOS患者可能会因肥胖、胰岛素抵抗、炎症或内分泌异常等影响排卵功能、子宫内膜功能和卵母细胞质量，从而对受孕产生挑战。备孕期间，PCOS患者就要注意提前调整好体重、代谢紊乱及其他内分泌功能，为宝宝提供一个良好的母体环境。如果PCOS患者怀孕了，在整个孕期也应当注意定期产检。因为母体宫内环境的改变，对妊娠结局有不同程度的影响，包括流产、妊娠糖尿病（GDM）、妊娠高血压（HTN）和先兆子痫、小于胎龄儿和大于胎龄儿（SGA，LGA）、早产和剖宫产等。所以对妊娠的PCOS患者而言更应积极管理好血糖、血脂、体重等内分泌代谢指标，为母儿健康做好管理。

185 PCOS患者需要评估哪些心血管疾病？

我们对PCOS患者评估心血管疾病风险时，应充分考虑PCOS的表型，因为PCOS的临床表现和PCOS诊断所赋予的罹患心血管疾病风险均存在异质性。研究表明，与诊断为非经典PCOS（表型C和D）的患者相比，经典PCOS（表型A和B）的患者月经异常、雄激素过多、伴有腹部肥胖、胰岛素抵抗更为明显，且具有更严重的2型糖尿病和心血管疾病危险因素。根据最新发布的国际PCOS循证指南，应常规评估PCOS患者患心血管疾病的风险，包括血脂异常、胰岛素抵抗、糖尿病、高血压、超重/肥胖、代谢综合征。

186 为什么体重正常的PCOS患者也要防治心血管疾病？

PCOS患者常常合并的脂代谢异常、胰岛素抵抗、肥胖、糖尿病等都是心血管疾病的高危因素。在PCOS患者中心血管疾病危险已被大量研究证实显著增高，且部分患者在年轻时便存在明显的早期动脉粥样性改变。有研究提示无论体重是否肥胖，PCOS都应被认为是心血管疾病的重要危险因素。

187 为什么PCOS患者长期不排卵会增加子宫内膜癌风险？

子宫内膜癌是女性常见的肿瘤，由于PCOS患者以雄激素过多及稀发排卵或无排卵为特征，无排卵导致长期无孕激素对抗的雌激素刺激，加之高LH分泌和高胰岛素血症，PCOS患者的子宫内膜高度增生，PCOS患者患子宫内膜癌的可能性比其他女性高。研究发现PCOS患者患子宫内膜癌的风险是非PCOS女性的2.79倍，而对于54岁以下的女性，PCOS患者子宫内膜癌的风险比正常女性高4.05倍。所以对于明显月经稀发或闭经的PCOS患者，在排除其他疾病后，定期用孕激素撤退性的出血，或雌孕激素序贯治疗，以维持月经，防止子宫内膜过度增生。

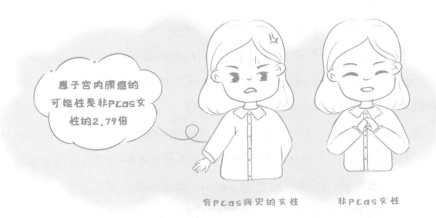

患子宫内膜癌的可能性是非PCOS女性的2.79倍

有PCOS病史的女性　　　非PCOS女性

188 PCOS患者存在胰岛素抵抗也和子宫内膜癌有关吗？

胰岛素抵抗与子宫内膜癌的发生密切相关。PCOS患者中多伴有高胰岛素血症和胰岛素抵抗抑制细胞凋亡、促进细胞增殖，诱导子宫内膜细胞过度生长甚至恶变。PCOS患者还由于存在卵泡发育障碍，稀发排卵或不排卵，导致月经周期延长，甚至闭经。子宫内膜缺少规律的脱落，加之长期的高胰岛素血症刺激，子宫内膜发生不典型增生甚至癌变的风险也会升高。因此，定期进行子宫内膜的检查，积极纠正高胰岛素血症和高LH血症同样非常必要。

189 PCOS患者也容易患甲状腺疾病吗？

研究提示，PCOS可能是一种自身免疫性疾病，与自身免疫性甲状腺疾病（AIT）密切相关，其AIT的发病率较正常女性显著升高。如果患者甲状腺功能异常（无论是甲亢或甲减）也直接影响女性生殖系统的正常功能和雄激素代谢，与闭经、月经量减少和高雄激素血症有关。

190 PCOS患者常常会有催乳素升高吗？

催乳素（PRL）是由腺垂体合成并分泌，其分泌水平受下丘脑激素的调控。根据研究报道，PCOS患者PRL水平升高在7%～52%，可能与异常的激素环境和相对多巴胺缺乏有关。PRL可以抑制GnRH脉冲，同时也直接抑制促性腺激素的分泌和性激素的生成。高浓度的PRL可以抑制颗粒细胞分泌黄体酮，抑制芳香化酶影响雌激素的分泌。

一般来说，PRL水平＞250 ng/mL高度提示存在催乳素瘤，但在排除其他导致催乳素血症的原因后，大量PRL轻度至中度升高的患者仍可能患有催乳素瘤。有研究提示PCOS患者PRL水平超过85.2 ng/mL就高度提示催乳素瘤，需要行垂体MRI检查；如果PRL轻度升高，LH水平较低的年轻PCOS患者也可考虑做垂体MRI检查。

191 PCOS会引起多种远期并发症吗？

PCOS会引起多种远期并发症，PCOS患者在高雄激素血症、高胰岛素血症/胰岛素抵抗等代谢紊乱的基础上，两者相互影响，形成恶性循环。如不能在早期进行有效控制，随着病情发展，PCOS患者将面临各种代谢相关性疾病，如糖尿病、高血脂、高血压、脂肪肝等，此外，冠心病、恶性肿瘤的风险也会增加。因此，PCOS的主要危害在于其远期对健康的影响，患者只有在医生的指导下，透过"现在"预见"未来"，规律定期随访，积极监测，才能做到提前预防、尽早干预、合理治疗，将疾病对身体的危害降到最低。

192　为什么说规律的月经不一定都有排卵？

育龄期月经周期规律的女性中大约5%没有规律的排卵。最常见的原因是卵泡黄素化未破裂综合征，简称为LUFS，指的是卵泡发育成熟，但是没有发生破裂，发生了黄素化，形成黄体并分泌孕激素，引起效应器官一系列类似排卵周期的改变。对子宫内膜而言，先后接受了雌激素和孕激素的刺激，的确会表现为规律的月经周期，但是对卵母细胞而言，没有及时从卵巢中排出就意味着无法和精子在输卵管中相遇，卵母细胞会在黄体中退化，因此无法完成受孕。

193　为什么测量基础体温可以监测排卵？

正常女性的基础体温和月经周期一样，会呈现周期性变化，这种体温变化与女性的排卵也有关系。女性月经周期是月经见红第一天为周期的开始，一般为28天。不过周期的长短也会因人而异，21～35天不等。卵泡期长短不一，而黄体期一般为（14±2）天。排卵后次日，体内孕激素和雌激素的大量分泌兴奋下丘脑体温调节中枢，可使基础体温在排卵后升高0.3～0.5℃，高温期持续14天左右，体温呈现高低双相变化，临床上可以据此作为判定排卵日期的标志之一。若无怀孕，体温下降到基线,月经来潮。

194 PCOS患者如何根据基础体温表判断有没有排卵?

PCOS患者如果没有排卵,则不会形成月经黄体,不能分泌大量孕激素促进体温的上升,因此,在基础体温表上表现是曲线不规则,持续低温,或者虽然偶有所谓高温点(受其他偶然因素影响),但没有持续性高温期,不会形成规律的高低温双相变化。不能正常排卵的患者通常有月经不规律,或者周期延长(＞35天)或者缩短(＜21天),但是月经不规律的患者并不是每一个月经周期都是不排卵的。所以,建议PCOS患者监测基础体温至少连续3个月经周期,稀发排卵的PCOS患者也有可能妊娠。

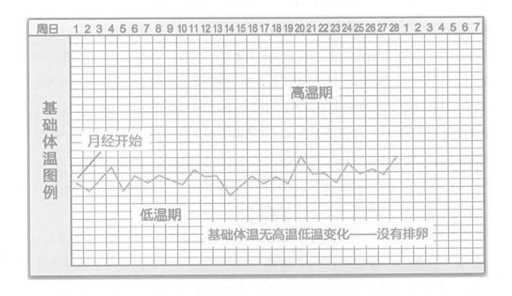

195 女性体内的睾酮从何而来?

女性的睾酮有三个来源,即卵巢、肾上腺皮质和腺外组织转化。

PCOS患者体内过多的睾酮主要来源于卵巢。正常绝经前女性的血睾酮水平为0.35～2.6 nmol/L（不同的检测试剂盒，参考值范围不同），其值与月经周期无关，可以随时测定。当血睾酮水平＞2.6 nmol/L时，诊断为高雄激素血症。大多数患者血睾酮水平仅轻度升高，一般不超过5.21 nmol/L，若超过5.21 nmol/L，应注意与分泌雄激素的肿瘤和21-羟化酶缺陷症等其他疾病鉴别。腺外组织主要见于脂肪。脂肪含有丰富的类固醇代谢酶，如17β-HSD5和3β-HSD3，可以催化脱氢表雄酮、雄烯二酮生成睾酮。

196 诊断高雄激素血症的指标有哪些？

雄激素升高是PCOS患者重要的病理生理改变，高雄激素血症的外在表现主要是多毛症、痤疮和脱发。目前诊断高雄激素血症通常是测量血清总睾酮（TT）、游离睾酮、性激素结合球蛋白（SHBG）、雄烯二酮、脱氢表雄酮（DHEA）、硫酸脱氢表雄酮（DHEA-S）。在PCOS患者中，TT水平通常在正常值的上限或稍高，游离睾酮指数（FTI，TT/SHBG×100%）是评价高雄激素活性更适合的指标。通过检测不同类型的雄激素不仅有利于全面判断是否存在高雄激素，而且可以了解雄激素的来源，并根据它们在合成代谢通路上的不同位置，推测雄激素合成相关酶类的疾病，对明确诊断有重要意义。

197 性激素结合球蛋白有什么意义？

性激素结合球蛋白（SHBG）能和睾酮及雌激素结合形成复合物，便于转运。只有没有和SHBG结合的睾酮（即游离睾酮），才能激活雄激素受体发挥作用。因此，游离睾酮水平是诊断高雄激素血症的最佳指标，但由于直接测量血游离睾酮的技术较复杂，所以临床上常通过测定SHBG和睾酮，计算游离雄激素指数（FAI）＝血睾酮水平（ng/mL）/血SHBG水平（nmol/L）×100%，间接了解血游离睾酮水平。和其他类固醇激素的结合蛋白一样，SHBG在体内受胰岛素、甲状腺激素、肝脏功能（肝硬化、慢性肝炎、脂肪肝时SHBG水平升高）等因素影响。

198 多毛有评价标准吗？

雄激素增多所致的多毛症是面颊、上唇、胸腹部中线区域、大腿内侧、下背部中线区域、乳晕、阴部等处存在类似男性毛发的分布特征。评价女性多毛症目前大多采用F-G评分法，此方法将人体分为11个部位，按每个部位的毛发量进行评分。若在检查部位无终毛（长度超过0.5 cm，且通常有色素沉着的毛）生长，则评分为0；极少量终毛评分为1分；生长的毛发增多，但未相当于成年男性毛发，则评分为2分；如毛发和非极多毛男性一致，则评分为3分；如毛发呈典型的健康成年男性特征，则评分为4分。此评分方法总分为0～36分。对我国人而言，大于4分认为存在高雄激素血症。

199 为什么检测性激素六项后还要检测抗米勒管激素？

性激素六项包括卵泡生成激素（FSH）、黄体生成激素（LH）、雌二醇（E_2）、孕酮（P）、睾酮（T）、催乳素（PRL），是评价女性性腺功能最基本的指标。女性血清抗米勒管激素（AMH），又称米勒管抑制物（MIS），由小卵泡及窦前卵泡的卵巢颗粒细胞分泌，血清AMH水平反映卵巢窦卵泡数量，是预测卵巢储备功能和卵巢反应性的血清学指标。从青春期开始，血清AMH水平随着时间慢慢降低，到更年期基本无法测到。由于不依赖促性腺激素，月经周期正常的女性整个周期内血清AMH水平无显著波动，可以在月经周期任意时间抽血检测。两者可以结合起来评估性腺功能。PCOS患者由于卵泡发育受阻，窦卵泡数量增加，导致AMH水平升高。

200 什么时候检查性激素？

女性正常月经周期为21～35日，根据性激素水平和子宫内膜的变化特点又分为卵泡期、排卵期和黄体期。性激素水平在不同时期呈周期性变化。

PCOS患者早卵泡期可以发现由于中枢LH分泌异常，LH/FSH值增加。性激素的检查通查在早卵泡期，也就是月经来潮第2～5天，早上空腹检查。如果月经超过3个月未来或绝经，可以随时检查。

201 为什么医生建议患者做经阴道/直肠的妇科超声？

妇科超声对PCOS的诊断和治疗是一项非常重要的检查。经腹部的妇科超声非常方便，只要憋尿让膀胱充盈就可以检查，但是医生为什么还要让患者做腔内（经阴道或者直肠）超声呢？因为腹部超声容易受肥胖、腹壁手术瘢痕以及腹腔气体的干扰，使图像显示不清晰而造成漏诊或误诊。与经腹超声检查相比，腔内超声探查部位与探头距离近，避开了肠道气体的干扰和腹壁脂肪的衰减，使被检查脏器和病变的内部结构得以更清晰、直观，可以获得比经腹部检查更多的诊断信息。但对未婚女性、月经期、严重阴道炎症患者不宜使用，所以对这些患者还可以使用经直肠的妇科超声进行检查。

202 卵巢多囊性改变如何在超声中体现？

超声为评估卵巢形态提供了一种无创技术，其对PCOS的诊断与腹腔镜、组织学等检查手段的一致性较高。典型的多囊卵巢超声图像特征如下：① 双侧卵巢均匀性增大；② 卵巢包膜增厚；③ 卵巢皮质内有大量无回声小囊性结构，直径一般为2～9 mm，小卵泡常呈规律分布，排列在卵巢的包膜下方，呈项圈征，形成低回声带，与高回声的包膜形成鲜明的对比，偶可见小卵泡分散在卵巢皮质内；④ 卵巢间质因充血水肿及细胞增生而回声增强。卵巢中卵泡数量增加是多囊卵巢的重要形态学特征。

203 如何通过妇科超声判断是否存在卵巢多囊性改变？

2003年的鹿特丹标准提出卵巢多囊（PCO）的诊断界限为体积≥10 mL

或任一侧卵巢内2～9 mm的卵泡≥12个。但是随着超声分辨率的不断增加，12个卵泡作为诊断分界线受到越来越多的质疑，为减少正常女性被划入的可能，2015年美国临床内分泌学家学会及雄激素过多和多囊卵巢综合征协会联合发布的指南，建议使用8 mHz自动计数卵泡的超声设备，单侧卵巢超过25个小窦卵泡才可诊断PCO。在超声中还可以清楚看到卵巢的间质体积是增加的，这可能是卵巢增大的主要原因；同时，间质内的血管增生，血流增加，这可能与黄体生成素升高有关。除窦卵泡数和卵巢体积以外的指标能否成为新的判断标准还在进一步的探索中。

204 不能做超声还可以选择其他检查项目吗？

磁共振（MRI）检查在测定卵巢大小和卵泡数量的准确性上可能更有优势，但不作为常规检查手段，仅在合并肥胖、拒绝腔内超声（经阴道或直肠）的患者如青春期女性，可以作为诊断的辅助手段。MRI可见双侧卵巢明显增大，其内为多数圆形T1W1低信号、T2W1高信号的卵泡，其间可见T2W1低信号的纤维组织。不推荐CT检查。

205 是否还有其他疾病会引起卵巢多囊性改变？

虽然卵巢多囊的外观是最初疾病描述的一部分，但它并非PCOS特异性表现，也可以在其他内分泌疾病中看到，如卵巢早衰、甲状腺功能异常、库欣综合征、口服避孕药、高催乳素血症等影响生殖内分泌轴功能的疾病，都可以导致卵巢形态学发生改变。需注意的是，卵巢多囊性改变会出现在20%～30%的健康人群中。这部分人除卵巢形态学变化外，没有临床症状，性激素也未发生改变。此外，定义多囊卵巢时需要考虑卵巢体积随年龄的变化，因此使用＞10 mL诊断青春期PCOS或40岁以上的女性时应慎重考虑。

206 为什么发现卵巢多囊性改变还不一定是 PCOS？

有的患者拿着妇科超声报告上"卵巢多囊性改变"就认为自己是 PCOS 患者，其实不然。单凭一个超声报告是不足以诊断 PCOS 的。卵巢多囊性改变是医生在 B 超下看到的一种特殊影像，这种影像的特点是 2～9 mm 的卵泡数量超过 12 个，又或者是卵巢的体积大于 10 mL。PCOS 的诊断按照目前应用最多的鹿特丹标准，需要满足以下 3 项中的 2 项：① 稀发排卵或无排卵；② 高雄激素血症或高雄激素的临床表现如多毛、痤疮等；③ 超声显示卵巢多囊性改变或体积增大。此外还需排除其他原因引起的高雄激素血症。

207 PCOS 患者为什么要做糖耐量试验和胰岛素激发试验？

PCOS 患者常常合并胰岛素抵抗和糖代谢异常，发生糖尿病可比普通人提前 30 年，因此，评估患者的糖代谢及胰岛素抵抗水平对病情的判断、代谢综合征的风险预测及治疗方案的制订具有非常重要的意义。口服葡萄糖耐量试验（OGTT）是诊断糖尿病的经典方法，同步胰岛素激发试验可以帮助了解胰岛素的分泌情况，判断是否存在胰岛素分泌缺陷或者胰岛素抵抗/高胰岛素血症，对患者疾病的诊断和疾病的分型非常重要。此方法更适用于常规临床应用以及大规模人群调查。

208 做糖耐量试验需要注意什么？

口服葡萄糖耐量试验是口服一定量葡萄糖之后检测血浆葡萄糖和胰岛素释放曲线，检测葡萄糖代谢和胰岛素分泌的试验，用于糖尿病的早期诊断和反应性低血糖的患者；同时也能判断胰岛 β 细胞的功能。试验前三天，正常进食及活动，并停用各种影响糖代谢的药物，如胰岛素、氨茶碱类、阻滞剂、糖皮质激素、口服避孕药等。检查前一天，白天清淡饮食，忌烟酒，晚 10 点以后禁食水，次日早晨空腹检查，试验前至少禁食 10 h 以上。空腹抽血后，5 min 内口服75 g葡萄糖水，分别于喝完糖水后0.5 h、1 h、2 h、3 h取血，测葡萄糖和胰岛素浓度。

209　如何解读糖耐量试验及胰岛素激发试验的报告？

空腹血糖在6.1～7.0 mmol/L为空腹血糖受损，餐后2 h血糖在7.8～11.1 mmol/L为糖耐量减低，若空腹血糖＞7.0 mmol/L和（或）餐后2 h血糖＞11.1 mmol/L即为糖尿病。成年人空腹基础胰岛素参考正常值为5～20 μU/mL，餐后正常人血清胰岛素峰值为空腹时的5～10倍，峰值一般出现在餐后30～60 min，3 h后接近空腹值。

肥胖型PCOS患者，空腹胰岛素水平正常或高于正常，刺激后曲线上升迟缓，高峰延迟在2 h或3 h出现。1型糖尿病或者胰岛功能显著减退的2型糖尿病患者，胰岛β细胞对葡萄糖刺激反应差，表现为空腹胰岛素水平低，葡萄糖刺激后不能成倍升高，表现为低平曲线。

210　评估胰岛素抵抗的指标有哪些？

稳态模型的胰岛素抵抗指数（HOMA－IR）为临床上广泛用于评估胰岛素敏感性的方法，此方法操作简单，取血少，其与"金标准"——高胰岛素—正葡萄糖钳夹试验（高糖钳夹技术）有很好的相关性，这种良好的相关性在正常糖耐量、糖耐量受损及糖尿病患者中均存在。HOMR－IR=空腹血糖（FBG）×空腹胰岛素水平（FINS）÷22.5，其中FBG单位为mmol/L，FINS为μU/mL，系数22.5为校正因子，是指在正常/理想个体中5 μU/mL血浆胰岛素对应4.5 mmol/L的血糖水平。HOMA－IR指数的最高四分位数（75th）＞2.29表示存在胰岛素抵抗。但具体切点在不同人群中存在较大差异，各实验室最好能建立自己的正常值范围。

211 评估胰岛素抵抗的"金标准"是什么？

公认的评估胰岛素抵抗的"金标准"是高胰岛素—正葡萄糖钳夹试验，这一技术通过测定胰岛素介导的葡萄糖代谢率来评价胰岛素的敏感性，如果试验中葡萄糖的输入率越小，则说明胰岛素抵抗程度越严重，但此法操作复杂，需要多次抽血，患者依从性较差，因此只适用于小样本的科研研究，不适用于临床。高糖钳夹技术反映葡萄糖刺激后的胰岛β细胞分泌胰岛素的能力。此外，高浓度葡萄糖输入可完全抑制内源性葡萄糖的产生，所以胰岛素介导的葡萄糖代谢率（M值）等于周围组织的葡萄糖代谢率，可作为评估胰岛素敏感性的指标。

212 不做检查如何知道是否存在胰岛素抵抗？

根据临床征象可以用评分法来判断患者是否存在胰岛素抵抗：① 有 2 型糖尿病，2 分；② 有高血压、心肌梗死家族史，2 分；③ 脂肪分布呈现男性型（以颈部、躯干、腹部为主，四肢分布少），1 分；④ 有高血压，1 分；⑤ 有高脂血症，1 分；⑥ 有高尿酸血症，1 分；⑦ 有脂肪肝，1 分。总分值 < 3 分可以不考虑胰岛素抵抗，总分值 ≥ 3 分为胰岛素抵抗可疑患者，可做 OGTT 判定是否为胰岛素抵抗。此外，伴严重的胰岛素抵抗的 PCOS 患者常存在明显的黑棘皮症，若患者有黑棘皮症，应考虑存在胰岛素抵抗。

213 如何判断 PCOS 患者是否合并向心性肥胖？

肥胖按脂肪分布的不同分为向心性肥胖和周围型肥胖，也就是俗称的苹果型身材和梨型身材。向心性肥胖与 PCOS、2 型糖尿病、非酒精性脂肪肝、高脂血症等代谢性疾病更为相关。判定是否为向心性肥胖主要通过测量腰围，女性腰围 80 ～ 85 cm 为向心性肥胖前期，腰围 ≥ 85 cm 为向心性肥胖，因此，即使体质指数正常，但是腰围超标，仍然可以认为是肥胖患者，有发生代谢性疾病的风险。

需要注意,最好在清晨排空大小便,仅着内衣时来测量这些参数,这样得出的数据更有参考价值。测量腰围时,需要两脚分开与肩同宽,取身体两侧胸廓第12肋下缘和髂棘连线(骨盆最上缘)的中点,在正常呼吸末,软皮尺过这两个点水平绕一圈的数值即为腰围。

214 为什么对PCOS患者而言体脂率比单纯体重的测定意义更大?

体重反应的是身体脂肪、肌肉、水、器官等的总重量。有些隐形肥胖患者是不能靠体重发现的。过量积聚的脂肪组织可通过分泌脂肪因子、激活前炎症细胞因子等多条途径降低机体对胰岛素的敏感性。脂肪组织在腹腔内脏部位的聚集,可释放大量游离脂肪酸进入肝脏,从而诱发肝脏胰岛素抵抗。脂肪量、骨骼肌量、蛋白质、无机盐、身体水分等人体成分构成了体重。体脂率和体脂有很大区别,体脂是人体内的脂肪,体脂率表示脂肪占体重的百分率(FAT%),体脂率可以反映不同体重的人体内不同的成分占体重的比例。

215 体脂率是怎么测的?

体脂率的测定方法有很多,包括水下称重(金标准)、双能X线吸收法(DEXA)、CT、MRI等,这些方法虽然准确但操作麻烦,多用于临床研究。目前用于测定人体脂肪含量的方法较常用的是生物电阻抗法(BIA),即Inbody,具有成本较低、操作简捷和无辐射等特点,适用于大规模人群检测。BIA技术利用电阻抗值来测量体液量,再结合身体各组分的水含量、身体密度等特性推算体成分。

216 如何解读Inbody报告?

目前市场上有些体重秤可以做人体成分分析,比较有参考价值的InBody人体成分分析在医院和一些健身房可做,结果比较直观易懂(如下图所示)。

人体成分分析 Body Composition Analysis

身体总水分 Total Body Water (L)　29.1 (26.6~32.6)　　29.1　　37.2 (34.3~41.9)　　39.9 (36.3~44.3)　　53.8 (44.5~60.3)

蛋白质 Protein (kg)　7.7 (7.1~8.7)

无机盐 Mineral (kg)　3.08 (2.47~3.01)

体脂肪 Body Fat Mass (kg)　13.9 (9.6~19.3)

InBody 评分

78 /100 分

* 总得分反应身体成份的评估值。
肌肉发达的人得分可能超过 100 分。

内脏脂肪面积

VFA(cm²)

56.9

体重控制

目标体重	52.4 kg
体重控制	- 1.4 kg
脂肪控制	- 1.8 kg
肌肉控制	+ 0.4 kg

肌肉脂肪分析 Muscle - Fat Analysis

体重 Weight (kg)　53.8

骨骼肌 Skeletal Muscle Mass (kg)　21.3

体脂肪 Body Fat Mass (kg)　13.9

节段脂肪分析

右上肢	(0.9 kg)	105.8%
左上肢	(0.9 kg)	105.8%
躯干	(6.4 kg)	129.7%
右下肢	(2.4 kg)	105.7%
左下肢	(2.4 kg)	105.0%

肥胖分析 Obesity Diagnosis

身体质量指数 Body Mass Index (kg/m²)　20.8

体脂百分比 Percent Body Fat　25.8

研究项目

细胞内水分	17.9 L	(16.6~20.2)
细胞外水分	11.2 L	(10.2~12.4)
基础代谢率	1233 kcal	(1175~1354)
腰臀比	0.80	(0.75~0.80)
身体细胞量	25.6 kg	(23.7~28.9)
SMI	6.0 kg/m²	

肌肉均衡 Lean Balance ECW Ratio

			ECW Ratio
右上肢 Right Arm	(kg)	1.69	0.379
	(%)	87.4	
左上肢 Left Arm	(kg)	1.71	0.381
	(%)	88.7	
躯干 Trunk	(kg)	16.5	0.386
	(%)	94.3	
右下肢 Right Leg	(kg)	6.11	0.383
	(%)	100.2	
左下肢 Left Leg	(kg)	6.01	0.384
	(%)	98.6	

Inbody 人体成分分析报告

217　体脂率越低越好吗?

既然脂肪太多不好,那是不是体脂率越低越好呢? 也不是这样的,正常男性体脂率为15%～18%,女性为20%～25%。脂肪对人体是有用的物质,特别是对于女性而言,性激素、肾上腺激素的合成都离不开脂肪。所以脂肪对人体有一定益处,但是一定要控制好比例,如果体脂率超标会导致人体出现内脏脂肪堆积过多,从而导致出现胰岛素抵抗状态。太低的体脂率会容易给身体带来不良影响,营养可能会不足,就会影响人的身体素质,对健康有影响。

218　PCOS 患者的代谢综合征的诊断标准是什么？

下表为 PCOS 代谢综合征的诊断标准，5 项中符合 3 项即可诊断。

危险因素	切　点
腹型肥胖（腰围）	＞ 85 cm
三酰甘油	≥ 1.69 mmol/L
HDL－C	＜ 1.0 mmol/L
血压	≥ 130/85 mmHg
OGTT 空腹血糖和 2 h 血糖	空腹 6.1 ～ 7.0 mmol/L 和（或）2 h 血糖 7.8 ～ 11.1 mmol/L

HDL－C，高密度脂蛋白胆固醇；1 mmHg=0.133 kPa；腹型肥胖的标准参照中华医学会关于代谢综合征的建议，HDL－C 标准参照 2016 年中国血脂成人异常防治指南，其他参照 2004 年鹿特丹标准中对代谢综合征的定义。

219　为什么 PCOS 的"排他性"诊断意味着要做很多检查？

PCOS 的诊断是"排他性"诊断，意思是满足诊断条件后，要再排除掉很多可以引起类似表现的疾病后才能下诊断，如月经不规则，可以是下丘脑－垂体－性腺轴中任何一个部位出现问题，也可能是其他内分泌疾病如甲状腺、肾上腺的疾病导致。因此，怀疑 PCOS 的患者除了做性激素和妇科超声及一些合并症（高糖、高脂、脂肪肝等）的筛查以外，还要进行一系列的排除检查，如评估肾上腺、甲状腺、垂体疾病，分泌雄激素的肿瘤性疾病，可以引起不孕的妇科疾病等，除了抽血化验、超声，甚至可能要做 CT/MRI。

220　为什么有的 PCOS 患者需要去做基因检测？

目前的研究发现某些单核苷酸多态性位点与 PCOS 相关，主要的基因功能涉及以下几个方面：① 类固醇的生物合成和作用；② 促性腺激素的分泌和作用；③ 卵泡形成；④ 体重和能量调节；⑤ 胰岛素的作用。另外，一些遗传性基因缺陷疾病与 PCOS 的临床表现非常类似，如 21－羟化酶缺陷等，这些患者可以表现月经紊乱甚至闭经及明显的高雄激素血症或者高雄的临床表现,但是同时患者还可能存在糖皮质和(或)盐皮质激素水平异常等,确诊疾病需要进行基因检测。因此,当怀疑有PCOS的患者雄激素升高明显或者男性化特征明显时需要进行基因检测以鉴别。

221 为什么评估肾上腺功能时只能用地塞米松,不能用其他糖皮质激素?

地塞米松是人工合成的糖皮质激素中生物作用最强的激素,仅很小的量就能达到与天然皮质醇相似的作用,因其量小,分布在循环中的浓度很低,难以用常规放射免疫定量测定法测出,通过其对垂体、下丘脑分泌的促肾上腺皮质激素和促肾上腺皮质激素释放激素的抑制作用,了解下丘脑-垂体-肾上腺轴功能是否高于正常,可能发生的病变在哪个器官。临床上常用的有小剂量地塞米松抑制试验、大剂量地塞米松抑制试验和过夜地塞米松抑制试验,在鉴别疾病中都各有各的用处。

222 为什么PCOS患者要做甲功三项还要查甲状腺抗体?

PCOS合并的甲状腺疾病除了甲亢或者甲减,还有的是甲状腺功能正常的甲状腺炎,但是根据不同的甲状腺自身抗体,未来可能会出现甲状腺功能异常,因此在PCOS患者中应常规监测并评价甲状腺功能及自身抗体,包括促甲状腺激素(TSH)、三碘甲状腺原氨酸、甲状腺素、抗甲状腺球蛋白抗体(TGAb)、抗甲状腺过氧化物酶抗体(TPOAb)和抗甲状腺受体抗体(TRAb),及时纠正异常的甲状腺功能,对治疗PCOS是有帮助的。在大多数甲状腺自身免疫性疾病的诊断中,TPOAb和TGAb联合检测具有更高的临床价值。

223 患有多年的PCOS患者为什么过段时间要重新检查确认?

多年前确诊了PCOS,为什么有的患者需要重新做检查确认?一方面是为了动态观察患者的病情变化,及时作出治疗方面的调整。另一方面,医学界对这个疾病的认识一直在不断深入和丰富。由于不同组织的出发点或者侧重点不同,提出的诊断标准也略有不同。截至目前,国际上主要有3个广为人知的诊断标准:1990年NIH提出的标准、2003年由欧洲人类生殖与胚胎学协会(ESHRE)和美国生殖医学协会(ASRM)发起的鹿特丹标准、2006年的雄激素过多协会(AES)提出的标准。最为广泛接受并应用的是鹿特丹诊断标准。

224 监测远期代谢并发症的手段有哪些?

作为PCOS患者首先应了解PCOS的临床特点和可能出现的远期并发症,定期监测体重、血压,使体重和血压维持在一定范围;每3～6个月监测空腹血糖、空腹胰岛素、糖化血红蛋白、血脂、尿蛋白和性激素等,定期检查子宫和卵巢超声、颈动脉内中膜变化,尽早发现代谢紊乱和内分泌异常,并积极给予生活方式方面的指导,如健康的饮食和合理的运动,预防肥胖、糖尿病、高血压、高脂血症、冠心病和某些恶性肿瘤的发生。对于已经发生"三高"的患者,应积极治疗,把指标控制至正常范围。

225 尿酸初筛正常,后期还要监测吗?

尿酸初筛正常,后期还要进行监测。PCOS患者尿酸水平较正常人升高,这可能是胰岛素抵抗的始动因素及独立预测因子,可以作为一个标志物来评价。尽早针对尿酸进行干预,将为改善胰岛素抵抗、控制和延缓PCOS患者代谢综合征的发生和发展助力。因此,尿酸升高的PCOS患者建议3个月复查一次。若尿酸正常,则建议每年复查1次。由于进食荤菜或高嘌呤食物、饮酒及剧烈运动会影响尿酸水平,须在抽血测定尿酸前一晚注意饮食,抽血前不要奔跑或快速登楼梯等。另外,一些影响尿酸排泄的药物,如水杨酸类药物阿司匹林、降血压药、利尿剂等会影响检测结果,需提前3日停用。

226 为什么要做血管超声？

PCOS患者常伴有肥胖、胰岛素抵抗、糖脂代谢紊乱、血压升高等多种心血管疾病的危险因素，它们可导致早发亚临床动脉粥样硬化。血管超声检查（如颈动脉超声）可测量血管内膜中层厚度和观察血管内有无斑块形成、血管狭窄，尤其血管内膜中层厚度是反映动脉粥样硬化早期信号的简便方法，一旦内膜中层厚度开始变厚，就要提高警惕，严格控制各种危险因素并加强监测频率，最初2年内每半年复查一次，观察斑块有无增大，是否稳定；如果斑块2年内保持不变，改为每年复查1次。

227 诊断PCOS时医生需要知道患者的哪些病史信息？

内分泌科医生会对患者进行病史询问：月经情况（初潮时间、月经周期、月经量等），有无高雄激素血症临床表现（多毛、痤疮等），代谢异常情况（体重、腰围、血糖、胰岛素、血脂、血压等），目前是否有生育要求，既往有无不孕病史及不良妊娠史，饮食和生活习惯，家族中是否有肥胖、糖尿病、高血压、冠心病患者，以及出生时的体重、喂养情况、体重变化等。还需询问女性亲属是否存在月经异常、不良生育史和妇科肿瘤病史。

228 诊断PCOS时需做哪些检查？

体格检查：测定身高、体重、腰围、臀围、血压，评估多毛和痤疮，检查有无甲状腺肿大，评估乳腺发育情况，并了解有无挤压溢乳，是否有萎缩纹、黑棘皮症及阴蒂肥大。实验室检查：① 生殖轴的评估，包括高雄激素血症的评估，LH、FSH、E_2及AMH。② 其他内分泌激素测定排除相关疾病：甲状腺功能、肾上腺皮质功能、血清催乳素、17-OHP等。③ 代谢风险和心血管疾病风险评估：一是葡萄糖耐量试验（OGTT）+胰岛素激发试验（IRT）测定；二是其他指标：血脂、肝功能、肾功能、C反应蛋白、同型半胱氨酸、心电图、颈动脉超声，若有条件可行体脂率分析。④ 子宫及附件超声检查。

229 1990年NIH诊断标准是什么？

诊断条件	具有高雄激素血症的临床表现或生化改变 慢性无排卵	两项都要符合
排除条件	其他可以引起慢性无排卵和高雄激素血症的疾病，如库欣综合征、高催乳素血症、先天性肾上腺皮质增生症、产生雄激素的肿瘤等	

230 2003年鹿特丹诊断标准（目前国际公认被最广泛采纳的诊断方法）是什么？

诊断条件	具有高雄激素血症的临床表现或生化改变	月经周期<21天或>35天；停经超过3个周期；其他方法证明的排卵异常	3项中符合2项
	稀发排卵或无排卵	雄激素相关多毛症、痤疮和脱发或者有血清雄激素升高	
	卵巢多囊性改变	小卵泡≥12个，或单侧卵巢体积≥10 mL	
排除条件	其他可以引起慢性无排卵和高雄激素血症的疾病，如库欣综合征、高催乳素血症、先天性肾上腺皮质增生症、产生雄激素的肿瘤等		

231 2006年AES的诊断标准是什么？

诊断条件	具有高雄激素血症的临床表现或生化改变	必备条件
	稀发排卵或无排卵 卵巢多囊性改变	二选一
排除条件	其他可以引起慢性无排卵和高雄激素血症的疾病，如库欣综合征、高催乳素血症、先天性肾上腺皮质增生症、产生雄激素的肿瘤等	

232 2018年《基于循证证据的PCOS评估和管理国际指南》是如何定义PCOS的？

最新指南仍然推荐育龄女性诊断PCOS沿用2003年的鹿特丹标准，但是基于对疾病的认识及检验手段的进步，更新了每一个诊断条件的定义如下：稀发排卵和无排卵指月经初潮 1 年后任何一个周期＞90 天或者在初潮 1～3 年中月经周期＜21 天、＞35 天或者是初潮 3 年后月经周期仍然＜21 天、＞35 天或＜8 个周期/年。需要注意，排卵障碍可以发生在月经规律的人群，月经第 21 天测定血清孕酮可帮助了解是否有排卵。高雄激素血症评估中临床高雄激素血症的症状被认为更有价值，如果总睾酮和游离睾酮不高的情况下，可以评估雄烯二酮和硫酸脱氢表雄酮。卵巢多囊性改变的判断指月经初潮 8 年后仍为卵巢多囊，且每侧小卵泡（2～9 mm）超过 12 个或体积＞10 mL。

233 2011 年中国多囊卵巢综合征诊断标准（育龄期）是什么？

PCOS 是一个异质性非常强的疾病，在不同人种之间其表型也会有所差异，欧美人群雄激素增高的水平及临床表现明显重于亚洲人群，因此，我们十分有必要提出更符合中国乃至亚洲人群的诊断标准。

疑似条件	月经稀发或闭经或不规则子宫出血	必备条件
	高雄激素临床表现或高雄激素血症	二选一
	超声下表现为卵巢多囊性改变	
排除条件	排除其他可能引起高雄激素血症的疾病和引起排卵异常的疾病	

234 用于诊断 PCOS 的国内外诊断标准有哪些异同点？

	高雄激素血症和（或）临床表现	月经稀发或闭经	PCOM
NIH 诊断标准（两条同时满足）	必需具备	必需具备	—
鹿特丹诊断标准（三条符合任意两条）	非必需具备	非必需具备	非必需具备
AES 诊断标准（高雄激素加另外两条之一）	必需具备	非必需具备	非必需具备
中国人群诊断标准（月经异常加另外两条之一）	非必需具备	必需具备	非必需具备

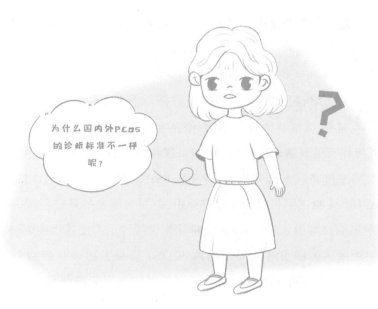

为什么国内外PCOS的诊断标准不一样呢？

　　由上表可见，各类诊断标准均围绕着排卵障碍/月经不规律、高雄激素和（或）临床表现以及卵巢多囊性改变三大临床表象展开，而我国指南更加强调卵巢功能障碍。

235 目前国内常用的育龄期PCOS诊断标准具体是什么？

　　根据2011年中国PCOS的诊断标准，符合以下条件是诊断的必需条件。疑似PCOS：月经稀发或闭经或不规则子宫出血，另外再符合下列2项中的1项：① 高雄激素表现或高雄激素血症；② 超声表现为PCO。标准的评估方法：① 月经稀发，月经周期35天～6个月；闭经：继发性闭经（停经时间≥6个月）常见；原发性闭经（16岁尚无月经初潮）少见，不规则子宫出血，月经周期或经量无规律性。② 高雄激素表现包括痤疮（复发性痤疮，常位于额、双颊、鼻及下颌等部位）、多毛（上唇、下颌、乳晕周围、下腹正中线等部位出现粗硬毛发）；高雄激素血症依据总睾酮的测定，睾酮水平与临床高雄激素症状的程度无相关关系。③ PCO

诊断标准：一侧或双侧卵巢内直径 2～9 mm 的卵泡数 ≥ 12 个，和（或）卵巢体积 ≥ 10 mL。

236 在诊断育龄期 PCOS 之前需排除哪些疾病？

排除诊断：排除其他类似的疾病是确诊 PCOS 的条件。部分 PCOS 患者可伴有催乳素轻度升高，但如果催乳素水平升高明显，应排除垂体催乳素瘤；对稀发排卵或无排卵患者，应测定 FSH、E_2 和 AMH 水平以排除卵巢早衰和中枢性闭经、测定甲状腺功能以排除甲减／甲亢引发的月经紊乱；如高雄激素血症或明显的高雄激素临床表现，应排除先天性肾上腺皮质增生症、皮质醇增多症、分泌雄激素的卵巢肿瘤等。确诊 PCOS：具备上述疑似 PCOS 诊断条件后还必须逐一排除其他可能引起高雄激素的疾病和引起排卵异常的疾病才能确诊。

237 如何鉴别 PCOS 和先天性肾上腺皮质增生症？

先天性肾上腺皮质增生症（CAH）是一组常染色体隐性遗传性疾病，发病率较低。肾上腺激素合成过程中由于某种关键酶缺乏，促使皮质醇合成不足，负反馈作用刺激垂体分泌促肾上腺皮质激素（ACTH）增多，导致肾上腺皮质增生并分泌过多的皮质醇前体物质。其中 21－羟化酶缺陷型最常见。CAH 患者有高雄激素血症及高雄激素表现的同时还有相应酶缺陷导致的临床表现，如生殖器发育异常，皮质激素分泌不足导致的低钾血症、高肾素血症和低血容量休克等，需要根据不同亚型进行仔细甄别。

238 为什么用 17－羟孕酮鉴别 CAH 与 PCOS？

非经典型 CAH 患者雄激素增高情况不是很严重，出生后无明显外生殖器异常，直到儿童期或青春期后才开始出现高雄激素的表现。鉴别主要依赖基础状态及ACTH刺激后17-OHP的水平。失盐型CAH患者17-OHP的基础值常＞5 000 ng/dL；单纯男性化CAH患者17-OHP的基础值常为2 500～5 000 ng/dL；而非经典型CAH患者，服用250 μg二十四肽促皮质素60 min后，17-OHP水平往往在500～2 500 ng/dL。高雄激素血症患者，卵泡期17-OHP基础值＜150 μg/dL，可排除CAH；对于大于150 μg/dL的患者，需要进一步做ACTH兴奋试验，如刺激后17-OHP水平急剧升高（常在330～1 100 ng/dL），则需考虑CAH的可能。

239 PCOS和皮质醇增多症的鉴别靠什么？

皮质醇增多症按病因可分为三类：① 医源性皮质醇增多症；② 垂体源性或非垂体源性双侧肾上腺皮质增生；③ 肾上腺肿瘤，临床表现主要是由皮质醇分泌长期过多引起的糖代谢障碍、电解质紊乱、高血压、对感染的抵抗力减弱、造血系统及血液改变、性功能障碍、神经精神障碍、皮肤色素沉着等。对怀疑有皮质醇增多症者，可通过测定皮质醇节律、24 h尿游离皮质醇及1 mg地塞米松抑制试验进行筛查，若午夜1 mg地塞米松抑制试验发现次日晨血皮质醇＜1.8 μg/dL（50 nmol/L）可除外，否则需要行经典地塞米松抑制试验。

240 产生雄激素的肿瘤与PCOS如何鉴别？

分泌雄激素的卵巢肿瘤包括卵巢-间质细胞瘤、卵巢颗粒细胞瘤和卵巢卵泡膜细胞瘤，其中卵巢-间质细胞瘤最为常见。大多数肿瘤分泌雄激素不受ACTH及GnRH的调控，且分泌量远远多于PCOS患者，进展较为迅速，数月间可导致患者有严重的男性化、多毛等。如果DHEA-S＞800 μg/dL，应注意排查肾上腺来源产生雄激素的肿瘤；如果总睾酮高于正常上限值的2.5倍以上应考虑卵巢来源产生雄激素的肿瘤；对怀疑有肿瘤的患者应行相关部位的高分辨率影像学检查如CT、MRI检查，必要时需要结合功能性显像方法。

241 异位 ACTH 肿瘤也可以导致高雄激素血症吗?

异位 ACTH 肿瘤是指肾上腺以外身体其他部位能分泌 ACTH 的肿瘤,ACTH 可以刺激双侧肾上腺皮质增生,从而使肾上腺网状带产生更多的雄激素。异位 ACTH 肿瘤多见小细胞支气管癌、不同部位的类癌,还有胰岛素癌、甲状腺髓样癌、嗜铬细胞瘤、成神经细胞瘤、黑色素瘤等。患者血中 ACTH 水平明显增高,同时肾上腺皮质激素也会随之升高,通过大剂量地塞米松抑制试验可以进行鉴别诊断。影像学检查如 CT、MRI、PET-CT 和功能显像等可以进行定位诊断。在治疗上首选手术治疗。

242 什么是功能性下丘脑性闭经?

功能性下丘脑性闭经(FHA)占闭经的 15%~48%,是指由应激相关的因素导致的不排卵或闭经超过 6 个月而下丘脑-垂体-卵巢轴没有器质性病变。由于下丘脑分泌的 GnRH 脉冲频率降低,垂体分泌的 LH 和 FSH 水平下降,卵泡得不到足够的刺激无法正常发育、成熟和排出。同时,雌激素水平下降,子宫内膜增生受到影响而导致继发闭经。应激(心因性或生理上)、抑郁、营养不良或过度限制能量摄入(如神经性厌食)、体重下降过快、剧烈运动或者慢性全身性疾病(如慢性肝病、肾病、AIDS)等都可诱发此种类型的闭经。

243 高催乳素血症引起的无排卵和 PCOS 的区别是什么?

高催乳素血症是一种以催乳素(PRL)水平升高、闭经、溢乳、无排卵和不孕为特征的综合征。临床上常见类型有特发性高催乳素血症、垂体微腺瘤、垂体巨大腺瘤、空蝶鞍综合征等。鉴别主要根据临床表现(是否有溢乳等)、实验室检查(血清 PRL 水平升高较明显,而 LH、FSH 水平偏低)及辅助检查(垂体 MRI 检查可能显示垂体占位性病变)。20%~35% 的 PCOS 患者可伴有 PRL 水平轻度增高。

244 甲状腺功能亢进引起的无排卵有什么特点?

甲状腺功能异常可引起下丘脑-垂体-卵巢轴(HPO)反馈信号异常,从而造成排卵障碍,并可影响雄激素的代谢、外周激素之间的转化。甲状腺功能亢进症(简称甲亢)是由于甲状腺合成、释放过多的甲状腺激素,造成机体代谢亢进和交感神经兴奋,引起心悸、出汗、进食和排便次数增多、体重减轻、特殊眼症的病症。临床上80%的甲亢为Graves病。游离三碘甲状腺原氨酸(FT3)、游离甲状腺素(FT4)水平升高,同时伴有TSH水平下降即可诊断。甲状腺自身抗体,如促甲状腺素受体抗体(TRAb)、甲状腺过氧化物酶抗体(TPOAb)、甲状腺球蛋白抗体(TGAb),可以帮助进行病因分型。

245 如何确定是甲状腺功能减退引起的无排卵?

甲状腺功能减退症(简称甲减)是各种原因引起的甲状腺激素合成、分泌和生物效应不足的一种临床综合征。按照发病原因不同可分为原发性甲状腺功能减退症、继发性甲状腺功能减退症及周围性甲状腺功能减退症三类。患者可以表现为乏力、虚弱和易疲劳、反应迟钝、记忆力和听力下降、不明原因的水肿和体重增加、怕冷等。实验室检查提示血FT3、FT4水平下降,原发性甲减患者TSH水平增高,继发性甲减患者TSH水平正常或降低。

246 为什么要把PCOS患者进行临床分型呢?

PCOS是一种复杂的临床综合征,由于其具有高雄激素和高胰岛素血症两大病理核心,所以临床表现多样,个体差异极大。不同表型的PCOS患者其临床特征、生化特点、药物反应、疾病进展以及远期代谢并发症的风险差异较大,因此进行合理的分型对患者进行个体化精准治疗和长期管理是十分有必要的。PCOS的分型通常是基于不同诊断标准进行的分型,不同的国内外标准的PCOS分型是有所差别的。

247 鹿特丹诊断标准是如何进行PCOS分型的?

按鹿特丹标准,PCOS患者分为三种临床亚型。① 经典型PCOS患者同时具有稀发排卵(OA)和高雄激素血症(HA),伴或不伴卵巢多囊(PCO),这些患者往往有LH升高、高雄激素临床和(或)生化表现、胰岛素抵抗、血脂异常等,病情相对更重,在辅助生殖中促排失败率高,IVF/ICSI辅助生殖治疗的累计活产率最低。② HA+PCO表型的PCOS患者内分泌和代谢异常次之。③ OA+PCO表型的非高雄激素血症型PCOS患者病情最轻,甚至有些研究中非高雄激素血症型PCOS的BMI、HOMA-IR、脂代谢水平等指标与正常女性相比差别不大。

248 NIH标准、AES标准和我国的标准是如何进行PCOS分型的?

根据1990年NIH标准,只需要HA和OA即可诊断,无需PCO表现,并将PCOS患者分为高雄亚型和无排卵型。2006年AES提出的AES标准强调了高雄激素作为必要条件,而OA和PCO只需满足其一即可。

2011年我国的标准针对亚洲人的代谢特点,以月经异常、稀发排卵/无排卵作为诊断必要条件。考虑到患者的预后和长期管理,国内PCOS的分型更侧重代谢变化,即有无肥胖及中心性肥胖,有无糖耐量受损、糖尿病、代谢综合征(MS),有无高雄激素即是否属于经典型。

249 肥胖和非肥胖型PCOS患者的临床特征一样吗?

目前认为肥胖和非肥胖PCOS患者的病理特征是有区别的,非肥胖PCOS患者通常更多表现为原发性雄激素代谢异常,所以当内脏脂肪少量聚积即可诱发该疾病,此类患者会具有更明显的高雄激素的临床和生化表现,而糖脂代谢紊乱和心血管疾病的发生较肥胖PCOS患者相对较少。而肥胖PCOS患者体内原发性雄激素代谢异常相对较轻,主要是因为体内内脏脂肪聚积过多导致的胰岛素抵抗增加了高雄激素的紊乱，该型患者通常具有比较严重的糖脂代谢紊乱，高血压、脂肪肝及心血管疾病的发生风险相对更高。肥胖和非肥胖型PCOS患者的远期代谢并发症的风险不同，临床助孕的结局亦有差异。

250 通过聚类分析进行PCOS患者的分型结果如何？

Dapas等通过对欧洲PCOS患者大样本的无监督聚类分析结合遗传学检测发现，PCOS可分为生殖表型（如排卵障碍、高雄激素血症、PCO、LH分泌增加等）、代谢表型（如肥胖、高胰岛素血症、IR等）和介于两者当中的中间表型。生殖表型表现偏低的BMI、血糖和胰岛素水平、高LH和几乎正常的SHBG水平，其卵巢功能障碍可能更明显。代谢表型特点是较高的BMI、葡萄糖和胰岛素水平，相对较低的SHBG和LH水平，大部分PCOS患者存在超重、肥胖、IR，糖脂代谢异常的风险增加。IR在PCOS患者的卵泡发育中也发挥重要作用，高胰岛素亦可通过加重高雄激素血症进一步导致卵泡闭锁。

251 为什么生活方式干预是PCOS的基础治疗手段？

2018年发布的《多囊卵巢综合征中国诊疗指南》指出生活方式干预是PCOS患者的基础治疗手段，尤其针对合并超重或肥胖的PCOS患者，生活方式干预应在药物治疗之前和（或）伴随药物治疗时进行。通过行为方式调整减轻体重以改善胰岛素抵抗，体重降低至正常范围可以阻止PCOS长期发展的不良后果，如糖尿病、高血压、高血脂和心血管疾病等代谢综合征。饮食控制包括坚持低热量饮食、调整主要的营养成分、替代饮食等。长期限制热量摄入，选用低糖、高纤维饮食，以不饱和脂肪酸替代饱和脂肪酸。改变不良的生活习惯，减少精神应激、戒烟、少烟、少咖啡。

252 为什么PCOS患者需要营养科医生的帮助？

近年来研究表明，饮食治疗对PCOS患者的生殖功能、内分泌及全身代谢情况都有显著改善，合理饮食就是通过生活方式的干预减轻体质量的有效措施之一。PCOS患者应尽早采取饮食干预，而专业的营养科医生会根据患者的患病情况开具个体化营养治疗方案，无论是肥胖患者需要减重，还是消瘦患者需要增重，或者少肌患者需要增肌等，他们会给予合理专业的指导，帮助患者培养良好的饮食行为规范。

253 为什么PCOS患者要控制饮食？

PCOS是妇科常见内分泌疾病之一，多数患者合并肥胖、糖脂代谢受损等代谢性疾病。饮食作为生活管理的重要组成部分，对PCOS患者的健康结局指标具有重要作用。研究表明，饮食干预可减轻患者体重，改善患者胰岛素抵抗水平、内分泌代谢紊乱和提高妊娠率。PCOS患者医学营养治疗的关键包括总能量的控制及膳食结构的合理化，通过减少食物中的热量，减少体脂肪量并预防其继续增加，改善糖脂代谢情况，进而控制内分泌紊乱状态，改善卵巢功能。

254 PCOS患者的饮食需要个体化订制吗？

PCOS患者常合并一项或多项代谢异常，不同患者饮食治疗方案也会不同。针对不同程度肥胖患者减重的目标不同，轻度肥胖患者只需调整饮食习惯即可，而中度及重度肥胖患者需要根据患者的体力活动情况、理想体重、血脂、血糖等情况进行个体化治疗。对于合并高尿酸血症/痛风或者肾功能不全的患者而言，需要限制海鲜、荤汤等高嘌呤食物，饮水量也需根据是否水肿、尿量情况而定。因此，PCOS患者饮食治疗方案需要个体化订制，不能套用固定的营养治疗方案，建议PCOS患者前往营养科接受专业的饮食指导。

255 已经用药的PCOS患者还要饮食控制吗？

很多患者都会问："PCOS要治疗多久？是不是控制好了就不需要饮食控制了呢？"其实不然。严格来说，PCOS是伴随女性一生、不能治愈的疾病，虽然经过治疗之后PCOS得到控制，但是如果恢复从前的不良生活习惯，疾病依然会反复。《中国居民膳食指南（2022）》对所有健康人群提出8条核心推荐，分别为：食物多样，合理搭配；吃动平衡，健康体重；多吃蔬果、奶类、全谷物、大豆；适量吃鱼、禽、蛋、瘦肉；少盐少油，控糖限酒；规律进餐，足量饮水；会烹会选，会看标签；公筷分餐，杜绝浪费。作为 PCOS 患者而言，更应遵循健康的生活方式。

256 什么是全谷物？

全谷物是指经过清理但未经进一步加工，保留了完整颖果结构的谷物籽粒；或虽经研磨、粉碎、挤压等方式加工，但皮层、胚乳、胚芽的相对比例仍与完整颖果保持一致的谷物制品。全谷物可提供更多的 B 族维生素、矿物质、膳食纤维等营养成分及有益健康的植物化学物。常见全谷物如小米、玉米、燕麦、黑麦、黑米、高粱等都可作为主食或者搭配混搭食用。即使是稻米、小麦，在加工过程中如保留了麸皮、胚芽、胚乳等，也可以称为全谷物。

257 如何选择全谷物食品？

有些朋友在购买面包、麦片等谷物食品时，一看到包装上标识"multi-grain"（多种谷物）、"bran"（麸皮）等字眼就认为是全谷物食品，其实不然。全谷物食品是指配方中含有全谷物原料，且其质量占成品质量的比例不少于51%的食品，如糙米饭、燕麦粥等是全谷物食品。如果产品原料中同时含有全谷物和精制谷物，则原料中全谷物必须达到51%以上才能称为全谷物食品。可以查看产品的配料表，一般配料表第一位是全麦粉、黑全麦粉、全玉米等字样的，大多是全谷物食品，且有些产品会标注全谷物添加量，选择51%以上的食品。

258 PCOS 患者如何选择动物性食物？

鱼、禽、蛋和瘦肉均属于动物性食物，富含优质蛋白质、脂类、脂溶性维生素、B 族维生素和矿物质，是平衡膳食的重要组成部分。但肥肉、动物内脏等含有较多的饱和脂肪酸和胆固醇，过多摄入对健康不利。鱼和禽肉脂肪含量相对较低,水产含有较多不饱和脂肪酸,有些鱼类含有二十碳五烯酸（EPA）和二十二碳六烯酸（DHA）,对预防血脂异常和心血管疾病等有一定作用。因此在选择动物性食物时,应优先选择鱼和禽肉。蛋类各种营养成分比较齐全,营养价值高,但胆固醇含量也较高,摄入量不宜过多。

259 为什么PCOS患者建议多选用深海鱼类?

深海鱼类是ω-3多不饱和脂肪酸的主要来源,其具有改善高三酰甘油血症、炎症反应、血小板聚集、心律失常和动脉粥样硬化的作用。如沙丁鱼、鲑鱼、青鱼、鲭鱼等多富含ω-3多不饱和脂肪酸,建议多吃鱼（每周1～2份,300～500 g）,有助于预防冠心病和缺血性脑卒中。每份鱼能提供200～500 mg的EPA和DHA。此外,鱼肉蛋白质含量高,容易消化吸收,建议日常可以增加深海鱼类的摄入,但需要注意一些海水鱼中含有硫胺素酶和催化硫胺素降解的酶,大量食用生鱼可造成维生素B_1缺乏。

260 为什么PCOS患者要少吃烟熏和腌制肉制品?

烟熏肉是由木材不完全燃烧时产生的烟气熏制而成,已有研究证明熏腌含有200多种化合物,其中环芳烃类和甲醛等有明确致癌作用,在熏制过程中可污染食物,增加人体患肿瘤的风险。腌制就是通过食盐大量渗入食物组织中来达到保存食品的目的,但是亚硝酸盐与腌制品中蛋白质分解产物胺类反应形成亚硝胺,亚硝胺是一种强致癌物,动物试验证明一次或长期摄入都可引起癌症。另外,一次大量摄入亚硝酸盐可使血液的输氧能力降低、血细胞破坏产生的血色素会造成肾小管堵塞,导致人体急性中毒。

261 为什么PCOS患者需要限制饮酒呢?

酒的主要化学成分是乙醇,过量饮用可引起肝损伤,同时也是痛风、癌症和心血管疾病等的危险因素。大量饮酒还是高血压的危险因素之一,饮酒后体内的肾上腺皮质激素及儿茶酚胺等内分泌激素升高,通过肾素－血管紧张素系统等使血压升高。酒精不仅增加尿酸合成,而且使血乳酸浓度升高,抑制肾小管分泌尿酸,造成肾脏排尿酸减少。近年的研究发现,痛风不仅与饮酒相关,也与酒的类型相关。啤酒与痛风的相关性最强,啤酒中含有大量嘌呤,且啤酒花中的异葎草酮可能对尿酸代谢有影响,因此不推荐PCOS患者饮酒。

262 为什么每天要保证一定量深色蔬菜摄入?

深色蔬菜指深绿色、红色、橘红色和紫红色蔬菜,具有营养优势,尤其是富含β胡萝卜素,是我国居民膳食维生素A的主要来源。根据《中国居民膳食指南2022》建议每天保证蔬菜300～500 g,其中深色蔬菜占1/2,应特别注意多摄入。常见的深绿色蔬菜如菠菜、油菜、芥蓝、空心菜、韭菜、香椿等,橘红色蔬菜如胡萝卜、西红柿等;紫色菜如紫甘蓝、红苋菜等。建议每天至少达到3～5种蔬菜品种,分配在一日三餐中,中、晚餐至少有2个蔬菜的菜肴。此外,这类蔬菜的升糖指数低,和主食搭配得当可以避免患者出现明显的饥饿感。

263 为什么PCOS患者建议多吃膳食纤维丰富的蔬菜?

膳食纤维被称为第七营养素,指植物性食物中不被小肠酶消化的多糖,是大肠菌群代谢的主要碳源。PCOS患者常存在代谢异常,包括糖脂代谢异常、胰岛素抵抗、肥胖、高血压等,长期高蛋白质、高脂肪和高碳水化合物饮食模式会加重代谢异常。而膳食纤维具有黏性、高膨胀性、持水性等多种性能,可以调节和改善肠道菌群中的有益菌群,多进食膳食纤维可以降低代谢综合征的患病率,从而预防心血管疾病的发生。建议PCOS患者每天保证30 g以上的膳食纤维摄入量。膳食纤维丰富的蔬菜有韭菜、芹菜、金针菇、豆芽、鲜笋等。

264 PCOS患者如何合理选择零食?

零食可以分为可经常食用、适当食用和限制食用3个等级。可经常食用的零食营养素含量丰富,多为低脂、低盐、低糖,如奶及奶制品、新鲜的水果、坚果、全麦面包、蒸或烤的红薯、煮玉米等。适当食用的零食指营养素含量相对丰富,但含有或添加了中等量的油、盐和糖,如奶片、果汁含量30%果蔬饮料、巧克力、葡萄干等。这类食物建议每周1~2次为宜。需要限制食用的零食通常所含营养素很少,却含有较多的油、糖和盐,如糖果、炸鸡块、膨化食品、碳酸饮料等。建议每周不超过1次;如果是超重及肥胖者,每月不超过2次甚至不吃。

265 为什么坚果的量要控制?

坚果类富含丰富的脂肪和蛋白质、矿物质、维生素E、B族维生素等,且坚果含有不同的多不饱和脂肪酸,可以说是很好的零食。但坚果脂肪含量高,脂肪含量大于40%的坚果有核桃、松子、榛子、花生、葵花籽、南瓜子、香榧子、杏仁、开心果等;脂肪含量小于40%的坚果有白果、莲子、栗子、芡实等。一份坚果提供335 kJ的能量,等于12 g核桃仁或者15 g花生/杏仁/松子或30 g葵花籽/南瓜籽。坚果虽好,但是如果不加以控制就会在不知不觉中增加了能量的摄入。《中国居民膳食指南(2022)》推荐每人每周食用50~70 g坚果,平均每天10 g左右。

266 PCOS患者可以选择哪些含钙丰富的食物?

众所周知,奶及奶制品是钙的主要来源,其含钙量丰富,吸收率也高,发酵酸奶更有利于钙的吸收,每100 mL牛奶含钙100 mg左右。其他食物来源主要有虾皮、紫菜、海带、鱼、芝麻酱、豆类,绿色蔬菜如甘蓝、花菜。膳食中摄入钙的时候应注意某些草酸含量较高的蔬菜如菠菜、苋菜、茭白、竹笋、荸荠等,不宜与含钙高的食物一起食用,因为这些食物中含有的草酸容易与钙形成不溶性的草酸钙,从而不利于人体对钙的吸收。如果和维生素D合用,要监测血钙水平,防止补过量。

267 为什么PCOS患者要控制摄入油脂?

过多的油脂和动物脂肪摄入会增加肥胖的发生风险,反式脂肪酸增加心血管疾病的发生风险。PCOS患者大多患有脂代谢紊乱,过多的油脂摄入会加重患者脂代谢紊乱,增加血管动脉粥样硬化等的发生。PCOS患者需要掌握2个原则:① 食物选用原则,选择脂肪含量低的食物如五谷杂粮、根茎类蔬菜;奶制品可以选择低脂或脱脂奶;肉类选择瘦肉类、鱼虾类等;减少隐形脂肪的选择如蛋糕、巧克力、油酥点心等。② 低脂烹调原则,尽量选择清蒸、水煮等烹调方式,减少煎、炸等烹调方式;动物性食物如鸡肉、鸭肉等去皮后食用;减少每日烹调用油,控制在 25～30 g/d,最好能控制在 15 g/d;避免选择动物油,减少荤汤、酱汁的食用等。

268 PCOS患者如何选择烹调油?

烹调油是人体必需脂肪酸和维生素 E 的重要来源,包括动物油和植物油,常见的植物油如大豆油、花生油、葵花籽油、菜籽油、芝麻油、玉米油、橄榄油等,动物油如猪油、牛油、羊油、黄油、鱼油等。动物油所含脂肪酸比例与植物油不同,相较于植物油,动物油含有更多的饱和脂肪酸。不同植物油脂肪酸构成也不同,如橄榄油、茶油、菜籽油的单不饱和脂肪酸含量高,玉米油、葵花子油则富含亚油酸,亚麻籽油中富含 α 亚麻酸。因此,为了满足不同脂肪酸的摄入,建议经常更换烹调油的种类,食用多种植物油,避免动物油摄入。

269 日常补充亚麻籽对PCOS患者有哪些好处?

亚麻籽作为亚麻的种子,约含41%脂肪、20%膳食纤维、28%蛋白质、7.7%水分、3.4%灰分。亚麻籽还富含矿物质如磷、镁、钙、铁和锌,钠含量极低,它具有降血脂、降血糖、改善胰岛素抵抗等多种功效。亚麻籽调节糖脂代谢的主要成分为 α 亚麻酸。α 亚麻酸可降低血清三酰甘油、胆固醇及瘦素水平,同时升高高密度脂蛋白水平,调节脂代谢紊乱。此外,亚麻籽中含有丰富的木酚素,可以降低糖化血红蛋白水平,改善炎症水平,降低C反应蛋白和白介素-6水平。日常可以适当补充亚麻籽,亚麻籽油富含多不饱和脂肪酸适合凉拌。

270 为什么生酮饮食可以快速减重?

生酮饮食是一种高脂肪、低碳水化合物与适量蛋白质的特殊饮食结构(脂肪占绝大部分比例,为70%~80%,蛋白质占比20%~25%,碳水化合物占比5%~10%)最初被用于儿童癫痫疾病的治疗。随着肥胖发病率的持续上升,生酮饮食被用于治疗肥胖症,且取得了显著效果。生酮状态下,机体切换为以脂肪分解为主的功能模式,机体对于脂肪的消耗会增加,最关键的机制是由于脂肪分解产生的酮体作用于大脑,抑制食欲,并且高脂肪高蛋白饮食会增加饱腹感,摄入总热量也降低。因此生酮饮食与其他饮食方案相比可以较快降低体重。

271 PCOS患者可以长期使用生酮饮食吗?

虽然生酮饮食降体重效果明显,但它是一种营养结构不均衡的饮食模式,不适合长期使用。研究表明,生酮饮食中的高脂肪不仅可以直接使脂肪不耐受的人群产生胃肠道紊乱症状如恶心、呕吐、腹痛腹泻等,更会引起高三酰甘油血症、高胆固醇血症,进而引起胰腺炎和心脑血管疾病等。严格限制碳水化合物摄入导致葡萄糖缺失,致使大脑思维混乱、易怒等。长期高蛋白摄入加重肾脏负担,增加尿钙排泄,导致机体出现负钙平衡,增加骨质疏松的风险。蔬菜、水果、全谷物等的食用量大幅下降造成多种维生素和矿物质缺乏,另外还容易出现便秘等问题。

272 为什么生酮饮食只适合部分PCOS患者?

PCOS患者中运用生酮饮食干预有严格的适应证和禁忌证,需要患者的体质指数(BMI)≥24 kg/m²,或者体脂率≥28%。如患者有泌尿系统结石、肾衰病史或者严重肾功能不全、家族性血脂异常、严重肝病、慢性代谢性酸中毒、胰腺炎等疾病则不适合使用生酮饮食。此外生酮饮食需要在经过专门培训的医师和营养师的指导下进行，并定期监控营养状况、体脂率等营养学指标，并不建议患者自行进行生酮饮食，并且生酮饮食为治疗性饮食，当BMI < 24 kg/m² 即停止生酮饮食干预，转为均衡饮食，仍需长期进行膳食管理，以维持体质量在正常水平，减少再发胖的概率。

273 PCOS患者如何进行限制能量平衡膳食？

限制能量平衡膳食（CRD）是一类在限制能量摄入的同时保证基本营养需求的膳食模式，其宏量营养素的供能比例符合平衡膳食的要求，建议超重/肥胖患者可采用CRD进行减体质量治疗。CRD是最大程度保障人体营养和健康的基础，食物多样性是平衡膳食的基本原则。食物可分为五大类，包括谷薯类、蔬菜水果类、禽畜鱼蛋奶类、大豆坚果类和油脂类。多种食物组成的膳食才能满足人体对能量和各种营养素的需要。CRD具体操作为将每日膳食总能量减少2 100～4 200 kJ，一日三餐能量分配按早餐∶中餐∶晚餐=3∶4∶3分配，患者以每个月减重2 kg或6～12个月减重7%～10%为宜。

274 什么是高蛋白质膳食模式？

高蛋白质膳食模式是一类每日蛋白质摄入超过每日总能量的20%或1.5 g/(kg·d)，但一般不超过每日总能量的30%［或2.0 g/(kg·d)］的膳食模式。研究表明，接受高蛋白膳食6个月的肥胖者比接受正常蛋白质饮食者体重下降更明显，1年随诊后高蛋白质膳食仍较正常饮食者多降低了10%腹部脂肪。采用高蛋白质膳食比高碳水化合物膳食的肥胖人群体重下降更多。由于慢性肾病患者可能因高蛋白质饮食而增加肾脏血流负荷，建议合并慢性肾病患者应慎重选择高蛋白质的膳食。

275 为什么PCOS患者建议采用终止高血压饮食模式？

终止高血压饮食模式（DASH）是一种富含蔬菜、水果、低脂乳制品、果仁、白肉，减少红肉、饱和脂肪酸和含糖饮料摄入的膳食模式。该膳食模式的特点是低脂、低胆固醇、高钙、高钾、高镁及高纤维。多项研究表明PCOS患者高血压患病率增加，且高血压患病率可能与肥胖有关。对PCOS合并高血压患者而言，采用DASH饮食模式可以很好地降低血压，增加钾的摄入可以降低血压，高血压患者的24 h尿钾每增加50 mmol，平均收缩压和舒张压可分别下降4.4 mmHg、2.5 mmHg。因此建议PCOS患者采用DASH饮食模式合理饮食，以达到降压的目的。

276 为什么PCOS患者不能进食太咸的食物？

健康成年人每日钠盐的生理需要量为5 g。长期食用含钠量高的食物会引起高血压的发生风险，而PCOS患者又是高血压的高危人群，因此，需要避免高钠食物的摄入。一般常见的高钠食物如蜜饯、咸坚果、咸菜、各种酱和调料、咸鱼虾、薯类和饼干、罐头制品等都是含盐大户。建议大家在选购食品的时候要学会看食品包装上的营养标签，上面明确标注了每份食物或每100 g/mL食物中的钠含量。在选购食品的时候避免高钠食品。《预包装食品营养通则》中指出，每100 g/mL食品中钠含量≤120 mg为低钠或低盐食品，日常可以选择此类食品。

277 为什么PCOS患者需要控制酱油用量？

日常饮食中很多隐形盐的摄入导致每日钠摄入超标，酱油就是常见的含盐大户。一般每100 mL酱油含钠量在6 000～8 000 mg，1 g盐约含有400 mg钠，换算下来，1 g盐约等于5 mL酱油，如果每天食用盐控制在6 g的话，每天酱油的量也应该控制在30 mL以内。因此，在烹调的时候要控制酱油的量，无论是老抽还是生抽，每15 mL的钠含量就超过了1 000 mg，如果家里喜爱浓油赤酱,那么每日钠摄入肯定是超过推荐摄入量的。另外很多患者喜欢汤汁拌饭,这也是不推荐的。

278 肥胖 PCOS 患者的饮食如何控制?

不同肥胖程度的患者需要根据肥胖程度进行个体化饮食控制。超重和肥胖 PCOS 患者的管理目标为减轻体重的 5%～10%,建议按照 25～30 kcak/kg(标准体重)计算能量摄入。再根据患者身高、体重、性别、年龄、活动量、应激情况等进行个体化治疗。不推荐长期接受极低能量($< 3\,350$ kJ/d)的营养治疗。膳食中脂肪提供的能量应占总能量的 20%～30%。尽量避免饱和脂肪、反式脂肪酸的摄入。碳水化合物占总能量的 50%～65%,蛋白质占总能量的 15%～20%。通过低热量饮食,保持每周 200～300 min 中、高强度的体育锻炼,以达到每天减少 2\,100～3\,150 kJ 总能量的目标。营养师每个月随访 1 次,及时调整饮食方案。

279 为了减重不吃主食可取吗?

主食如稻米、面条、杂粮等为人体提供主要能量来源——碳水化合物,饮食中适合减轻体质量的碳水化合物的量或者比例是多少一直存在着争议。一些患者认为减重就是控制碳水化合物的摄入,因此在减重期间规避所有碳水化合物,采取生酮饮食或者极低碳水化合物饮食。虽然两者确实可以达到短期减重的目的,且可显著改善多种心血管危险因素,但是两种饮食都是营养结构不均衡的饮食方式,不适合长期使用。因此,减重期间更应强调三大营养素合理配比,寻求专业营养医师的帮助,科学合理减重。

280 PCOS 患者为了减重可以不吃早餐么?

长期不吃早餐会给身体带来巨大伤害。① 增加死亡风险:一项中国的队列研究发现，与吃早餐的人相比，不吃早餐的人心血管疾病风险升高22%，全因死亡风险升高25%。② 增加全身慢性炎症反应：长期不吃早餐使机体一直处于慢性炎症状态，增加患高血压、糖尿病、心血管疾病的风险。③ 更易导致肥胖：长期不吃早餐身体误以为处于缺乏食物的"饥荒期"，一旦再次进食，身体会不舍得浪费食物中的营养成分，易导致午餐或晚餐进食量增加，且身体吸收能力更好，更容易储存脂肪。④ 哪怕体重没有增加，也会增加糖尿病的发生风险。

281 为什么减重成功后还需要长期饮食控制？

通常减重计划结束后一年，大部分人会恢复已减掉体重（复重）的30% ~ 35%，4年内基本恢复到减重前水平，适当的干预措施可在一定程度上延长减重后体重的维持时间。世界胃肠病学会对肥胖管理制定的全球指南（WGO）强调，为了维持减重效果，医务人员和营养医师应向患者提供面对面或电话随访的减重维持计划，保持与患者的规律接触，帮助其进行高强度的体力活动，规律监测体重变化，并保持低能量饮食（维持更低体重所必需）。生活方式和行为干预措施［包括饮食控制和（或）代餐、体育锻炼等］配合药物治疗，对减轻减重后的复重有效。

282 为什么建议PCOS患者补充维生素C和维生素E？

PCOS患者体内存在慢性炎症和氧化应激，进而使血管内皮细胞受到慢性损伤。研究发现，维生素C和维生素E可一定程度保护氧化损伤的血管内皮细胞的超微结构。肥胖型PCOS患者的体内非酶类抗氧化剂维生素C、维生素E含量低，抗氧化能力弱，子宫内膜血管损伤严重，出现血管生成减少、通透性减弱、容受性变差，从而导致月经量少继而不孕。维生素C还可以使氧化的维生素E重新恢复到活性状态，E、C同补，效果最佳。常见富含维生素C的食物有西红柿、猕猴桃、橘子、柚子、菠菜、白菜等，富含维生素E的食物有杏仁、西蓝花、植物油等。

283 如何通过饮食有效增肌呢?

对于减脂增肌的人群,建议合理调整三大产能营养素的比例,运动时碳水化合物帮助代谢和脂肪的燃烧。在运动前吃高碳水化合物食物可以储备糖原,在运动时稳定血糖以及避免低血糖的发生,并且可以防止身体分解肌肉里的蛋白质来供能,防止肌肉的丢失。脂肪也是运动时供能的一把"好手",且其提供的能量是碳水化合物的2倍多。蛋白质可以提供优质蛋白质帮助肌肉的生长。三大产能营养素配比可以参照以下来调整:20%～30%脂肪、50%～60%碳水化合物和15%～25%蛋白质或约1.5 g/(kg·d)。减脂增肌时需要适当提高蛋白质摄入比例和相应减少脂肪的摄入比例,从而达到一个膳食均衡且能量充足、适合长期坚持的饮食结构。

284 补充蛋白粉有助于增肌吗?

蛋白质是肌肉构成的基石,对想要增肌的人而言,饮食中不能缺少蛋白质。建议蛋白质的摄入量保证总能量的15%～25%或约1.5 g/(kg·d),不建议超过2 g/(kg·d)。市场上常见的蛋白粉分为两种,一种是从牛奶中提纯出来的动物蛋白,另一种是从大豆中提纯出来的植物蛋白。两种蛋白粉都有明显的增肌效果,但同时要配合一定量的力量训练或者其他体育活动,单纯补充蛋白粉不起到增肌的效果。如果日常饮食可以保证足量的蛋白质摄入,那么就无需再额外补充蛋白粉,长期超量补充蛋白质会加重肝肾负担。如果日常饮食无法保证蛋白质的足量摄入,那么可以用蛋白粉作为补充,建议在运动前2～3 h或者运动后进行补充。

285 为什么不推荐食用酵素减肥?

酵素一词源于日本,也就是"酶"。酶很多由蛋白质组成,最后以氨基酸形式被吸收,无法特异性起到补充人体酶的作用。现在的很多酵素产品并不是酶，有些甚至根本没有酶，绝大多数都是糊精等碳水化合物，其发挥效果是靠其中的纤维素、葡聚糖、低聚果糖等益生元类物质，就算有酶类成分也是极少量。酵素的减肥作用值得商榷，脂肪酶确实有助于分解脂肪，但酵素没法特异性地作用到皮下脂肪。酵素产品疏通肠道可能通过其中的纤维素，或其中的成分影响了肠道菌群，引起腹泻。因此，食用酵素减肥可能更多的是一种安慰剂效应。

286 为什么运动前、运动中、运动后的饮食种类不同？

为了给胃肠道足够的消化时间，运动前至少提前 30 min 进食。运动前 1 h 内，建议以非精加工碳水化合物为主（如水果）；运动前 2～3 h 内，建议以非精加工碳水化合物加蛋白质为主（如酸奶＋水果、坚果＋香蕉、鸡蛋＋吐司），添加蛋白质可以帮助血糖的稳定及保证运动中的饱腹感。运动中是否进食根据运动的类型、量及自身感受而定，运动时间较长且强度较大时建议运动中补充含有碳水化合物的零食（如香蕉）或者补充含有糖分的运动饮料，以补充体力和电解质。运动后进食是为了帮助身体迅速恢复，可以选择碳水化合物、蛋白质、水分以及能量，如面包、鸡蛋、牛奶、奶酪等。

287 为什么健身时要谨慎选择能量棒和蛋白棒？

蛋白棒和能量棒是健身市场的副产物，严格意义上来说它们都属于运动营养食品，适合每周参加体育锻炼 3 次及以上、每次持续时间 30 min 及以上、每次运动强度达到中等及以上的人群。能量棒以碳水化合物为主要成分，具有迅速补充能量、优质蛋白质、汗液中损失的维生素和电解质等营养成分，同时提高运动者运动耐力，缓解和消除运动疲劳，满足运动员、健身爱好者、户外爱好者等人群的能量需求。蛋白棒以蛋白质和（或）蛋白质水解物为主要成分，满足机体组织生长和修复要求的运动营养食品，用来满足健身人士增肌的需求。由于个体差异，每个人的能量和健身需求不同，是否选用能量棒和蛋白棒需咨询营养师。

288 为什么食用代餐粉减重需要专业指导?

市场上常见的代餐粉有谷物代餐粉、果蔬代餐粉和全营养代餐粉。谷物代餐粉的特点是维生素含量低、蛋白质结构不均衡。果蔬代餐粉会添加维生素、矿物质和膳食纤维,但由于缺乏三大产能营养素导致能量供应不足,长期食用会带来贫血、免疫力下降、骨质疏松等问题。全营养代餐粉配比合理,可以满足人体营养素的需要,不会出现必需营养素缺乏。《中国超重/肥胖医学营养治疗专家共识(2016年版)》建议可以食用部分营养代餐作为减重后的维持治疗,但这都是在专业的医生和营养师的长期严密监管跟踪下进行的,包括定期按时访视、生活方式指导、每天记录进食量及运动时长等。

289 为什么PCOS患者需要控制主食的摄入?

主食类食物的主要特点是碳水化合物含量高。研究表明,适当减少每日碳水化合物的量及比例对PCOS患者有益,其机制在于:① 碳水化合物含量低的饮食热量较低;② 碳水化合物的不足增加了肝糖原的分解,和糖原结合的水分被释放出来,通过尿液排出体外,同时,蛋白质和脂肪通过糖异生被作为能量利用。而长期高碳水化合物饮食作用相反,并且可以刺激胰岛素分泌增加,引起或加剧高胰岛素血症。因此,合理控制碳水化合物的摄入量,将其控制在总能量的45%～60%。

290 为什么不建议PCOS合并糖尿病患者喝白粥?

与白米饭相比,白粥更容易消化。长时间加热煮成的粥,水分含量更多,淀粉糊化更充分,更容易被小肠内的淀粉酶分解成葡萄糖,并吸收入血。白粥容易消化吸收,减轻胃肠道负担,适合消化功能不佳的胃肠道患者。但是对PCOS合并糖尿病患者而言,在食用同份量的米、面和粥时,喝粥后血糖升高更快,波动也更大,不利于血糖的控制。大米粥的血糖生成指数(GI)为69.4,小米粥的

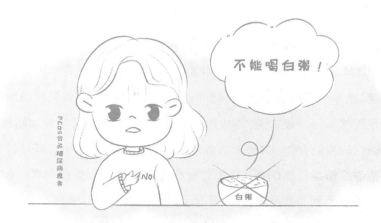

GI为61.5，而黑米粥的GI为42.3，玉米面粥的GI为50.9。因此，如果真的喜欢喝粥的话，可以考虑添加黑米、黄玉米等粗杂粮。但是，依然不建议这类患者将杂粮粥作为常规主食，可以用杂粮饭替代杂粮粥。

291 PCOS合并糖尿病患者可以吃面食吗？

很多PCOS合并糖尿病患者表示不能食用面食，但只要控制量，学会合理搭配掌握一些饮食小窍门，这类患者可以食用面食。① 建议选择杂粮面或者荞麦面条、意大利面等，杂粮与精细粮的比例在1：3～1：2。每餐总量尽量控制在100 g之内，同时搭配2倍的叶类蔬菜、肉类等，多食芹菜、竹笋、木耳等富含膳食纤维的蔬菜，不仅有饱腹感，还能延缓餐后血糖的上升速度。② 烹煮面条的时候可以稍微煮硬一点，在加工过程中淀粉颗粒在水和热的作用下，有不同程度的膨胀，有的甚至破裂并分解，变得很容易消化；食物颗粒越小，越容易被水解吸收，其血糖生成指数也越高。③ 细嚼慢咽可以使食物刺激消化道，产生更多的胰岛素。

292 什么是血糖生成指数？

血糖生成指数（GI）是评价食物餐后 2 h 血糖反应的主要指标。通常情况下，GI 越低的食物对升血糖作用就越小。影响血糖上升的因素有食物中的纤维含量、蔬菜水果的成熟度、食物的油脂含量与酸度、淀粉颗粒的性质以及食物的物理性状等。一般来说，不成熟的蔬菜水果，含膳食纤维或油脂较多、酸度较高及颗粒较粗的食物，GI 较低。各种面包、稻米、谷物和土豆等经过完全脱水处理的精细淀粉类食物 GI 较高，非淀粉类的蔬菜、豆类、果仁和水果 GI 较低，而传统加工的谷类制品如燕麦片等 GI 介于以上两者之间。研究发现，低 GI、对胰岛素敏感性高的食物更适合 PCOS 患者，预防或延缓胰岛素抵抗的发生，改善预后。

293 哪些食物是高 GI 食物？

一般认为 GI＞70 为高 GI 食物，此类食物进入肠道后消化快、吸收率高、葡萄糖释放快，进入血液后峰值高。谷类食物常见的高 GI 食物有米饭、面条和燕麦片等；豆类中高 GI 食物有蚕豆等；蔬菜中高 GI 食物有胡萝卜、南瓜等。水果中高 GI 食物有西瓜等。但 GI 受到食物体积、食用温度、烹调方式等的影响会导致同一种食物不同烹调方式 GI 会有明显差别，如水煮的马铃薯 GI 为 66.4，但是烧烤的马铃薯 GI 就达到 85，马铃薯泥 GI 为 73。

294 为什么建议 PCOS 患者选择低 GI 食物？

对 PCOS 合并糖尿病患者进行饮食指导时，在总能量一定的前提下，优先推荐低 GI 食物，同时应该考虑碳水化合物含量及血糖负荷指数。研究发现，用全谷物食物，如糙米替代精米（50 g/d）能够降低 2 型糖尿病风险。反之，一项 Meta 分析指出，精米面能够明显增加 2 型糖尿病发病风险。低 GI 饮食同样对糖尿病前期人群有益，对肥胖和超重人群也有一定的健康效应，尤其在调控血糖和降低糖化血红蛋白水平方面。因此,GI是食物的一种属性,它决定了食物引起餐后血糖反应的特性,更适合指导人们选择碳水化合物类食物,选择低GI食物更有利于PCOS患者减轻胰岛素抵抗以及对血糖的控制。

295 什么是血糖负荷?

通常情况下,GI越低的食物对血糖的升高反应就越小,但GI仅仅反映出碳水化合物的质量,并没有反映出碳水化合物的实际摄入含量。将摄入碳水化合物的质量和数量结合起来即血糖负荷(GL),GL既考虑了食物所含碳水化合物的"质",又兼顾食物所含碳水化合物的总量对血糖的影响,真实反映了食物的血糖应答效应。因此,日常食物的选择应结合GI和GL综合考虑。

296 PCOS患者选择食物时结合GI和GL两个指数有什么好处?

建议PCOS合并糖尿病患者选择食物时结合GI和GL。高GI食物进入胃肠道后消化快、吸收率高,葡萄糖释放进入血液后峰值高,因此,建议PCOS患者选择低GI的食物。但单纯以GI高低选择食物容易产生错误,GI并不能反应实际摄入食物的血糖应答,采用GL可将糖的质量和数量结合起来,以指导食物的选择。中国膳食模式以粮谷类作为主食,低GL食物约92%为粮谷类,因此主食的选择对整个膳食的GL值起主导作用。研究显示,粮谷类、豆类及豆制品的GI和GL有较好的一致性,而蔬菜、水果类食物的GI和GL无明显的相关性。因此在选择食物时,粮谷类、豆类可以GI为主要参考依据,选择低GI食物;而蔬菜、水果既要考虑GI,又要注意摄入量,建议用GL来衡量。

297 为什么淀粉含量高的蔬菜要控制量?

《中国食物成分表(第六版)》将提供碳水化合物为主的食物单独列出,一类为薯类,包括马铃薯、甘薯、木薯等;另一类为淀粉类,包括各种淀粉、藕粉、粉丝等原料和制品。薯类的碳水化合物含量基本在14%～30%。结合蔬菜学上的分类和膳食营养调查的实际应用，蔬菜分为根菜类、鲜豆类、茄果、葱蒜类、嫩茎/叶/花菜类、水生蔬菜类、薯芋类和野生蔬菜类。上述两类食物更适合作为主食食用。根据《中国居民膳食指南2022》推荐，每天保证薯类50～100 g。如果不限制摄入淀粉含量高的蔬菜，那么碳水化合物的摄入量也会超标。

298 为什么PCOS合并糖尿病患者要保证新鲜蔬菜、水果的摄入？

不同种类、颜色的蔬菜和水果的营养特点不同，绿色叶菜、黄色蔬菜、十字花科蔬菜和浆果类水果中含有多种抗氧化维生素，包括类胡萝卜素、维生素C、维生素E等；以及植物化学物，包括多酚类（如类黄酮等）、硫化物等。高血糖引起的氧化应激是糖尿病的重要发病机制，蔬菜水果中的抗氧化营养素有助于降低2型糖尿病发病风险。蔬菜、水果摄入量与2型糖尿病患者的HbA1c水平呈负相关；蔬菜能量密度低，膳食纤维含量高，矿物质含量丰富；增加蔬菜摄入可以增加饱腹感，有助于延缓餐后血糖上升的速度；蔬菜的烹调方式可以选择水煮后凉拌或清炒，注意蔬菜烹调方式的选择，避免烹调油摄入过量。

299 为什么PCOS合并糖尿病患者要限制水果量？

新鲜的水果可以提供丰富的维生素、矿物质、植物化学物和膳食纤维等，提高水果摄入量可以维持机体健康，有效降低心血管、肺癌和糖尿病等慢性病的发病率。但是对PCOS合并糖代谢异常/糖尿病的患者而言，水果的摄入量需要根据血糖情况进行控制。研究显示，每天食用两个中等大小的低热量水果可以降低糖尿病患者的空腹血糖、餐后血糖和糖化血红蛋白水平。这可能与水果中富含抗氧化营养素有关。因此，建议PCOS合并糖尿病的患者每天保证中等大小水果的摄入，可以选择低GI水果，如苹果、柚子、桃等。

300　PCOS合并糖尿病患者如何选择水果？

水果中的糖主要是果糖、蔗糖和葡萄糖比例的区别。葡萄糖升血糖速度最快，果糖升血糖速度最慢。其次，果胶含量丰富，则细胞壁较为坚韧，咀嚼性比较好，且固体食物的胃排空速度也慢，不宜升血糖，如苹果、梨和硬桃都需要认真咀嚼后才能咽下去。最后，多酚类物质如单宁、原花青素等涩味物质能抑制多种消化酶的活性，而酸度高有利于延缓餐后血糖反应。因此，在选择水果的时候需要注意以下三点：一是限制总量，每天不超过200 g；二是少量多次；三是优先选择那些需要咀嚼的水果，略有酸度和微微含有涩味的水果。

301　为什么PCOS患者要限制果糖的摄入？

富含果糖的食物被认为是肥胖、胰岛素抵抗、非酒精性脂肪性肝炎、血脂异常、高血压和动脉粥样硬化等代谢综合征的主要原因之一，而这些临床问题在PCOS人群普遍高发。一次摄入过量的果糖可通过增加尿酸的产生，使乳酸脱氢酶、醛糖还原酶水平升高及一氧化氮水平下降，导致内皮损伤以及内分泌与代谢紊乱。高尿酸血症还会促进胰岛素抵抗的发生，高胰岛素血症反过来又加重高尿酸血症。因此，PCOS患者需要限制果糖的摄入，果糖来源一般包括富含果糖的水果（如荔枝、樱桃、苹果、无花果、柿子、菠萝等）、含糖饮料、蜂蜜等。

302　为什么不推荐PCOS患者多量饮用鲜榨果汁？

很多人认为奶茶不健康，鲜榨果汁营养高、好消化，可以替代水果。其实不然。鲜榨的果汁在制作过程中水果的细胞壁会被破坏，其中的果糖、葡萄糖等释放出来，这些糖在人体内的吸收率显著提高，更容易进入人体参与代谢。其次，鲜榨果汁会导致维生素C等损失。最后，鲜果汁在制作过程中会去除水果中的膳食纤维，剩下的就是一杯能量满满的糖水了。因此，以下四类人群更不推荐任何形式的果汁替代水果：减重的人群、高尿酸血症及痛风患者、糖尿病患者及儿童。

建议还是正常吃水果吧。

303 为什么PCOS患者要减少含糖饮料摄入量?

含糖饮料指含糖量在5%以上的饮品,市场上多数饮品含糖量在
8%～11%,有些高达13%以上。含糖饮料由于饮用量大,不知不觉就会超过每日
摄入量,过量饮用含糖饮料会造成能量摄入增加,导致超重、肥胖的发生。PCOS患
者是糖尿病、代谢综合征、心脑血管病的高危人群,而富含果糖食物被认为是肥胖、
胰岛素抵抗、非酒精性脂肪性肝炎、血脂异常、高血压和动脉粥样硬化等代谢综合
征的主要原因之一。含糖饮料摄入增加可升高血尿酸水平,增加罹患痛风的风险。

304 为什么无糖饮料对PCOS合并糖尿病患者是禁忌?

市场上所谓的无糖饮料其实是用代糖替代了传统的白砂糖或蔗糖。
常见的代糖有三氯蔗糖、阿斯巴甜、甜菊糖苷、赤藓糖醇等。很多人认为喝无糖饮
料可以减少能量的摄入,大多数代糖热量确实非常低或者无热量,同时甜度高,在
相等甜度情况下摄入的能量确实会减少。但有研究发现代糖会扰乱肠道菌群,降
低人们对糖的耐受性。动物实验也发现饮用无糖饮料的小鼠会出现高血糖及高血
脂,并且出现了胰岛素抵抗的症状。因此建议PCOS合并糖尿病患者还是需要谨
慎饮用。

305 为什么无糖奶茶对人体也不友好?

上海市消费者权益保护委员会曾对市面上的奶茶进行过比较测定:
27杯正常甜度的奶茶,平均含糖量为每杯34 g,最高的达到62 g。而《中国居民膳
食指南(2022)》建议每天摄入的含糖量不应该超过50 g,最好控制在25 g以下,如
果每天一杯大杯三分糖度以上的奶茶就已经超过每天糖的摄入量了。那是不是选
择无糖就万事大吉了呢? 其实不然,奶茶小料如芋圆、珍珠、咖啡冻、奶霜、冰激凌、

布丁等在加工过程中会为了增加口感添加大量糖，而这些隐形糖不知不觉就增加了每日糖的摄入量。所以无糖奶茶并非真的无糖。

306 为什么含甜味剂的糖尿病专用食品需要控制摄入量？

甜味剂分热量型及不含热量型。常见的热量型甜味剂有果糖和糖醇。食用果糖会产生降低餐后血糖的效应，但其可能对血脂有反向作用，因此不推荐作为增甜剂。糖醇是一种低能量的甜味剂，能量8 kJ/g，并无证据显示其使用可降低血糖、能量摄入或体重，儿童使用可引起腹泻。不含热量型甜味剂有阿斯巴甜、糖精。它们的特点是不含能量和营养成分，可以在PCOS合并糖尿病患者中使用，但无糖食品只能保证在短时间内血糖不会迅速升高，但他们对代谢的影响目前仍值得商榷，因此仍然需要控制食用量。

307 什么是食物交换份？

食物交换份是将食物按照来源、性质分类，同类食物在一定重量内所含的蛋白质、脂肪、碳水化合物和能量相近。不同类食物间虽然所提供的能量也相同，但是其蛋白质、脂肪、碳水化合物构成不同，因此，食物交换份的使用应在同类食物间进行。食物交换份通常将食物分成四大类，即谷薯类、蔬果类、肉蛋类、油脂类，每份食物提供335～380 kJ作为一个交换单位。如25 g大米/小米/卷面/面粉可以替换35 g淡馒头或者125 g土豆/山药/芋艿，500 g白菜/青菜/菠菜可以替换350 g南瓜或者250 g荷兰豆，25 g瘦猪肉可以替换50 g鸡肉/瘦牛肉/豆腐干或者100 g河虾/牡蛎。

308 什么是科学的进餐顺序？

进食顺序是一个并不太被人关注的问题，但是它与身体对食物的反应、血糖的反应及饱腹感有着很大关系。与传统的食物交换份相比，改变进餐顺序是一种简单、易行、有效的利于 PCOS 合并糖尿病患者长期控制血糖的方法。建议按照蔬菜—肉类—主食的顺序进餐,进餐时先吃不含快消化碳水化合物的蔬菜,这类蔬菜多数为深色蔬菜,如番茄、绿色蔬菜等,这类蔬菜含水量大;其次是膳食纤维,再吃蛋白质和脂肪丰富的食物;最后吃碳水化合物丰富的食物,也就是主食。按照这样的进餐顺序进食,有利于患者餐后血糖的长期及短期控制。

309 PCOS 合并 NAFLD 的营养治疗原则和目标是什么?

NAFLD 的营养治疗原则是根据患者理想体重,给予适量能量,合理分配三大产能营养素比例,适当补充维生素、矿物质及膳食纤维,改变不良饮食习惯,同时兼顾运动和健康教育(行为和心理)。营养治疗目标是尽可能维持理想体重、控制血脂和血糖在正常范围、防止或改善慢性代谢性并发症、保证三大产能营养素和维生素的需要量、维持机体正常的生理功能和社会活动。建议碳水化合物、脂肪、蛋白质占总能量的百分比分别为 50%~60%、20%~25%、10%~15%。在调整三大产能营养素比例的同时,还应注意脂肪和碳水化合物种类。适当提高单不饱和脂肪酸(橄榄油、茶油)和多不饱和脂肪酸的比例,降低饱和脂肪酸摄入有利于 NAFLD 的治疗。

310 不同肥胖程度的 NAFLD 患者如何进行能量控制?

NAFLD 患者肥胖程度不同,减重的目标也不同,根据患者肥胖程度制订个体化饮食治疗方案。① 轻度肥胖的患者只需要改变不良的饮食生活习惯及适度的总能量控制,配合适当的运动。② 中度肥胖患者治疗阶段每日总能量为 5 000~6 280 kJ,碳水化合物、蛋白质、脂肪比例分别为 50%~55%、20%~30%、15%~20%。治疗期一般持续 3~6 个月。③ 重度肥胖患者一般总能量不低于 5 000 kJ。坚持缓慢稳定的个体化营养治疗方案才能保证人体各组织器官功能正常代谢及平衡稳定的内环境、保证有效的不反弹的减重、达到防治肥胖病及代谢综合征的目的。

311　为什么B族维生素对预防NAFLD有重要作用？

B族维生素具有减少自由基产生、调节血脂的功能，缺乏B族维生素可能损伤肝脏对营养物质的代谢能力，而肝脏对营养物质代谢能力的改变是脂肪肝发生的重要因素之一。B族维生素包括维生素B_1（硫胺素）、维生素B_2（核黄素）、维生素B_6（吡哆素）、维生素B_{12}（钴胺素）、叶酸、烟酸（维生素B_3、尼克酸）、泛酸（维生素B_5）、生物素，其中前五种人体最易缺乏。日常补足B族维生素有助于预防NAFLD，富含B族维生素的食物有全谷物、发酵制品（奶酪、纳豆等）、绿叶菜、牛奶、蛋类等。

312　合并肾功能不全的PCOS患者如何控制饮食？

推荐每日$126 \sim 147$ kJ/kg的能量摄入，并根据患者肾功能情况限制蛋白质的摄入。主食类建议选择土豆、红薯、芋艿等替代部分主食。每天保证一杯奶、一个鸡蛋，荤菜根据肾功能情况加以调整。如果出现显性蛋白尿或者肾小球滤过率下降的情况，则每日蛋白质摄入应控制在0.8 g/kg。慢性肾脏病3期患者应开始优质低蛋白质饮食治疗，推荐每日蛋白质摄入量为0.6 g/kg，甚至更低。如出现高钾血症建议尽量选择钾含量较低的水果如苹果、梨、西瓜等，钾含量相对较高的水果有鲜枣、黑加仑、香蕉、樱桃、柑橘等需谨慎选择。避免钾含量较高的干果类制品食物。

313　为什么建议PCOS合并肾功能不全患者用麦淀粉类作为主食？

麦淀粉，又称澄粉，是将小麦粉中的蛋白质抽提分离去掉，抽提后小麦粉中蛋白质含量从9.9%降到0.6%以下，每100 g麦淀粉蛋白质仅含0.2 g，而小麦、稻米等每100 g蛋白质含量在7～16 g不等,将麦淀粉替代主食作为患者每日供给能量的主要来源可以减少体内含氮物积累,减轻肝肾负担,而且可以维持患者营养需要,增强机体抵抗力。家庭制作麦淀粉饮食也是非常简单易操作的,首先将麦淀粉用滚烫的开水拌合,完全调和均匀至透明状后揉成面团,然后加工成面条、面片、蒸饺等即可。同时可以根据自己的喜好加入南瓜、紫薯等做成南瓜饼、紫薯饼也是不错的选择。

314 为什么PCOS合并高尿酸血症患者要多吃新鲜蔬菜、水果?

尿液的pH与尿酸盐的溶解度有关。急性痛风性关节炎患者的尿pH最好保持在6.5～6.8,这样不仅可以防治尿酸盐结晶,而且可以使已形成的尿酸盐结石溶解。增加碱性食物的摄入可升高尿液的pH,有利于尿酸盐的溶解。碱性食物是指含有较多的钾、钠、钙、镁等元素的食物,可在体内氧化生成碱性离子,常见的有各种蔬菜、水果、紫菜、海带、海藻及土豆、红薯、奶类等。因此,多摄入新鲜的蔬菜、水果有利于碱化尿液,帮助尿酸盐结石的溶解。一般建议每天新鲜绿叶菜摄入量300～500 g、水果摄入量200～350 g。

315 为什么PCOS患者要重视多不饱和脂肪酸的摄入?

多不饱和脂肪酸按照其含有的多个双键中首个靠近甲基端的双键所处的位置又分为ω-3系列和ω-6系列不饱和脂肪酸。常见的ω-3多不饱和脂肪酸主要包括α亚麻酸、EPA和DHA。植物种子、果仁及其油制品、鱼类都是ω-3多不饱和脂肪酸的良好来源。研究表明,ω-3多不饱和脂肪酸具有改善高三酰甘油血症、炎症反应、血小板聚集、心律失常和动脉粥样硬化、改善心血管疾病等的作用。《中国居民膳食营养素参考摄入量》(2013版)建议EPA+DHA可接受的摄入量范围为0.25～2 g/d,ω-3多不饱和脂肪酸可接受的摄入量范围为0.5%～2.0%。

316 为什么PCOS患者要减少食用动物内脏？

动物内脏一般包括动物的肝脏、肾脏、心脏等，其主要特点是胆固醇含量高。血液中的胆固醇浓度过高会逐渐在血管内壁上沉积而引起血管腔狭窄和心脑血管疾病。对血脂代谢紊乱的PCOS患者而言，日常要减少高胆固醇食物摄入。每天胆固醇摄入应控制在300 mg。此外，PCOS合并肝损患者由于肝功能不全难以及时分解动物肝脏中的毒素，会加重肝脏负担；动物肝脏的蛋白质、矿物质、毒素等代谢产物要经过肾脏排出体外，势必加重肾脏的负担，影响肾功能。因此，上述两类患者更不建议食用动物内脏。

317 为什么PCOS患者每天要限制嘌呤的摄入？

PCOS患者容易合并高尿酸血症，尿酸主要有外源性和内源性两个来源。尽管高尿酸血症的发生主要是由于内源性代谢紊乱所致，但高嘌呤饮食可使血尿酸浓度升高，甚至达到痛风患者的水平，常可造成急性痛风性关节炎的发作。一般人日常膳食嘌呤摄入量为600～1 000 mg，对PCOS合并高尿酸血症患者需要控制每天嘌呤的摄入。痛风性关节炎急性期嘌呤摄入量应控制在每日100 mg以内，缓解期要求正常平衡膳食，可适量增选嘌呤含量中等的食物。无论是急性期还是缓解期，均应避免嘌呤含量高的食物。

318 哪些是中嘌呤含量、高嘌呤含量的食物？

根据嘌呤含量的多少，可以将食物分为高、中、低三档。高嘌呤含量食物指每100 g食物嘌呤含量为150～1 000 mg，常见的有动物内脏类，水产类如凤尾鱼、沙丁鱼、白带鱼、白鲳鱼、鲭鱼、鲱鱼、鲢鱼、小鱼干、牡蛎、蛤蜊等。特别需要注意的是各种荤汤如肉、禽制的浓汤和清汤都属于高嘌呤含量食物。中嘌呤含量食物指每100 g食物嘌呤含量为50～150 mg，常见的有肉类如猪肉、牛肉、羊肉、鸡肉、鸭肉等，水产类如鳗鱼、鳝鱼、鳕鱼、鲈鱼、草鱼等。另外黄豆、黑豆、赤豆、豆腐干、豆腐和芦笋、菠菜、蘑菇等也属于中嘌呤含量的食物。中嘌呤含量的食物在缓解期可以适量选用。

319 为什么有些蔬菜和肉类要焯水后食用?

焯水的目的是去除食物中不需要的物质如草酸、亚硝酸盐、嘌呤等。① 草酸会影响钙、铁等营养素的吸收,易引起胃肠道不适症状。② 香椿是一种亚硝酸盐含量很高的蔬菜,达到7.6 g/kg,而其他蔬菜的亚硝酸盐基本不会超过1 mg/kg,亚硝酸盐可以在胃内形成强致癌物亚硝胺。③ 嘌呤含量高:荤菜焯水的目的在于去除肉类中的嘌呤含量。对痛风患者而言,除了避免荤汤的摄入,肉类也建议焯水后再烹调食用,不仅可以去除嘌呤,还可以去除肉类中的血水、腥味等。

320 为什么PCOS患者要控制苏打水的摄入?

很多PCOS合并高尿酸血症/痛风患者认为多喝苏打水可以帮助碱化尿液,但目前其实没有充足的证明表明苏打水可以降尿酸,不仅不能替代治疗,多喝甚至还会增加肾结石等的发生风险。其次,苏打水含钠量高,会引起血压的升高。另外,苏打水中加了甜味剂,喝太多苏打水会产生口味依赖,容易导致难以抗拒其他甜品饮料。因此,建议适量选择天然无糖气泡水。针对患有消化系统疾病、肾功能不全或者肾结石的患者,更应该谨慎选择苏打水,苏打水中含有的矿物质和调味剂对已经出现损伤的肾脏是一种负担。

321 多喝低脂奶可以帮助PCOS患者降尿酸吗?

研究表明奶类可以帮助降尿酸。牛奶、低脂酸奶和奶酪的摄入,与高尿酸血症的低患病风险相关,其中低脂奶的摄入对降低尿酸水平是有益的。因此,建议高尿酸血症/痛风患者可以选择低脂奶作为每日奶制品的来源。如果有乳糖不耐的情况,也可以选择免乳糖奶作为替代。另外需要注意的是,乳饮料并非奶制品,在购买食品的时候需要关注食物营养标签及食品配料表,配料表中排在第一位的不是牛乳/羊乳就不建议选择。

322 PCOS患者如何做好备孕时期的饮食管理?

PCOS患者备孕期要做好严格饮食管理。通过强化生活方式干预,进行饮食结构调整、运动干预、减压、控制体重等方式纠正肥胖、胰岛素抵抗,改善糖脂代谢。首先需要根据孕前体重制定明确的减重目标,将体重尽量控制在标准体重以内。保证三大产能营养素合理配比,推荐碳水化合物占45%～60%,选择低GI食物;脂肪占20%～30%,以单不饱和脂肪酸为主,饱和脂肪酸和多不饱和脂肪酸均小于10%;蛋白质占15%～20%,以植物蛋白和乳清蛋白为主。多吃富含膳食纤维的蔬菜和水果,每天膳食纤维达到30 g。戒烟戒酒,清淡饮食,减少外出就餐和外卖频率。每日补充叶酸400 μg。

323 为什么PCOS患者怀孕以后要控制饮食?

PCOS患者怀孕不易,为了生一个健康的小宝宝,孕期需要注意合理饮食。妊娠期间并不建议减重,要均衡饮食,避免营养过剩,保持合理的体重增长。孕前超重或肥胖的孕妇应适度限制总能量和碳水化合物的摄入,建议总能量控制在每日25～30 kJ/kg,碳水化合物占总能量的45%～60%,最少不低于130 g/d。PCOS患者易发生妊娠糖尿病、妊娠期高血压,若孕期饮食不加以控制,这两种疾病的发生风险会明显增加,不仅危害母体健康,还与胎儿不良结局相关,如流产、早产、胎儿窘迫和巨大儿等,也是导致孕产妇和围产儿死亡的重要原因之一。因此,PCOS患者孕期合理饮食非常重要。

324 妊娠后发现患有妊娠期高血压应该如何调整饮食?

(1)控制总能量摄入,孕期体重合理增长:孕期要适当控制食物的量,不能"能吃就好"地无节制进食。

(2)增加优质蛋白质,减少脂肪摄入:鱼类、去皮禽类、脱脂奶类、大豆及其制品均是优质蛋白质的良好来源,且脂肪含量低,在补充优质蛋白质的同时增加多不饱和脂肪酸的摄入。日常烹调少用动物油,以植物油代之。

(3)减少盐的摄入量,补充足够的钙、镁和锌:钠盐摄入过多导致的水钠潴留会使血压升高。建议患者每天食用盐控制在5 g以下。避免盐腌制品如咸菜、咸肉、咸蛋等的摄入。牛奶及奶制品含丰富而易吸收的钙质,是补钙的良好食物。豆类、绿叶菜含丰富的镁,海产品如牡蛎等贝壳类含锌丰富,均应适量食用。

325 食素的PCOS患者如何合理饮食?

素食人群是指不食肉、家禽、海鲜等动物性食物的人群,可能导致蛋白质、维生素B_{12}、$\omega-3$多不饱和脂肪酸、铁、锌等营养素的缺乏。谷物是素食者膳食能量的主要来源,提供人体所需碳水化合物、B族维生素、矿物质和膳食纤维等,应保证每天谷物特别是全谷物的摄入。大豆含有丰富的优质蛋白质、不饱和脂肪酸和B族维生素,其发酵制品中含有一定量的维生素B_{12},素食者应比一般人群增加大豆及豆制品的摄入。坚果富含蛋白质、不饱和脂肪酸、维生素E、B族维生素、钙、铁等。蔬菜水果和菌菇类含有丰富的维生素和矿物质。因此素食者应摄入充足的蔬果、坚果、海藻和菌菇类食物。素食人群可用大豆油或菜油烹调,用亚麻籽油或紫苏油凉拌。

326 为预防肿瘤的发生,PCOS患者的日常饮食应注意什么?

PCOS患者常伴有肥胖,而肥胖导致的胰岛素抵抗和高胰岛素血症可造成多种疾病的增加,包括某些癌症如与性激素相关的乳腺癌、子宫内膜癌等。地中海饮食是近年提出的一种比较合理的膳食结构,可改善PCOS患者的BMI、血糖和血脂水平,改善多种代谢紊乱。正餐包括谷物、蔬菜、水果三个重要元素组成,谷类最适宜选择全谷物；蔬菜最少两种，保证维生素和矿物质的摄入；水果一份或两份，选择不同"颜色和纹理"以确保摄入不同的抗氧化物。同时建议摄入适量橄榄油增加单不饱和脂肪酸的摄入。

327　为什么不能吃霉变食物？

发霉是指有机物因霉菌生长而变质、变色。霉变的过程会改变食物的感官性状、破坏食物的营养价值，甚至产生霉菌代谢物等，不再有食用价值。进食霉变食物或被霉毒素污染的食物后会出现恶心、呕吐、食欲减退、发烧、腹痛等表现，1～2天多能痊愈。大量进食被黄曲霉毒素污染的食物，如花生、花生油、玉米等食物，可出现肝脏肿大、肝区疼痛、黄疸、腹水、下肢浮肿及肝功能异常等。因此，食物一旦出现霉变就应该舍弃不要食用，每天应保证新鲜蔬果、荤菜的摄入。

328　哪些因素会加重痤疮的发生？

体重超重、甜食、牛奶、高脂饮食等常被认为与痤疮的发生相关。① 体重：青春期痤疮和BMI呈正相关，伴有胰岛素抵抗的患者更明显。② 高糖饮食：高碳水化合物饮食促进胰岛素、胰岛素样生长因子-1的分泌，引起胰岛素抵抗，促使痤疮发生。③ 高乳制品饮食：牛奶中含有许多类固醇激素，如雌孕激素和雄激素等，及与痤疮发生有关。④ 高脂饮食：人类皮脂主要由三酰甘油（40%～60%）、甘油酯（19%～26%）、鲨烯（11%～15%）和少部分胆固醇和胆固醇酯构成。其中三酰甘油在痤疮丙酸杆菌的作用下释放游离脂肪酸是痤疮发生的重要机制之一。

329　痤疮患者应该如何饮食？

（1）PCOS患者大多体重超重，建议积极控制体重，每月下降1～2 kg，达到减重目标后维持体重。

（2）避免高碳水化合物、高乳制品饮食模式。低糖、低乳制品饮食可能会减少痤疮的发生。

（3）增加ω-3多不饱和脂肪酸的食物（鱼类及海产品）可以抑制促炎因子LTB4的合成,降低痤疮的发生率。

（4）富含维生素A和锌的食物有改善痤疮的作用。常见富含维生素A的食物有深绿色蔬菜、动物内脏（需要控制量）等。富含锌的食物有海产品如牡蛎、扇贝、鲍鱼等、瘦肉类。

330 痤疮患者是不是不能喝牛奶？

PCOS患者常伴有高雄激素血症,其皮肤表现主要为痤疮,25%～35%PCOS患者伴有痤疮。牛奶是近年来研究发现与痤疮相关的一种食物。牛奶中除了含有多种激素与痤疮发生有关以外,其含有的乳清蛋白（占蛋白质成分的20%）是肠抑胃肽的诱导剂,后者可刺激胰岛素的分泌,因此,乳清蛋白是促胰岛素分泌的主要组分,而酪蛋白（占蛋白质成分的80%）具有较强的促游离胰岛素样生长因子-1分泌的作用,而高水平的胰岛素和胰岛素样生长因子都与痤疮有关。但牛奶中的蛋白质为优质蛋白质,生物价高,利于人体消化吸收。因此,每天可适量饮用牛奶,推荐250 mL左右。

331 为什么喝奶茶会长痘？

奶茶是无数人的心头好,一杯奶茶下肚,心灵得到了满足,身体也收获了满满的"能量"。我们将奶茶分为奶、茶、小料来分析。奶的部分,一般有以下四种类型：鲜奶、淡奶油、炼乳和奶精（植脂末）。除了鲜奶外,淡奶油中含有较高脂肪,炼乳则含有大量糖,奶精的主要成分是氢化植物油,是反式脂肪酸的藏身大户。奶茶小料则更丰富,奶霜、冰激凌、布丁、芋圆、珍珠等都是含糖大户,一杯奶茶加上丰富的小料,顿时比一顿米饭还厉害。脂肪、糖、反式脂肪酸都会对人体内分泌代谢产生不利影响,如胰岛素抵抗和高雄激素表现。

332 喝豆浆有助于祛痘吗？

PCOS患者的痤疮主要是高雄激素血症的皮肤表现，主要与内分泌、饮食、精神、免疫因素、局部因素有关。长期进食过多辛辣、刺激、油腻的食物及甜食，会刺激毛囊皮脂腺分泌，促使长痘。喝豆浆祛痘的主要原因是豆浆中含有的大豆异黄酮，它是一种植物雌激素，来源于大豆、三叶草、葛根等豆科植物。如果想要达到祛痘的目的就不是每天喝一杯豆浆可以解决的。豆浆的主要成分是蛋白质，同时可以补充钙质，适量饮用豆浆可以达到预防骨质疏松、心血管疾病、肺癌等的目的，但是祛痘的功效仍值得商榷。

333 日常可以吃点什么来保养皮肤呢？

爱美之心人皆有之，对于女性来说日常更注重护肤。首先要保证蛋白质的充足摄入，肉要吃足，总热量不够，肉再吃得少也会对面容产生影响，每天至少要保证55 g的蛋白质摄入。日常可以选择牛奶、鸡蛋、鱼、虾、豆制品等。摄入充足的铁可以预防缺铁性贫血，让精神状态更好、皮肤更红润，维生素C有助于铁的吸收，日常可以多摄入含维生素C丰富的食物，如柑橘类、猕猴桃等。缺乏B族维生素容易发生脂溢性皮炎、口角炎等，日常需要保证粗粮及鱼、虾、肉类等的摄入。维生素D可以帮助钙的吸收，每天至少保证400 IU的维生素D。由于食物中维生素D含量少，建议可以选择维生素D补充剂作为补充。

334 吃"皮"能补"皮"吗？

"吃皮"其实是指摄入胶原蛋白是否可以帮助皮肤细腻有光泽。胶原蛋白是生物高分子，动物结缔组织中的主要成分，也是哺乳动物体内含量最多、分布最广的功能性蛋白，占蛋白质总量的25%～30%，某些生物体甚至高达80%以上。缺少胶原蛋白，皮肤逐渐失去弹性和锁水力，补充胶原蛋白可以帮助皮肤恢复弹性，听上去很有道理，但通过饮食摄入的胶原蛋白和其他蛋白质在体内具有相似的代谢途径,最终都会在胃和小肠中被分解为氨基酸和短肽后被肠上皮细胞吸收,吃进去的胶原蛋白并不会直接补充到我们想要补充的地方。因此,"吃皮"并不能"补皮"。

335 有脱发困扰的PCOS患者应该如何饮食?

脱发的主要原因有精神、内分泌、作息不规律等因素。组成头发的角质蛋白由氨基酸构成,其中胱氨酸占比最高,直接补充胱氨酸对营养缺乏导致的脱发有明显效果,鸡蛋、奶制品、豆类及豆制品、芝麻都含有较高的胱氨酸,多吃这些食物有助于生发。维生素A能刺激或抑制特殊基因的转入,从而影响蛋白质的合成,维生素A的缺乏和过多都会对头发脱落产生影响。一般推荐进食富含类胡萝卜素的蔬菜和水果,如深绿色蔬菜和黄橙类的蔬菜及水果。长期食用生鸡蛋蛋清会导致生物素的缺乏,进而导致脱发、脂溢性皮炎等症状,因此尽量避免食用生鸡蛋蛋清,可以食用花生、杏仁、熟鸡蛋、奶制品等食物来补充生物素。

336 为什么多毛症的PCOS患者更需控制饮食?

多毛是PCOS患者高雄激素的主要临床表现之一。研究表明,PCOS患者中合并多毛症的比例高达78%。国外一项研究认为,在所有威胁PCOS患者生命质量及身心健康的临床表现中,多毛症为首要因素,且合并多毛症的PCOS患者发生远期并发症如代谢综合征及心血管疾病的比例更高。PCOS患者BMI越高,并发多毛症、痤疮或者早秃等一系列高雄激素表现的风险越大。既往有多毛症病史的女性更易并发心血管疾病。因此,多毛症的PCOS患者更应通过合理饮食减轻体质量,培养良好饮食行为规范。

337 PCOS患者日常需要补充肌醇么?

对PCOS患者而言,肌醇可能有助于促进排卵,降低高血压、高胆固醇、高三酰甘油和高血清睾酮水平，但它也可能导致恶心、疲劳、头痛和头晕等不良反应，孕妇和哺乳期女性应尽量避免服用。虽然目前国内外有很多文献报道，肌醇能改善 PCOS 的代谢与生殖，但肌醇的用法和安全性还没有足够了解，因此，建议 PCOS 患者遵循医嘱服用。肌醇主要来源于以下食物：啤酒酵母、卷心菜、哈密瓜、鹰嘴豆、坚果、小麦胚芽、全谷物、除柠檬外的柑橘类水果等。

338 为什么说"抗糖丸"是智商税呢？

糖化反应，准确地说是糖基化反应，是一种正常的生理现象，产生的糖蛋白对维持身体正常运转有着重要作用，不可抗且不可逆。糖基化终末产物（AGE）是人体内的还原糖与蛋白质或脂类经非酶糖基化后生成的混合物。AGE 的确会加速衰老，导致一些慢性疾病，但代谢正常的健康人在正常饮食的情况下通常是不会在体内蓄积过量的 AGE。甜食等过甜的食物、煎炸的肉类、深加工食品都会造成体内外源性 AGE 的增加。抗糖丸其实是一些植物提取物和胶原蛋白肽，并没有临床证据证明上述成分可以逆转糖化作用。我们真正要做的其实就是减少加工食品的摄入，避免煎、炸等烹调方式，减少高糖食物的摄入，养成良好的饮食行为习惯。

339 为什么说健康的核心是心肺耐力？

心肺耐力是指持续体力活动中呼吸系统吸入氧气、循环系统运送氧气和骨骼肌利用氧气的能力。它是预测各种疾病发病率和死亡率的良好指标，不论男女，心肺耐力下降是导致全因死亡率升高的头号杀手。它的表达单位是最大摄氧量 VO_{2max}。心肺耐力与性别、遗传、年龄、是否合并疾病以及运动习惯有密切关系。随年龄增加心肺耐力会逐年下降。同时，合并糖尿病、肥胖、冠心病等的患者其心肺耐力较正常人显著下降。提高心肺耐力，提高我们的"生命值"，只有华山一条路——运动！而不同患者其运动方式是有所不同的。

340　为什么说运动对PCOS的治疗很重要?

运动可明显影响全身代谢,包括脂肪代谢和葡萄糖代谢等。运动可加强肌肉细胞对能量的利用,无论是哪一种运动,只要运动就可以提高胰岛素的敏感性,增加葡萄糖的利用率,从而降低血糖。经常运动可以增强心肌功能,改善心功能,改善脑和外周的血液循环。经常运动能增强肌力,减少脂肪组织,减轻体重,尤其能减少内脏脂肪。运动可以使肌肉毛细血管扩张、血流增加、微循环得以改善,从而降低某些癌症(如乳腺癌、结肠、直肠癌)的发病风险。此外,运动可以消除精神紧张,愉悦心情,放松心理,使自我感觉越来越好。

341　为什么说PCOS患者单纯依靠饮食控制来管理体重是不够的?

单纯依靠饮食控制进行体重管理对多数轻度肥胖的PCOS患者来说可以产生明显的减肥效果,但是严格饮食控制往往难以长期坚持,而且随着能量摄入的减少、体重的减轻,机体会产生保护性机制来降低代谢率,由此体重下降进入平台期。其次,长期缺乏能量摄入,体内糖原、肌肉、脂肪分解代谢增加,造成低血糖、肌肉萎缩、酮症和贫血等不良后果。此外,患者需要忍受饥饿,心理负担加重。因此,单纯饮食控制来管理体重存在诸多不利影响。对PCOS患者来说,应结合饮食控制和有效运动来进行体重管理,既有利于减重及维持效果,也有利于恢复月经周期和排卵,重塑自信。

342　PCOS患者应该选择哪种类型的运动处方?

运动处方的概念最早是由美国生理学家卡波维奇在20世纪50年代提出的。至20世纪70年代世界卫生组织(WHO)开始使用运动处方术语,从而在国际上得到认可。运动处方是指导人们有目的、有计划和科学锻炼的一种方法。按照运动处方进行科学的锻炼,既安全可靠,又有计划性,可达到健身保健和治疗疾病的双重目的。根据制定运动处方的对象不同，一般将其分为康复治疗性、预防健身性和竞技训练运动处方。

无论是肥胖型还是非肥胖型PCOS患者，运动干预都是一线的基础治疗方式。建议PCOS患者选择康复治疗性运动处方，且应根据评估情况制订个体化运动处方。

343 PCOS患者怎么制订个体化运动处方？

一般来说，运动处方的制订需要遵循标准化过程，大概包括以下几个步骤：① 通过医学检查、问卷调查和运动测试，全面了解处方对象的体适能和健康状况并进行危险分层；② 确定运动处方的目标；③ 依据FITT-VP基本原则制定运动处方；④ 运动处方执行期间的医学监督和定期调整运动处方。PCOS是高度异质性的一种内分泌生殖代谢综合征，按体脂分包括低体重、正常体重、超重和肥胖人群，进一步按体成分分析，又可分为少脂少肌、多脂少肌和多脂但肌肉含量正常等不同类型。因此需要针对不同特点的PCOS患者制订个体化的运动处方。

344 什么是FITT-VP基本原则？

FITT-VP基本原则是运动处方的核心，F即frequency，运动频率，指每周的运动次数。根据WHO推荐，每周3～5天，可以有氧运动和抗阻运动交替进行。I即intensity，运动强度，是最关键的部分。合适的运动强度制订和定期调整是决定运动有效性和安全性的重要因素。T即time，完成既定运动强度的总时间。T即type，运动类型，通常指有氧运动、抗阻运动和柔韧性运动。V指volume，运动量，取决于运动频率、运动强度和运动时间等多种因素。P即progression，运动的渐进性，分为适应期、提高期和稳定期，在医学监督的过程中逐步调整具体的运动处方元素。

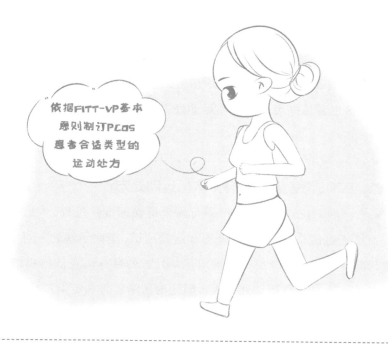

345 有氧运动有哪些好处?

有氧运动是指主要由躯干、四肢等大肌群参与为主,有节律、时间长,能够维持在一个稳定状态,以有氧代谢为主要供能途径的运动形式,如散步、骑自行车、游泳、划船等。通俗地说,有氧运动是需要动用多群肌肉的适当强度的运动。有氧运动最大的作用是可以提高心肺耐力,而心肺耐力是健康体适能的核心要素,可以作为预测疾病发病率和死亡率的良好指标。美国心脏病学会声明,通过适当运动提高心肺耐力,可以降低心血管疾病发病率10%～30%,并且将心肺耐力视为除呼吸、体温、心率和血压以外的第五大生命体征。

346 如何评估有氧运动的运动强度?

评估有氧运动强度的常用方法有储备心率百分比法、梅脱值和主观感觉疲劳等级法(RPE)。

（1）储备心率百分比法：人体在运动到力竭时的最大心率（HRmax）与安静心率的差值称为储备心率（HRR）。HRmax=207－0.7×年龄，HRR=（207－0.7×年龄）－安静心率（HRrest）。靶心率达到40%～60%HRR属于中等强度运动，＜40%属于低强度运动，＞60%属于中等强度运动。

（2）主观感觉疲劳等级法（RPE）是运动中的整体自我感觉。根据Borg量表，RPE 9-11级对应心率为90～110次/分，主观感觉为轻松，属于低强度运动；RPE 12-14级对应心率为120～140次/分，主观感觉为稍感吃力，属于中等强度运动；RPE 15-18级对应心率为150～180次/分，主观感觉为明显吃力，属于高强度运动。

347 什么是抗阻运动？

抗阻运动也称为阻力训练或力量训练，通常指肌肉在克服外来阻力时进行的主动运动，以达到肌肉增长和力量增加的过程。有氧运动和抗阻运动均可以增加血流速度，但抗阻运动不仅可以增加肌肉力量和耐力，还可以通过增加心脏的压力负荷，增加心内膜下血流灌注，从而获得较好的心血管氧供需平衡，改善心血管功能。抗阻运动常用的训练方法有直立提拉、躬身提拉、杠铃弯举、卧推、深蹲起等。规律的抗阻运动可以提高肌肉力量、改善身体成分、增强胰岛素敏感性、提高基础代谢率、降低血糖和血压，是益处良多的运动方式。

348 如何评价抗阻运动的运动强度？

抗阻运动的运动强度可使用最大重复负荷（RM）表示。所谓最大重复负荷就是予以某一负荷时锻炼者最多能重复的次数。例如一位锻炼者做哑铃负重深蹲时，予以20 kg负重时能且只能重复一次动作，那么20 kg就是该锻炼者行负重深蹲时的1 RM；予以15 kg负荷行臂屈伸时可以重复8次动作，那么15 kg就是该锻炼者做臂屈伸的8 RM。大强度力量练习相当于1～10 RM，用以提高肌肉最大收缩力；中等强度力量练习相当于 11～20 RM，可以提高肌力，增加肌量；小强度力量练习相当于 20 RM 以上，用于提高肌肉耐力。一般建议初学者以60%～70%1 RM间歇训练提高肌肉力量。

349 超重或肥胖型PCOS患者的运动处方的特点是什么？

运动方式选择有氧运动为主，以中等强度运动起始，主观运动感觉以"能说话不能唱歌"来直观进行衡量；对于无运动习惯的肥胖 PCOS 患者，每日运动时间可控制在 20～30 min，运动频率 3～5 次/周，运动间隔时间尽量避免连续 2 天或以上。循序渐进，遵循先增加运动时间、运动频率，后增加运动强度的原则，直到每日运动时间达到 60～90 min，每周达到 250～300 min 中等强度。如果采取每次至少 10 min 的间歇运动，逐渐累积到 60 min 也能获得持续运动的效果。对于因体重过大已患有关节炎的患者，运动方式上可以选择自行车和游泳等下肢负重较少的运动为起始。

350 正常体重的PCOS患者的运动处方的特点是什么？

通过对正常体重的 PCOS 患者进行体成分分析发现，相当一部分患者处于肌肉含量减少的状态。肌肉不仅是人体必备的运动器官，同时也是人体重要的能量代谢器官，是葡萄糖利用的关键场所，也是重要的内分泌器官，对于血糖水平和代谢稳态发挥着至关重要的作用。因此对这一部分患者以抗阻运动为重点运动形式，增加肌肉含量、提高肌肉力量将带来可以预期的临床获益。

351 不同类型的PCOS患者如何选择有氧运动和抗阻运动？

对于不同类型的 PCOS 患者，选择有氧运动还是抗阻运动一定不是绝对的，而是相互促进的。针对肥胖型患者的运动处方同样可以加入抗阻运动，有助于提高基础代谢率，减少瘦体重丢失，维持减重效果和总体代谢稳态。对于正常体重的PCOS患者，肌肉含量减少的患者必然处于相对的体脂率升高，也就意味着运动处方需兼顾减脂和增肌两方面，因此有氧运动是必不可少的，只是在运动起始适当强调增加肌肉含量可以使后期减脂更为高效。有氧运动除了减脂，更为重要的是增加心肺耐力，而这是任何一类疾病患者都需要加强的核心体适能指标。

352 运动时有哪些重要的注意事项？

运动也要讲究科学。首先，强调运动治疗与饮食控制要平行进行，缺一不可。其次，在准备运动之前，与专业人员一起讨论和制订运动计划，做好充分的评估，避免一切不宜运动的因素，以确保运动的可行性和安全性。强调运动前后要进行热身运动和放松运动，各5～10 min，如原地踏步、手脚伸展、转腰、踢腿、踮脚尖等，活动筋骨预防运动造成的肌肉和关节损伤。运动需要穿合适的鞋子和宽松舒适的衣裤。再者，强调运动计划落实过程中，定期随访和评价各项指标，根据结果调整运动方案。总之，运动有效的前提是循序渐进、持之以恒。

353 为什么目前还不能根治PCOS？

自1935年Stein和Leventhal首次描述这种疾病至今，PCOS的确切病因和发病机制仍不十分清楚。目前认为，PCOS是伴随女性一生的常见慢性非传染性疾病，其病因起源复杂，临床表现更是有很大的异质性，有的患者性腺轴紊乱更明显，有的患者代谢异常更多见，即使看着相似的患者也可能对同样的治疗方案产生不同的效果，治疗方面还存在很多不确定性。虽然无法根治，但是可防可控，如何根据患者不同的内在起源或外显特征进一步进行临床精准分型，从而找到更为有效的治疗方案是医学界努力的方向。

354 为什么说PCOS的治疗需要综合手段？

PCOS的发生是遗传和环境因素共同作用的结果，指南推荐"以健康相关、生活质量为目标的个体化整体治疗方案"，即根据不同生理阶段的不同临床问题制订不同治疗目标，多科室医生共同协作综合管理。比如，年轻时生殖内分泌问题多见，要积极预防代谢性疾病和子宫内膜癌，年长时以代谢问题多见，需要积极预防心脑血管疾病。生活方式干预是贯穿始终的基线治疗手段，如果不以生殖为目的，则主要是调整月经、抗雄和控制代谢问题；如果以生殖为目的，也要在生活方式调整、控制异常代谢指标的基础上再考虑妊娠，无法达到自然受孕的患者可行辅助生殖治疗。

355 为什么PCOS的治疗目标分短期目标和长期目标？

月经紊乱、闭经、不孕、多毛或痤疮常常是PCOS患者的主要就诊原因，因此，患者往往觉得只需要纠正这些症状就足够了。但对医生而言，治疗的目标远不止于此。如前所述，PCOS患者的远期并发症如糖尿病、高血脂、高血压、高尿酸、脂肪肝，甚至子宫内膜癌、心脑血管疾病的风险都明显增加，更需要被关注被治疗，尤其是通过积极的预防措施达到防患于未然的效果是治疗的更高目标。所以，当患者首次就诊时，在全面评估病情的基础上，为其制订个体化的短期和长期治疗目标是关键。

356 PCOS的短期治疗目标就是指调理月经吗？

月经紊乱是PCOS主要的临床表现，最容易引起患者的关注，很多患者为了调理月经长期在妇产科和中医科就诊。也有部分患者因为高雄激素（如痤疮、多毛）和不孕不育就诊，因此，除了调理月经、抗雄、解决生育问题（有生育要求）也属于短期治疗目标。另外需要强调的是，代谢异常的高发容易被忽视，PCOS患者应该在内分泌科尽早评估，针对已经存在的肥胖、胰岛素抵抗以及代谢异常进行治疗，这不仅是短期治疗目标的重要组成部分，也是改善生殖内分泌异常的有效手段。

357 为什么说PCOS的长期治疗目标更要重视？

由于PCOS是逐渐发展、无法根治的慢性病，其生殖内分泌功能紊乱和代谢紊乱常常是在疾病发展过程中陆续出现的，同时患者还存在多种远期并发症的风险。虽然我们还不能阻断疾病的发展，但可以通过早预防早治疗达到事半功倍的效果。如果只是停留在用调经药、促排或是做试管婴儿，没有按照科学的疾病随访规划进行定期复查，忽视了远期并发症（糖尿病、心脑血管病、肿瘤等）的防治，就可能错过最佳时期。因此，PCOS治疗的着眼点一定要放长远，通过随访、监测和适当的控制手段最终实现患者的长期健康维护。

358 为什么好的PCOS治疗方案要基于精准的临床分型？

PCOS看似简单，其实复杂，患者常胖瘦不一、高雄激素表现不一、月经周期长短不一、能否顺利妊娠不一。同时，对于相同的治疗手段用在不同的患者身上，治疗疗效也相差很大。归根到底，这些表象都是源于患者存在不同的病因和发病机制。目前治疗方案还是以临床表现为基础，分为生殖内分泌异常为主和代谢异常为主，进一步按照体重、雄激素和胰岛素抵抗水平等差异选择药物方案，还没有从病因病机出发的分型方式，亟待更为精准的病因分型来帮助医生从"对症下药"到"对因施治"，实现真正的个体化精准治疗。

359 不同的PCOS分型如何影响治疗决策？

PCOS分型对治疗决策的影响：① 指导生活方式调整，比如肥胖型PCOS患者要重视体重管理，可带来明确的临床获益；② 治疗药物的选择，代谢表型为主的PCOS以改善胰岛素抵抗为核心的药物，兼顾减重调脂，而生殖表型为主的PCOS以促排助孕为主，高雄表型为主的PCOS以调经降雄为主；③ 预测卵巢反应及助孕治疗结局，不同类型PCOS行促排卵（COH）时的卵巢反应和卵巢过度刺激综合征（OHSS）风险不同；高雄激素表型PCOS的流产率增加，活产率下降；④ 加强孕期随访，如在高雄激素表型PCOS患者的妊娠期间母胎并发症的风险更为突出。

360 近期是否有生育要求对治疗有影响吗？

调整生活方式虽然是PCOS的一线治疗手段，但还是有很多PCOS

患者需要药物辅助调经、改善胰岛素抵抗和代谢异常及改善高雄激素状态。在这些药物中有些对胎儿有潜在风险，需要在备孕前停用，因此，医生需要了解患者是否有妊娠计划以便合理选择药物和制订用药计划。另外，如果患者有生育的迫切需求，医生在制订初始治疗计划时，为了在尽可能短的时间内最大限度地改善各项异常指标，可能直接联用多种治疗手段并进行更为密切的随访，帮助患者尽早完成妊娠计划。

361 PCOS患者考虑备孕前需要停用哪些药物？

改善胰岛素抵抗的格列酮类药物属于妊娠C类药物，孕妇服用药物后可能影响胎儿生长发育、增加新生儿的致病率和致死率，建议妊娠前3个月停用。抗雄药物安体舒通可以通过胎盘，虽然它对胎儿的影响目前并不十分清楚，还是建议妊娠前停用。他汀类药物用以调脂，可能干扰胎儿发育，建议"在所有孕妇中完全禁用"。2021年7月美国食品药品管理局（FDA）专家组重新评估后认为在"预防一小部分高危孕妇严重或潜在致命性事件"方面他汀类药物可能有潜在益处，备孕期可用，但对于大多数孕妇来讲，一旦发现妊娠建议停用。

362 为什么多数PCOS患者除了管理生活方式还要用药？

管理生活方式是PCOS的基础治疗手段，包括饮食、运动、体重控制及生活行为的调整，肥胖的患者减重5%～10%可能就会恢复月经及自发排卵、改善高雄激素状态，甚至逆转糖代谢异常等，但即使是控制体重，这个看似靠毅力可以解决的问题也常常不尽如人意。PCOS被认为是一种生活习惯病，但它的发生除了生活习惯因素外，还有遗传因素、环境内分泌干扰物等的参与，发病机制可以是肾上腺起源、中枢起源、胚胎起源、肠道菌群起源、精神因素起源等，所以千万不要盲目"拒绝药物"，针对不同情况制订个体化治疗方案才符合科学。

363 为什么不同患者用药一样，用量却不一样？

在PCOS的治疗中，很多患者有类似的临床问题，会用到相同或者相似的药物，但是药物剂量可能并不相同，这是为什么呢？其实，每个药物的有效剂量往往是一个区间，太小达不到效果，太大不能增加效果的同时可能增加药物的不良反应。临床医生在有效的治疗剂量范围内根据患者的身高体重、临床症状轻重程度、对药物的耐受能力（肝肾功能、有无胃部疾病等）以及是否联合用药等方面来考量具体个体的用药剂量。因此，不同个体之间可能存在差异，但制订药物剂量的原则都是力求用最小的剂量达到最佳的效果。

364 治疗药物需要经常调整剂量或品种吗？

个体的某些特定基因差异可以导致每个人用药后产生的疗效和不良反应都存在差异，利用基因组学信息解读药物作用的个体化差异就叫作药物基因组学。但目前临床实际只能对极少数特殊药物做到如此精准定位，绝大多数药物的选择只能凭医生经验和患者的临床信息来判断。为了防止药物的不良反应，很多药物需要从小剂量开始逐渐加至理想剂量，而治疗一段时间后，医生会进行病情和治疗效果以及药物不良反应的评估，据此制订下一阶段治疗方案。因此，在治疗过程中，同一患者用的药物品种和剂量都可能需要不断调整。

365 为什么有的患者过段时间可以停药，有的患者不行？

PCOS的治疗不仅方案需要个体化，治疗的效果也是因人而异，这与PCOS复杂的发病机制有关。肥胖型PCOS患者，通过减轻体重可以改善代谢异常以恢复月经及排卵；合并糖调节受损的PCOS患者，经过3～6个月治疗后，有些患者可以恢复正常；月经紊乱的PCOS患者，使用中药或者避孕药调经几个周期后，也有患者可以恢复自行来经。对这些能部分或完全恢复的患者，可以停用药物单纯靠管理生活方式来巩固治疗效果，但有很大一部分患者需要长期最低有效剂量的药物来维持各项指标的正常水平。

366 没有糖尿病的 PCOS 患者也可以用降糖药吗？

糖尿病和PCOS看似是孤立的两个疾病，其实有着密切的关联，而将它们联系在一起的就是胰岛素抵抗。我们常把胰岛素比作一把钥匙，它能帮助葡萄糖进入身体的组织细胞被利用，各种原因导致胰岛素作用效率的下降就被称为胰岛素抵抗。胰岛素抵抗是糖尿病、高血压、向心性肥胖、血脂紊乱发生的"共同土壤"。研究者发现，50%～70%的PCOS患者存在不同程度的胰岛素抵抗。胰岛素抵抗和高胰岛素血症会使女性出现高雄激素状态、卵泡成熟障碍以及各种代谢紊乱。因此，能改善胰岛素抵抗的降糖药就同样成为治疗PCOS的重要手段。

367 哪些降糖药常用于治疗 PCOS 患者？

胰岛素抵抗和高胰岛素血症是PCOS患者重要的病理生理改变，但是目前并没有相应的药物有治疗PCOS的适应证，而是借用在糖尿病领域用以改善胰岛素抵抗且低血糖风险很小的药物，如经典的胰岛素增敏剂、双胍类和噻唑烷二酮类，也有非经典的药物如阿卡波糖、小檗碱。近些年，一些新药GLP-1受体激动剂、钠-葡萄糖协同转运蛋白2（SGLT-2）抑制剂等也被尝试用于PCOS的治疗，取得令人瞩目的效果。众所周知，PCOS患者本身就是糖代谢异常的高危人群，因此以上降糖药可根据具体情况在医生的指导下用于治疗PCOS患者。

368 没有糖尿病的 PCOS 患者用了降糖药会发生低血糖吗？

用于治疗PCOS的降糖药主要都是改善胰岛素抵抗的药物，如双胍类（二甲双胍）和噻唑烷二酮类（吡格列酮）。二甲双胍可以增加脂肪、肌肉等组织对葡萄糖的利用率，抑制糖异生和肝糖原分解输出，延缓肠道对葡萄糖的吸收，帮助部分患者控制体重,改善高雄和恢复月经及排卵、提高妊娠率。噻唑烷二酮类药物可以提高脂肪细胞、肝细胞及骨骼肌细胞对胰岛素的敏感性,改善PCOS患者的胰岛素抵抗、高雄、月经异常、排卵障碍等。以上药物包括陆续被用于治疗PCOS的阿卡波糖、胰高血糖素样肽-1受体激动剂(GLP-1 RA)、SGLT-2抑制剂等都具有血糖依赖性,单独使用几乎不发生低血糖。

369 为什么用药后一直要抽血复查?

PCOS的发病机制复杂,在为患者选择药物时,医生首先要进行检查,评估患者可能存在的病理生理异常及合并症、并发症,然后为患者制订个体化的治疗方案。然而,在临床实践过程中,由于患者的临床异质性非常大,对药物治疗效果的个体差异会很大,治疗一段时间后(一般是3~6个月),医生会对患者再次进行各项指标的复查以评估疗效。如果达到预期效果,可能减药、停药或者继续巩固治疗;如果未能达到预期效果,则可能调整治疗方案以达到更为理想的效果。

370 为什么不需用药治疗还要定期抽血复查?

PCOS是一种慢性代谢性疾病,可以说是伴随女性一生的疾病,除了有痤疮、多毛、月经紊乱、不孕、肥胖以外,远期还会有糖尿病、高血压、高血脂、高尿酸及肿瘤的风险,这些疾病可能在确诊时已经同时存在(确诊较晚),也可能确诊时很少有(确诊早)。这些疾病在PCOS的发展过程中陆续出现,无法预知,只能通过定期检查、长期跟踪随访才能做出正确判断,目前的临床问题不需用药不等于病情不发生变化、以后都不需要用药。对还不能根治的慢性病,科学随访才是王道。

371 为什么遵医嘱规律用药,但效果还是不理想?

其中有三方面的可能性: ① PCOS是一个临床异质性非常强的疾

病，病因及发病机制仍不明，治疗还有极大的探索空间；② 目前通用的鹿特丹诊断标为排卵障碍、高雄和多囊卵巢三选二，同时又能排除其他引起高雄激素和排卵障碍的疾病。这个标准比较宽泛，很多看似一样但实质不同的患者治疗方案就无法实现理想中的"对症下药"；③ 机体的遗传多态性在药物反应个体差异中的作用还无法被完全解读，同一种药物对不同的患者可能会有不同效果。因此，规律治疗3～6个月后医生需要再进行病情评估，以决定下一步的方案。

372 是否合并肥胖对PCOS的治疗方案有很大影响吗？

肥胖是PCOS患者常见的临床表现，发生率为30%～60%，即使体重正常，腹部脂肪堆积造成的腹型肥胖也不少见，因此，肥胖与PCOS的发生发展有着密切的关系，是"幕后推手"。研究显示，肥胖型PCOS患者的胰岛素抵抗、代谢紊乱更重，雄激素水平也更高，排卵障碍及生育相关并发症会更常见，远期发生糖尿病、高血压、血脂紊乱等并发症的机会更多，这些患者如果不积极控制体重，即使促排或者辅助生殖，成功率也不高，还容易发生母亲和子代的妊娠相关并发症。因此，对合并肥胖的PCOS患者而言减重是治疗的重中之重。

373 为什么减重对肥胖型PCOS患者非常重要？

脂肪组织不仅是能量的储存器，还是体内最大的内分泌器官，可以分泌大量的脂肪因子和炎症因子，从多个机制参与PCOS的发生发展。大量研究已经证实，对于超重或肥胖型PCOS患者，减轻体重（只要5%～10%）就可以明显改善患者的胰岛素抵抗和高雄激素血症，纠正月经紊乱，促进排卵，提高自然妊娠率，减少妊娠并发症。对于需要借助辅助生殖的女性，体重减轻后其用药量降低，辅助生殖的成功率会大大提高，同时，母亲和子代的并发症同样会明显减少。因此，减重治疗对合并肥胖（或腹型肥胖）的PCOS患者尤为重要。

374 为什么青春期肥胖更需要及早干预?

研究显示,31岁时出现稀发排卵或者同时存在稀发排卵和高雄激素表现的女性,以及46岁被确诊为PCOS的女性有一个共同特征,即14～31岁她们的体重明显增加,提示发生在青春期和成年早期(而非后期)的肥胖与之后PCOS的症状和确诊密切相关,这一观察结果揭示了PCOS发生的敏感时期,强调了早期体重管理的重要性。对于青春期肥胖患儿,健康心理学家、营养师和内分泌医师共同参与的管理模式比仅有内分泌医师参与的管理模式对减轻体重的效果更明显,强调心理和营养干预的重要性。

375 为什么控制体重需要贯穿PCOS治疗的始终?

PCOS往往会伴随终身,那么体重控制也将成为PCOS患者的终身功课,这是一场持久战。对于肥胖型PCOS患者,除了本身存在更大排卵障碍的可能性外,使用药物促排也相对难以获得较好的促排效果。另外,超重或肥胖的PCOS患者在怀孕过程中也容易出现很多其他问题,如流产、早产等,更增加了妊娠并发症的风险。研究发现,体重降低5%～10%就能改变或减轻月经紊乱、多毛症、痤疮等症状,并有利于不孕的治疗;长期维持正常体重将降低PCOS长期发展带来的各种并发症。因此,控制体重是一个漫长的过程,需要长期坚持。

376 肥胖型PCOS患者需要服用减肥药吗?

肥胖是遗传和环境因素共同参与相互作用的结果,中心环节是能量代谢不平衡,当能量摄入超过能量消耗,过多的能量即以脂肪的形式储存起来导致肥胖。管理生活方式是控制体重的基础治疗手段,包括控制总热量摄入、科学配比各种营养素、规律有质量的运动、良好的作息习惯、睡眠和情绪管理、戒烟、限酒等。药物治疗是肥胖的辅助手段,一般用于严重肥胖的患者或者经过管理生活方式仍未充分显效时,包括食欲抑制剂、增加能量消耗的药物、抑制肠道吸收的药物等。

377 为什么用了减肥药体重也不下降？

对于肥胖症患者，推荐控制体重的基础治疗还是科学管理生活方式，服用药物的患者如果不进行饮食控制和适当运动，仅靠药物的作用是十分有限的，即使有效果，维持时间也不长，容易反弹。另外，减肥药物的效果存在个体差异，这可能是不同个体其肥胖发生的机制各不相同，也可能是个体基因背景导致对某种药物反应欠佳。因此，当药物治疗一段时间效果欠佳时，应首先看在管理生活方式方面是否足够，必要时寻求营养科、运动医学科的专业指导。

378 为什么开始体重有下降，后来就没有效果了？

肥胖治疗需要综合的管理手段，且必须持之以恒。很多患者在开始治疗时积极性很高，饮食控制严格、运动规律，减重效果比较明显，但是一段时间后，思想放松导致饮食及运动逐渐放松，减重效果就不明显了。还有患者初期过度节食，体重明显下降，但是这种生活方式无法持久坚持，甚至其中有些患者还会"报复性"进食，导致体重明显反弹。使用减重药物的患者也可能开始效果好，之后效果不明显，这是由于药物的减重效果是有限的，多数药物的平均减重效果是减少原有体重的5%左右。

379 为什么对一些患者有用的减肥药对另一些患者却没用？

很多人有从众心理，即使在看病吃药的问题上也一样，看到别人用某个药效果好也想试试，这是非常不可取的。首先，疾病是一个非常复杂的科学问题，有非常强的专业性，医生需要大量的医学知识才能做到辨证施治，老百姓眼里的"一样"可能是完全"不一样"，不能照搬治疗方案；其次，即使是相似的临床问题，在不同个体表现也不完全一样，对药物的反应更是千差万别；最后，减重需要综合手段，当觉得药物效果并不好的时候别忘记看看饮食、运动、睡眠管理是不是也做到位了。

380 标有"健""食"和"国药准字"的药物都是减肥药吗?

如今肥胖症的流行推动了减肥市场的快速发展,很多宣传有减肥作用的保健品或者食品涌入市场,让老百姓眼花缭乱,是否能把它们当减肥药用呢? "卫食健字(年号)第×××号"即"健"字号保健品,保健品有适宜人群和不适宜人群,主要用来调节人体功能,不能代替药物。"卫食证字"是食品的标注,针对的是普通食品,没有其他功能的评估。"国药准字"是国家批准的有治疗效果的药物,需要经过大量临床验证,有严格的适应证,需要专业医生评估病情后开具。想要辅助药物减肥的患者需要擦亮眼睛,切勿被广告宣传误导。

381 奥利司他是中国唯一批准的减肥药吗?

奥利司他可以长效且特异性地与胃和胰脂肪酶共价结合,使酶失活,抑制油脂(主要为三酰甘油)被身体吸收,控制体重。这类药物安全性和耐受性较好,几乎不吸收入人体($<1\%$),主要不良反应是脂肪泄和脂溶性维生素吸收不良,是唯一被美国食品药品管理局(FDA)、欧洲药品管理局(EMA)、中国国家药品监督管理局(NMPA)同时批准的减肥药,全球唯一非处方药(OTC)减肥药品。2018年,中国《多囊卵巢综合征诊治内分泌专家共识》推荐奥利司他可用于PCOS患者的减重治疗。

382 国外还有其他上市的减肥药吗?

国外其他已经上市和即将上市的减肥药还包括食欲抑制剂(芬氟拉明、安非拉酮、西部曲明等)、中枢兴奋剂(马吲哚等)、人工重组瘦素、β_3肾上腺素受体激动剂、大麻素受体1抑制剂等。由于确切疗效或不良反应问题,或不被推荐或仅推荐短期使用,且并没有进入中国市场。降糖药GLP-1受体激动剂(利拉鲁肽及司美格鲁肽)由于在肥胖人群中减重效果好,在美国被FDA批准作为减肥药,但在中国此类药物还只批准用于糖尿病患者,暂时没有肥胖的适应证。

383 为什么奥利司他需要随餐或者饭后1 h内服用？

奥利司他主要在胃肠道局部起作用，可以特异性地与胃和胰脂肪酶共价结合，使酶失活，在胃肠道黏膜表面筑起一道屏障，抑制食物中30%的脂类吸收。脂类食物摄入后其消化时间为2～4 h，所以推荐奥利司他随餐或者餐后1 h内服用，每天3次，如果过早或者过晚服用，油脂已经被身体完全和部分吸收完了，药物无法发挥最大疗效，影响减重效果及代谢紊乱改善。服用奥利司他后一般24～48 h即可在大便中明显发现脂肪排泄的增加，停药后48～72 h，大便中脂肪排泄逐渐消失。当然，不同患者也存在个体差异。

384 为什么建议奥利司他每天2～3次？

奥利司他几乎不吸收入血，主要靠在胃肠道局部起作用，且它对脂肪酶的最佳抑制效果维持4 h左右，所以需要在每次进餐时服用才能达到持续抑制脂肪吸收的效果。对于需要减重的患者，按时规律用药非常重要，"三天打鱼，两天晒网"会使治疗效果大打折扣。当然，如果某一顿餐食物种类单一、无脂类食物，则可以不需要服用奥利司他。

385 只有食物中含有肉类才有服用奥利司他的必要？

大家通常认为，肉类食物含有大量脂肪，服用奥利司他才有用，否则就白吃了。其实，很多非肉类食物也含有不同比例的脂肪，比如鱼虾、蟹黄、全脂牛奶、鸡蛋、花式面包、饼干、糕点等，全脂牛奶和脱脂牛奶中脂肪含量可以相差近6 g，油豆腐比普通豆腐脂肪量增加11.6 g。大家爱吃的火锅蘸料如沙茶酱、芝麻酱和花生酱含有的脂肪量也很高。另外，即使是蔬菜，如果放很多油烹饪，进食后也会增加脂肪摄入量。因此，只要是进食混合餐，服用奥利司他都有减少饮食中脂肪摄入的作用，这也就是为什么有些患者觉得没吃肉也会排油。

386 慢性吸收不良综合征的患者可以服用奥利司他吗?

吸收不良综合征是由于各种原因引起的营养物(尤其是脂肪)不能被小肠充分吸收,从而导致患者出现腹泻(一般为脂肪泻)、营养不良、体重减轻等表现,可分为原发性和继发性,前者致病原因是小肠黏膜本身病变影响物质吸收,后者可以继发于胰酶、胆盐或黏膜酶缺乏,也可能是小肠运动、血循环或淋巴循环障碍及小肠病变(如炎症、短肠综合征等)等。由此可见,有这种疾病的患者不适合服用奥利司他,否则会雪上加霜。

387 服用奥利司他需要监测肝功能吗?

1999—2008年,在美国汇集了4 000万左右使用奥利司他的患者资料,发现有13例患者发生肝脏损伤,其中5例比较严重,但是这些肝损是否为奥利司他使用的直接后果FDA无法给出定论。目前在不同厂家的药物说明书中,极少见的不良反应大都会提及包括转氨酶升高和罕见肝炎,提醒医生和患者注意,要权衡利弊后选择。肥胖患者常合并脂肪肝,肝损较为常见。因此,在使用这类药物前和使用中动态监测肝功能的变化是十分必要的,使用后如果出现肝损,及时停药即可,不必过度担心。

388 为什么服用奥利司他时最好补充点脂溶性维生素?

对于服用奥利司他的患者,建议膳食要尽量均衡,控制食物总热量。由于奥利司他抑制脂肪吸收,因此,需要脂肪帮助的脂溶性维生素的吸收可能受到影响。已经研究观察到,在与奥利司他同服时,维生素D、E和β胡萝卜素的吸收会有所减少。另一项研究检测了使用2年奥利司他患者体内的维生素,发现A、E、K和β胡萝卜素水平仍在正常范围内。目前多数药品说明书中建议,为了保证足够的营养物质,可以考虑在服用奥利司他至少2 h后或在睡觉前服用复合维生素。

389 为什么有些患者服用奥利司他后看不到排油？

由于摄入的脂肪需要经过胃肠道内的脂肪酶进行分解才能被吸收，如果脂肪酶活性被奥利司他抑制后，大约30%不能被分解吸收的脂肪就会被排出体外，如果量比较大，则肉眼可见，如果进食的食物中脂肪含量不大导致油脂排出量并不大，或者排出的油脂是以小油滴的形式混在大便中，则无法通过肉眼观察发现油脂的排出，需要对大便进行试验检测才能确定油脂含量是否增加。因此，没看到不意味着没有，可能和个人的饮食习惯和药物反应的个体差异有关，可以通过监测体重变化了解治疗效果，不要没看到油就轻言放弃。

390 患者服用奥利司他后减重快还是减腰围快？

肥胖是指体内脂肪的储存过多或者分布异常（如内脏脂肪聚集）。奥利司他能抑制脂肪吸收，脂肪吸收减少、总能量摄入下降会带来体重的下降。但是脂肪实际上很轻，俗话说就是"不压秤"，在治疗初期可能存在"脂肪少了一大块，体重却下降不明显"的现象，这时候应该注意观察一下腰围，内脏脂肪的减少最直观的改变就是腰围的减少，也就是说，服用奥利司他改善腰围可能更快，所以不能因为一开始没有减轻体重就放弃。当然，如果能定期进行体脂成分分析，就能更直接地看到体内脂肪含量的变化。

391 有些PCOS患者并不胖，为什么也在服用奥利司他？

在PCOS患者中存在一些体重看似正常的"隐形胖子"。如果通过身高、体重计算BMI，这些患者是介于 $18.2 \sim 23.9 \ kg/m^2$ 正常范围内，但是如果用腰臀比、Inbody或者内脏脂肪测定等方法来评估时，内脏脂肪含量明显超标，属于腹型肥胖，这些患者常合并肌肉量的不足。腹内脂肪的过度堆积可以引发慢性炎症、氧化应激失衡、促进胰岛素抵抗、高胰岛素血症和雄激素的分泌，与各种代谢性疾病密切相关。因此，对于体质指数正常的患者，如果确实存在腹型肥胖，建议在减脂的同时要注意增肌,奥利司他可以作为减脂的辅助治疗手段,而增肌主要靠抗阻运动。

392 服用奥利司他会出现电解质紊乱吗?

奥利司他主要抑制脂肪吸收,可能同时轻微影响脂溶性维生素的吸收,它不会影响水分和电解质的吸收和排泄,服用的患者可以看到大便排油增加,可以出现脂肪泻,但不会出现水泻。奥利司他不是泻药,不会引起水、电解质的紊乱。服药期间,只需要适当补充复合维生素即可,无需大量补水或者补盐。需要提醒的是,尽量不要进食太过油腻的食物,以免出现大量排油引起不必要的尴尬。

393 为什么改善胰岛素抵抗在PCOS的治疗中有重要地位?

胰岛素抵抗是指胰岛素在其效应器官或组织中作用减弱,可以表现为脂肪分解增加、肌肉摄取利用葡萄糖障碍、其他物质向糖原的转化增强等。PCOS患者有50%～70%存在这种情况,这些患者可以表现为内脏脂肪增多、黑棘皮症、痤疮、多毛、脂肪肝等,其患代谢病和心血管病的风险明显增加,同时,高胰岛素血症可以加重高雄激素血症、促进LH持续增高而没有排卵峰。改善胰岛素敏感性可以降低雄激素水平、改善卵巢功能、提高促排卵等辅助生殖的效果,也可以大大降低相关代谢疾病的发生风险,是具有核心地位的治疗手段之一。

394 为什么改善胰岛素抵抗的药需要使用3～6个月?

改善胰岛素抵抗的经典药物主要指双胍类药物和噻唑烷二酮类药物,前者主要是改善外周组织的胰岛素敏感性,包括肝脏、脂肪和卵巢等,后者通过激活过氧化物酶体增殖物激活受体Y(PPARr),调节与胰岛素效应相关基因的转录来改善胰岛素抵抗。已有大量的临床研究证实,经过12～24周的治疗它们能有效改善PCOS患者的胰岛素抵抗。因此,临床实践当中无论选用哪类药物,在达到最佳治疗剂量后，一般维持应用3～6个月再评价药物效果。如果没有效果则可以考虑换药或联合其他药物，如果有效则可以继续使用直到胰岛素抵抗被最大限度地改善。

395 相同剂量的相同药物对胰岛素抵抗的改善程度会不同吗？

胰岛素抵抗的发生是一个复杂的过程，每个存在胰岛素抵抗的患者背后的原因可能不尽相同。改善胰岛素抵抗的药物往往都是从某个机制入手取得的临床疗效，不能涵盖所有途径，如二甲双胍是通过激活 AMPK 途径，促分解抑合成，改善能量失衡；噻唑烷二酮类药物是调节胰岛素受体后信号通路中相关基因的转录，促进信号的传递；阿卡波糖是降低餐后血糖从而减少胰岛素水平；肌醇能激活非经典的胰岛素信号系统等。因此，相同剂量的相同药物在不同患者身上的效果可能会有所不同。

396 制订胰岛素抵抗治疗策略时，患者的胖瘦重要吗？

肥胖型PCOS患者的胰岛素抵抗很大程度上与脂肪堆积密切相关，饮食控制、运动、必要时辅助药物来积极减重可以明显改善胰岛素抵抗程度。非肥胖型PCOS患者，一部分属于隐形的腹型肥胖人群，治疗侧重和肥胖患者一致，需要减少内脏脂肪；还有一部分可能是肌肉减少导致处理葡萄糖的能力下降，同时存在脂肪在肌肉中的沉积和肌肉的慢性炎症，促进胰岛素抵抗的发生。胰岛素抵抗的发生也有基因易感性或者基因缺陷的参与，PCOS患者类固醇激素代谢异常与胰岛素抵抗也有互相促进的作用，为取得更好的治疗效果非肥胖患者的治疗更需要个体化。

397 PCOS患者的糖代谢异常状态能逆转吗？

PCOS被称为是"年轻女性的代谢综合征"，患者与同龄人相比，糖代谢异常（包括糖尿病前期和糖尿病）的发生会提早近30年。大庆研究很早即证实，6年生活方式的干预可以使32.2%的糖尿病前期患者逆转为正常人。随着新药不断研发和对疾病的不断探索，最新观点认为，糖尿病可能不再是终身疾病，有些患者可以实现"逆转"。PCOS患者因为肥胖、月经异常等常常在疾病早期就得到医生的关注，更早采取生活方式管理、积极控制体重以及必要的药物辅助干预，因此非常有希望实现糖代谢异常的逆转。

398 纠正糖耐量受损后还需要继续用药巩固吗？

合并糖耐量受损的PCOS患者经过治疗糖耐量恢复正常后，是否能减药或停药需要医生根据指标评估来决定。即使对于指标恢复得很好可以停药的患者也不等于从此可以"高枕无忧"。代谢性疾病的发病机制很复杂，目前并没有完全明了，生活方式的管理、体重的控制加之药物的帮助，只可以去除一部分诱发促进因素，患者发病的遗传背景、易感基因都还在，很容易出现病情的反复。另外，PCOS是慢性病，糖代谢异常是它的远期并发症，目前的治疗只可以延缓疾病的发展，并不能根治疾病，所以患者需要终身随访。

399 为什么好多PCOS患者都在服用二甲双胍？

胰岛素抵抗是促使PCOS成长的"土壤"，会使女性出现高雄激素状态、卵泡成熟障碍以及各种代谢紊乱。因此，改善胰岛素抵抗就同样成为了治疗PCOS的重要手段，而二甲双胍就是目前在PCOS患者中应用最广泛的改善胰岛素抵抗的药物，用于PCOS患者的治疗近20年。大量数据显示，二甲双胍可以改善PCOS患者的胰岛素抵抗、降低体重、改善慢性炎症和脂肪代谢紊乱等心血管危险因素、缓解高雄激素血症、促进排卵、提高妊娠率、减少流产率等，因此，被国内外指南推荐应用。当然，二甲双胍也并不适合所有患者，需要听取专科医生的建议。

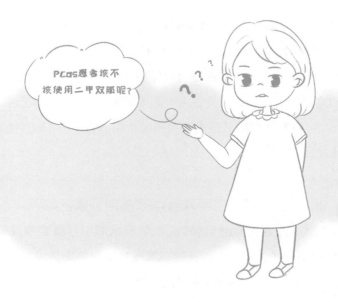

PCOS患者该不该使用二甲双胍呢？

---

400 肥胖型PCOS患者服用二甲双胍有助于减重吗？

能量失衡（合成代谢大于分解代谢）是导致肥胖的根本。动物实验证实，二甲双胍可以显著提升机体的分解代谢，且剂量越大这种提升作用就越明显，当分解代谢明显大于合成代谢时，肥胖就会改善。二甲双胍可以抑制食欲、减少食物的吸收及其他营养物质向糖的转化，促进组织摄取葡萄糖。多数研究显示，二甲双胍可以减轻PCOS患者的体重，体质指数（BMI）越大效果越明显，也有研究没有看到明显的减重效果，说明药物减重疗效存在个体差异。一般推荐治疗PCOS的常规剂量为1 000～2 000 mg/d，如果治疗3个月没有明显效果，建议更换或联合其他药物。

---

401 为什么二甲双胍有降低雄激素水平的效果？

二甲双胍可以改善胰岛素抵抗，减轻继发高胰岛素血症对LH的刺激，降低LH促雄激素生成的作用；升高肝脏产生的性激素结合蛋白水平，从而降低血中有活性的雄激素（游离睾酮）。另外，二甲双胍可以抑制细胞色素 P450c17/17,20 裂解酶对 FSH 的过强反应，抑制卵巢、肾上腺合成雄激素的相关酶，从而抑制雄激素的产生。二甲双胍还可以缓解 PCOS 患者的慢性低级联炎症，纠正与其相关的高雄激素血症。大量临床研究数据表明，无论对于肥胖型或非肥胖型 PCOS 患者二甲双胍都有降低雄激素水平的作用，这种作用是直接效应和间接效应的综合体现。

402　PCOS 患者服用二甲双胍能改善月经紊乱吗？

PCOS 患者的卵泡发育、成熟障碍从而引发激素紊乱造成月经紊乱，如雄激素升高、孕激素不足等。二甲双胍通过增加外周组织对胰岛素的敏感性，降低胰岛素水平、雄激素水平，从而恢复排卵、恢复月经。另外，它还可以直接作用于卵巢内部，改善局部胰岛素抵抗状态和高雄激素水平，对恢复排卵和月经周期有帮助。有研究显示其可以明显提高患者的排卵率，肥胖型 PCOS 达到 29%～35.7%，而非肥胖型达到 41.6%～88%。因此，对于伴有肥胖和（或）胰岛素抵抗和（或）糖尿病代谢异常的 PCOS 患者，应用二甲双胍可以同时改善月经紊乱。

403　为什么也推荐非肥胖型 PCOS 患者服用二甲双胍？

二甲双胍是经典的胰岛素增敏剂，并不属于减肥药。有些患者虽然依据 BMI 计算并没有达到肥胖，但是可能存在内脏脂肪增多导致的腹型肥胖，也可能经过胰岛素激发试验评估存在胰岛素抵抗，对于这些患者医生给予二甲双胍一样可以改善胰岛素抵抗，抑制内脏脂肪的堆积，从而改善 PCOS 的各项临床异常指标。已有研究提示，二甲双胍可以改善非肥胖患者的高 LH、高睾酮水平及胰岛素抵抗，可以帮助患者恢复月经及排卵，提高妊娠率等，与肥胖患者的疗效相当。因此，是否可以选用二甲双胍不是 BMI 决定的。

404 二甲双胍能提高PCOS患者的妊娠率和活产率吗？

研究证实，在围产期或者辅助生殖治疗中使用二甲双胍可以改善PCOS患者的妊娠结局，包括提高排卵和活产率、降低妊娠糖尿病、降低辅助生殖中严重的卵巢过度刺激综合征的发生率、减少早期妊娠丢失率、并发症发生率、减少早产等。机制可能与二甲双胍改善胰岛素抵抗和高胰岛素血症，促进代谢、抑制合成，减少了胎盘内的增殖过程，降低了孕妇体内慢性炎症细胞因子水平和氧化应激反应，减少了胎儿的腹内脂肪堆积和胰岛素抵抗等有关。安全性研究显示，即使妊娠期间全程使用二甲双胍也是安全的，没有先天异常、宫内死亡、死产等情况的发生。

405 PCOS患者怀孕前都需要服用二甲双胍吗？

二甲双胍作为调节代谢药物，主要用于以代谢异常表型为主、生活方式干预效果欠佳的PCOS患者；青春期合并糖调节受损（IGR）或糖尿病的肥胖患者；育龄期合并IGR不论是否肥胖的PCOS患者；伴有肥胖或脂肪肝的PCOS患者。并不是所有PCOS患者都存在胰岛素抵抗，也并不是所有胰岛素抵抗的患者都适合服用二甲双胍治疗，也不是所有服用了二甲双胍的患者都能取得预期效果。所以，找专业医师进行评估和随访至关重要，千万不能"照葫芦画瓢"，看到其他患者用药后怀孕了就盲目开始服用。

406 国内外对妊娠期间使用二甲双胍的态度为什么不同？

FDA根据药物对胎儿的危害性将药品分为5级，由轻到重分别是A、B、C、D、X。二甲双胍属于B类，即在动物繁殖实验中未看到药物对胎儿的不良影响，或者在动物繁殖实验中有不良反应，但这些不良反应并未在设对照组的妊娠首3个月的女性中得到证实（也没有在其后的6个月具有危害性证据），因此，有明确指征的情况下可以慎用。在妊娠早期、妊娠全程使用二甲双胍的国外临床研究比较多，未发现安全问题。国内的临床数据有限，考虑二甲双胍可以通过胎盘，一般建议 PCOS 患者确认妊娠就停用，如果判断患者流产风险较大，可继续使用到看到胎心后逐渐停用。

407 PCOS 患者服用二甲双胍会出现胃肠道反应吗？

服用二甲双胍的主要不良反应为胃肠道反应，约20%患者可出现腹部不适、腹泻、恶心、口中有金属味等现象，如症状不突出可继续服用或改为餐后服用，症状多在2周左右逐渐缓解乃至消失，如恶心、腹泻很明显且没有逐渐缓解的趋势则需要换用其他药物。二甲双胍的这种不良反应与剂量相关，因此，建议从小剂量开始使用（每天 0.5 g），每周递增 0.5 g，直到需要的治疗剂量。另外，除肠溶片以外，其他剂型可以在餐中或餐后立即服用以减少对胃肠道的刺激。

408 二甲双胍会引起乳酸性酸中毒吗？

葡萄糖在缺氧的状态下会进行糖酵解产生乳酸，乳酸在肝脏、肾脏中通过糖异生途径还可以再重新生成葡萄糖给人体提供能量。双胍类药物的降糖机制中包含抑制肝脏糖异生（包括乳酸糖异生为糖）的作用，可以增加血中乳酸的浓度，如果乳酸的其他"去路"正常就不会引起乳酸堆积而产生不良反应。目前临床常用的是二甲双胍，结构与早前的苯乙双胍有极大的不同，乳酸堆积引发的乳酸酸中毒几乎看不到（< 0.01%）。所以，二甲双胍已经成为国内外糖尿病诊治指南中一线推荐的治疗药物，也是最为广泛使用的降糖药之一。

409 为什么有严重心肺疾病的患者要慎用二甲双胍？

如前文所说，二甲双胍可以促进乳酸产生，但也可以促进它的转化排出，其中一部分排出途径就是转化成 CO_2 经肺排泄。另外，乳酸是葡萄糖无氧酵解的产物，如果机体有氧供应不足的潜在风险，一旦出现缺氧状态，乳酸的水平就可能在短期内明显升高，有出现乳酸堆积、酸中毒的可能。严重心肺疾病的患者往往本身常处于缺氧状态，这是乳酸产生和堆积的促进因素，因此，如果存在通气或换气障碍性疾病、心脏右向左分流性疾病、心肺功能衰竭、大量失血、严重贫血等可能造成机体缺氧的疾病，使用这类药物一定要慎之又慎。

410 严重肾功能不全的患者为什么不能服用二甲双胍？

二甲双胍以原形从肾脏随尿液排出，并不会损伤肾脏影响肾功能。但是如果患者已经存在肾功能不全，二甲双胍的排泄会相应减少，产生一定量的蓄积，蓄积的二甲双胍可以增加乳酸的生成，同时，已经损伤的肾脏对乳酸代谢及氢离子排泄会有一定的障碍，造成血乳酸水平的上升，有引起乳酸酸中毒的风险。因此，对于肾小球滤过率（eGFR）> 45 mL/（min·1.73 m^2）的患者，二甲双胍可以放心使用，但是 eGFR 介于 $30 \sim 45$ mL/（min·1.73 m^2）的患者，需要权衡利弊慎重使用，并需要调整使用剂量，如果 eGFR < 30 mL/（min·1.73 m^2）的患者一般不建议使用。

411 为什么有严重肝损伤的患者不建议服用二甲双胍？

二甲双胍不经过肝脏代谢，没有肝毒性，但是由于二甲双胍可以增加乳酸的生成，而肝脏受损的患者其乳酸的清除能力明显受限，可能出现乳酸堆积，甚至乳酸酸中毒。中国的《二甲双胍临床应用专家共识（2016年版）》建议，患者血清转氨酶超过3倍正常上限时应避免使用二甲双胍，血清转氨酶轻度升高的患者使用时也应密切监测肝功能。虽然有研究显示，二甲双胍对某些特定原因的肝功能不全可能获益（比如非酒精性脂肪肝），但是对于各种原因导致的肝硬化患者还是要慎用二甲双胍。

412 使用二甲双胍的患者需要慎用造影剂吗？

造影剂可能引起肾损伤或者加重原有的肾损伤，而二甲双胍主要是以原形从肾脏排出,如果患者因使用造影剂导致肾功能下降,则可能造成二甲双胍的蓄积和乳酸酸中毒的风险,因此,很多指南建议在使用造影剂前要提前停用二甲双胍。国外专家建议肾功能正常者造影或检查前不必停用二甲双胍;异常者,造影或检查前后48 h停用二甲双胍。中国的《二甲双胍临床应用专家共识(2016年版)》提出:如果eGFR为45～59 mL/(min · 1.73 m^2),使用造影剂或检查前48 h应停用二甲双胍,之后还需停药48～72 h,复查肾功能无恶化后可继续用药。eGFR＞60 mL/(min · 1.73 m^2)者,无需停用。

413 为什么二甲双胍不适用于所有PCOS患者?

PCOS是一个异质性非常强的疾病,有些患者并不存在明显的胰岛素抵抗,体重正常甚至偏低,其中一些人还同时存在明显的肌肉减少现象,这些患者使用二甲双胍后可能达不到预期治疗效果,在临床实践中甚至有研究者观察到,一些患者服用二甲双胍后糖代谢更差了,可能与线粒体功能缺陷有关。所以说,虽然二甲双胍是PCOS患者应用最为广泛的调节代谢的药物之一,但不适合所有人,治疗3～6个月后一定要复查各项异常指标,了解疗效,以便及时调整不适合的方案,达到更好的治疗效果。

414 为什么小剂量的二甲双胍效果不明显?

任何药物都有最佳有效剂量和最小有效剂量,二甲双胍也是同样。曾有研究对二甲双胍的降糖疗效与它的剂量之间做了探索,结果显示,随着剂量从500 mg/d逐渐增加到2 000 mg/d,其降低空腹血糖和糖化血红蛋白的幅度也逐渐增加,但是2 500 mg时效果不升反降,因此,每天2 000 mg/d被认为是二甲双胍的"黄金剂量",《二甲双胍临床应用专家共识(2016年版)》建议,患者应用二甲双胍时可以从小剂量(500 mg/d)开始,逐渐增加至最大有效剂量2 000 mg/d或者最大耐受剂量,这样才能保证药物有较好的治疗效果。

415 二甲双胍的不同剂型有什么区别？

市面上的二甲双胍大致分为三种剂型，即普通片、肠溶片和缓释片。"普通片"服用后在胃中吸收，作用时间可以维持8 h左右，为了减少对胃的刺激，建议饭中或者饭后服用，每天需要服用2～3次。"肠溶片"是指药物服用后在肠道中被吸收，因为药片外面包了一层肠衣避免了药物崩解对胃的刺激，所以推荐在饭前20～30 min服用，其药效维持时间与"普通片"类似。"缓释片"是通过特殊技术使药物在胃内缓慢释放，药效维持时间明显长于"普通片"和"肠溶片"，每天服药次数可以减少到每天1次。

416 为什么建议饭前服用二甲双胍肠溶片？

二甲双胍主要的不良反应是胃肠道反应，如恶心、呕吐、腹泻、便秘等，为了减少对胃的刺激，推荐饭中或者饭后服用。但是二甲双胍肠溶片有着自身独特的设计，服药后在胃中分解的很少，主要在小肠被吸收，这样可以减少药物对胃肠道的刺激，饭前服用，药物可快速通过胃到达小肠被吸收，从而发挥药效。如果饭后服用，食物在胃内阻碍了二甲双胍的快速通过，影响药效，同时，如果二甲双胍在胃内停留时间过长，其分解的药物部分会明显增加，进而对胃造成刺激，失去了肠溶片的固有优势。

417 为什么太过消瘦的PCOS患者要慎用二甲双胍？

虽然二甲双胍不是专门的减重药物，但是由于其可以在一定程度上抑制食欲，通过激活AMPK信号通路促进分解代谢，因此，临床中常看到患者应用一段时间后体重有一定程度的下降，也有患者使用后体重并没有明显下降。对于本身已经处于消瘦体型的PCOS患者，为了防止体重进一步的下降，一般不会给患者服用二甲双胍。如果患者确实存在胰岛素抵抗，除外特殊疾病或原因后，可以选用其他增敏药物，如噻唑烷二酮类药物，后者不会降低体重，但要求用药期间全程避孕，以免给胎儿带来不利影响。

418 　未成年人服用二甲双胍的剂量和成人有区别吗？

按照美国食品药品管理局（FDA）要求，二甲双胍可用于10岁以上的患病儿童，因此，二甲双胍成为青春期PCOS患者仅有的调节代谢的药物，那么剂量如何定？和成人一样吗？我们知道，儿童用药通常是根据孩子的年龄和体重来计算的，但是青少年服用二甲双胍从小剂量开始即可，一般是每次250 mg，每日2次服用，根据患者耐受情况及临床疗效（PCOS患者中主要看体重和胰岛素抵抗改善的情况）调整剂量，对于体重50 kg以上的儿童患者，刚开始的剂量也可使用成人推荐剂量500 mg/次，每日2次，最大可以每日2 000 mg。

419 　长期服用二甲双胍的患者要监测维生素 B_{12} 吗？

Esmaeilzadeh等在PCOS患者中的干预性研究表明，6个月的二甲双胍治疗可使患者血浆维生素 B_{12} 下降，尤其对肥胖以及高胰岛素血症的PCOS患者下降更明显。2018年发表的《二甲双胍临床应用专家共识》中指出，二甲双胍导致维生素 B_{12} 缺乏的机制可能包含：小肠蠕动的改变刺激肠道细菌过度生长，竞争性抑制了维生素 B_{12} 的吸收；维生素 B_{12} 内因子水平的变化及钴胺素内吞受体的相互作用，抑制了维生素 B_{12} 内因子复合物钙依赖性吸收。因此，建议长期服用二甲双胍的患者每年监测1次维生素 B_{12} ，如缺乏应适当补充。

420 　服用二甲双胍时如果发现 B_{12} 不足需要补充吗？

维生素 B_{12} 是体内重要的维生素之一，它可以促进红细胞的发育和成熟；维护神经系统的健康；促进碳水化合物、脂肪和蛋白质的代谢。如果缺乏维生素 B_{12} ，不仅可以引起贫血，还可以影响神经系统、心脑血管系统、消化系统及生殖系统功能。因此，在使用二甲双胍的患者中监测到维生素 B_{12} 水平下降，应该积极指导患者补充。因为人体本身不能产生维生素B_{12}，只能靠饮食或药物进行补充，甲钴胺和腺苷钴胺是有直接生物活性的维生素B_{12}。如果二甲双胍抑制了内因子复合物钙依赖性的维生素B_{12}吸收，补钙即可逆转，而无需补维生素B_{12}。

421 阿卡波糖用于治疗PCOS的机制是什么？

阿卡波糖属于α糖苷酶抑制剂，是一类以延缓肠道碳水化合物吸收来降低血糖的药物，由于它可以降低餐后胰岛素水平，改善高胰岛素血症，还能改善肠道菌群，也被用于PCOS患者的治疗。研究显示，与安慰剂比较，150～300 mg/d的阿卡波糖可以改善患者体重，明显降低LH、T、DHEA-S及改善血脂水平；在控制体重、改善空腹胰岛素水平和性激素方面与二甲双胍（2 000 mg/d）无差异，但可以获得更优的怀孕率。2018年国内出版的《多囊卵巢综合征诊治内分泌专家共识》推荐这类药可以作为PCOS合并糖调节异常患者的二线治疗，一般使用方法为每天3次，每次50～100 mg。

422 与二甲双胍相比，阿卡波糖为什么是二线推荐药物？

目前，PCOS患者改善代谢（主要指合并糖代谢异常）的治疗首选还是二甲双胍，主要是与它改善胰岛素抵抗的作用机制有关。阿卡波糖也可以改善胰岛素抵抗，但并不是经典的针对胰岛素抵抗的主力军，而且现在临床用药推荐参照循证证据，二甲双胍在PCOS患者中应用较早、积累的临床证据更多、适用的人群更广泛，阿卡波糖的临床证据相对少且规模小，只能作为二甲双胍不耐受或者治疗无效患者的二线选择。当然，由于两种药物的作用机制不同，必要时也可以联合给药以增强疗效。

423 为什么阿卡波糖在东方人群中的效果比西方人群好？

阿卡波糖的主要作用是延缓碳水化合物在肠道内的吸收，从而降低餐后血糖和餐后胰岛素水平,改善胰岛素抵抗,最终实现血糖的全面下降。近年的研究提示,这类药物还可以调节肠道菌群、升高GLP-1水平、调整血脂、阻断血小板激活等额外获益。东方人饮食以碳水化合物为主要的供能方式,而西方人饮食中蛋白质和脂肪占比更高,阿卡波糖针对的是碳水化合物,对蛋白质和脂肪几乎不起作用。因此,如果患者选择低碳水,甚至是极低碳水的饮食方式,对这类药物的反应就不会太好。

424 为什么阿卡波糖需要和第一口饭一起服用?

如前所述,这类药物的作用是抑制肠黏膜细胞刷状缘的α糖苷酶,延缓碳水化合物的吸收,所以建议饭前马上和(或)前几口饭一起整粒吞服或嚼服,尤其是和第一口饭同时嚼碎服用,药物和食物达到充分混合的目的,可以更好地抑制淀粉酶,抑制多糖向单糖的转变,抑制吸收,餐后血糖和胰岛素就不会明显升高,达到"消峰(进食后30～60 min的血糖高峰)去谷(进食2～3 h后的血糖低谷)"的作用。如果进食结束再服药,食物已经开始消化吸收,药物的作用就会大打折扣。所以,这类药物一般不建议饭后很久后补服。

425 不吃米面的患者服用阿卡波糖是不是没效果?

碳水化合物是一种可以提供能量的糖类化合物,在很多食物当中都存在,其中最为常见、含量最高的是大家日常作为主食的米和面,另外还有根茎类、豆类蔬菜,如芋头、马铃薯、红薯、山药、板栗、藕、胡萝卜、蚕豆等。阿卡波糖延缓淀粉和蔗糖的消化吸收,对单糖的吸收无影响。根茎蔬菜类食物含有大量淀粉,如果用以代替米面做主食,同样可以服用阿卡波糖抑制食物中淀粉的吸收,降低餐后血糖。所以,只要饮食中含有丰富的多糖(淀粉)或简单糖(蔗糖),阿卡波糖就可以通过抑制肠黏膜的α糖苷酶阻止食物的消化吸收。

426 为什么服用阿卡波糖后排气增加？

阿卡波糖是通过抑制 α 糖苷酶（主要是淀粉酶）从而延缓碳水化合物在肠道的吸收过程，这个作用导致碳水化合物在肠道中停留更长时间，经过肠道微生物的发酵产生很多气体，使患者出现排气增加、腹胀、腹泻等不适，这是药物的不良反应。一般情况下，在用药的初始阶段会明显一些，一段时间后可逐渐适应，患者可以从小剂量开始，缓慢加量，就能减轻相关不良反应，也可以适当减少食物中高淀粉类食物的方法减少产气。如果经过上述处理仍存在无法忍受的腹胀、腹痛等，建议换用其他类型的药物。

427 为什么有慢性胃肠道疾病或者疝气的患者不建议服用阿卡波糖？

阿卡波糖的药物说明书中明确标明，有明显消化和吸收障碍的慢性胃肠功能紊乱、严重的疝、近期有肠梗阻、肠道术后和肠溃疡的患者禁用阿卡波糖。这也是因为此类药物延缓碳水化合物吸收，后者在肠道滞留时间长，产气增加，常有胃肠胀气，偶有腹泻、腹痛的不良反应，有加重胃肠道原本存在的功能紊乱性疾病的可能，尤其是患有疝、肠梗阻、溃疡和术后的患者，肠道产气压力增大，有穿孔风险，所以是禁止使用的。如果是既往病史存在上述情况，目前病情已经完全缓解，需要评估利弊后酌情考虑是否应用。

428 PCOS 患者可以联合使用二甲双胍和阿卡波糖吗？

PCOS 合并胰岛素抵抗和糖调节受损的患者首选二甲双胍，但是有些患者应用一段时间后病情改善还不理想，或者因为服用二甲双胍后的胃肠反应剂量达不到最佳有效剂量时，可以考虑联合阿卡波糖。这两种药物机制不同，前者增加外周组织对葡萄糖的利用并抑制肝糖的输出，后者延缓餐后葡萄糖的吸收高峰，从不同角度改善胰岛素抵抗和糖代谢异常，可以彼此协同加强治疗效果。在使用时需要注意，两种药物都有胃肠道不良反应，如果确实有必要联用，建议遵循小量开始，逐渐加量，服用后密切观察的原则，以免带来明显的不适。

429 严重肝肾损伤的患者可以服用阿卡波糖吗？

服用阿卡波糖后主要在肠道起作用，仅有不到2%的活性成分会被吸收入血，基本不经过肝肾代谢，主要在肠道酵解或以原形方式随粪便排泄，部分经肾脏排泄，一般不会造成肝肾损伤。但是，如果大剂量长期使用也可能造成肝损伤，停药后多数可以恢复；另外，如果患者本身存在严重的肝肾疾病致肝肾功能不全，会使药物的排泄受阻，加重肝肾负担。因此，在使用这类药物时，建议尽量避免大剂量用药，同时对于有肝肾疾病的患者，定期监测肝肾功能，如果功能严重受损（肝酶升高3倍或者eGFR < 30 mL/min），则不建议使用此药。

430 阿卡波糖可以用于治疗青春期PCOS吗？

目前没有儿童青少年应用阿卡波糖的大规模临床试验，经验不多、安全性不清楚。拜尔公司提供的材料显示：5 ~ 16岁患者对阿卡波糖的耐受性和成人相仿，不良反应（主要是胃肠道反应）占50.7%，因不良反应停药的患者占6.9%。鉴于此，目前阿卡波糖并不推荐用于18岁以下的儿童青少年糖尿病患者。阿卡波糖治疗PCOS，虽然有一定的成人循证证据支持，但是也属于超适应证使用范畴，还需要更多的临床试验探索其有效性和适宜人群，在青春期PCOS人群中的数据还几乎处于空白，所以对于青少年PCOS患者暂时并不推荐使用。

431 噻唑烷二酮药物用于治疗PCOS的机制是什么？

噻唑烷二酮类药物可通过激活PPARγ，调控与胰岛素效应有关的多种基因的转录，对葡萄糖的产生、转运、利用等进行调节，最终实现改善胰岛素抵抗，控制高血糖的目的。近些年被用于PCOS患者，尤其是合并糖代谢异常的患者。大量临床研究已经证实，PCOS患者应用噻唑烷二酮类药物后，可以改善胰岛素抵抗和高胰岛素血症，降低雄激素浓度，改善卵巢功能，有助于恢复排卵。临床推荐用于对二甲双胍无效或无法耐受的患者，18岁以下青少年、备孕阶段女性、骨质疏松女性不推荐使用。

432 临床用于治疗PCOS的噻唑烷二酮类药有哪些？

噻唑烷二酮类药物包括曲格列酮、罗格列酮和吡格列酮。曲格列酮因为用后严重肝损而退市。罗格列酮一般4～8 mg/d，吡格列酮15～30 mg/d，两者在PCOS治疗中都有一定的循证证据。早年Nissen教授的一篇荟萃分析显示，使用罗格列酮的糖尿病患者患急性心梗的风险增加，其临床应用大幅度下降。因此，之后开展的PCOS相关临床研究都集中选用吡格列酮，得到的循证证据也支持吡格列酮在改善PCOS代谢和生殖方面的获益。因此，目前治疗PCOS的噻唑烷二酮类药物多选用吡格列酮。

433 对于PCOS患者，二甲双胍和噻唑烷二酮类药物可以换用吗？

ADOPT研究曾经比较了噻唑烷二酮类药物（罗格列酮）和二甲双胍的降糖疗效，发现前者降糖的持久性优于二甲双胍，胰岛素敏感性上升率也高于二甲双胍。在PCOS患者中的研究发现，吡格列酮（30 mg，每天1次）和安慰剂治疗3个月后，吡格列酮组有41.2%患者恢复规律月经周期，而安慰剂组仅5.6%患者恢复。而另一项研究还证实，二甲双胍1 500～1 700 mg/d治疗3个月后，54.3%的PCOS患者治疗无效，这些患者换用吡格列酮（15～45 mg，每天1次）治疗3～6个月后，其中82.6%的患者治疗反应良好。基于此，对二甲双胍不耐受或效果欠佳的患者，可以换用噻唑烷二酮类药物。

434 二甲双胍可以联合噻唑烷二酮类药物吗?

二甲双胍和噻唑烷二酮类药物都属于经典的胰岛素增敏剂,但是它们的作用机制不同,作用部位也不同,两者联合可以涵盖胰岛素最主要的效应器官肌肉、肝脏和脂肪,取得更佳的临床效果。Glueck教授的研究显示,在控制饮食和使用二甲双胍治疗的基础上加用吡格列酮,可以进一步改善空腹血糖、胰岛素敏感性,同时可以降低脱氢表雄酮水平,使月经更规律。Ibaoze教授的研究和Ota教授的研究同样提示二甲双胍加用吡格列酮治疗后,不仅可以改善代谢,同时可以改善高雄激素血症和高雄相关的临床症状(如多毛),使PCOS患者有更多的获益。

435 PCOS患者合并非酒精性脂肪肝服用噻唑烷二酮类药物效果更好吗?

非酒精性脂肪肝指是由于脂肪在肝脏内过多沉积,导致脂肪变性的肝细胞超过总肝细胞的5%,从肝细胞脂肪变性到脂肪性肝炎。这种慢性肝病在PCOS患者中发生率很高,其发生发展也与胰岛素抵抗密切相关。胰岛素抵抗可以增强脂肪分解为游离脂肪酸(FFA),肝脏涌入大量FFA后,大量三酰甘油在细胞内沉积,导致脂肪肝的发生。研究显示,噻唑烷二酮类药物通过改善胰岛素抵抗及慢性炎症抑制肝脏脂肪沉积,降低肝脂肪含量,改善肝纤维化,比服用二甲双胍获益更多。因此,如果PCOS患者合并脂肪肝,选择噻唑烷二酮类药物可以"一石二鸟"。

436 PCOS合并高血脂患者服用吡格列酮可以双重获益吗?

吡格列酮是PPARγ和PPARα双激动剂,在改善血糖和胰岛素抵抗的同时,对脂质紊乱也有作用。它激活PPARγ后可以使脂蛋白酯酶(LPL)表达增加,加速TG的分解,升高HDL-C水平,减少小而密的LDL水平,降低LDL颗粒浓度、增大其颗粒大小；激活PPARα则产生贝特类调脂药的类似作用，降低TG水平，升高HDL-C水平。吡格列酮还可以降低炎症指标，如肿瘤坏死因子α和C反应蛋白。CHICARGO研究和PERISCOPE研究显示，吡格列酮有利于延缓动脉内膜中层厚度的增长，从而延缓动脉粥样硬化的发生发展。因此，吡格列酮可以让合并高血脂的PCOS患者双重获益。

437 PCOS患者早期使用噻唑烷二酮类药物获益更大？

研究显示，PCOS患者糖代谢异常的发生时间要比普通人提早30年，所以改善胰岛素抵抗、预防或者延缓糖尿病的发生发展尤为重要。ACT NOW研究发现，吡格列酮可以使48%糖尿病前期（糖耐量异常）患者转变为正常人，使糖尿病前期向糖尿病进展的风险降低72%，而DPP研究显示，二甲双胍的逆转率为31%；STOP-NIDDM显示，阿卡波糖的逆转率为25%。所以，如果PCOS患者合并糖耐量受损尽早选用这类药物可以延缓病情发展，甚至逆转疾病状态，获益更多。

438 服用噻唑烷二酮类药物会导致水肿吗？

服用噻唑烷二酮类药物的患者中，有2.5%～16.2%的患者会发生水肿或原有的水肿加重，机制可能如下：① 肾小管上皮细胞中的PPARγ被激活后，导致钠通道r（ENac）的表达增强，增加肾小管重吸收钠和水，造成钠水潴留；② 微血管通透性增加，导致组织间隙液体增多。一般而言，老年人、女性、肾功能减退、合用胰岛素等情况下，水肿发生率更高。PCOS患者均为年轻女性，小剂量使用发生水肿概率很小，对于高雄激素血症患者，同时使用螺内酯（安体舒通）降低雄激素水平可以在一定程度上抵消水肿风险。

439 服用噻唑烷二酮类药物的患者需要监测血压和肝功能吗？

对罗格列酮和吡格列酮的相关临床研究显示，这类药物可以减轻胰岛素抵抗,抑制内皮细胞缩血管因子内皮素的产生,有轻度的降血压效果;但同时此类药还有引起水钠潴留的作用,血管内容量增加可能增加血压,因此,用药后需要监测血压,了解个体的反应。曲格列酮因肝损而退市,之后上市的罗格列酮和吡格列酮对肝脏的不利影响非常小,但是仍然建议如果转氨酶超过正常2.5～3.0倍的患者暂不选用,如果用药前正常,使用初期每2～3个月监测肝功能,发现肝酶超过2.5～3倍者需停用此类药物。

440 PCOS患者服用噻唑烷二酮类药物会增加体重吗?

服用噻唑烷二酮类药物不减重,甚至某些患者可能还增加体重,其中的机制主要是PPARγ刺激前脂肪细胞分化为脂肪细胞,增加脂肪细胞储存脂肪的能力,但是通过核磁共振可以发现,增加的脂肪是对心血管代谢病风险小的皮下脂肪,而相对风险大的内脏脂肪反而是减少的,这种现象被称为"脂肪的重新分布"。另一方面,可能还和这类药物引起的水钠潴留有关,可以通过体脂分析来了解患者的体成分比例,尤其是细胞内外的水分含量和内脏脂肪含量,以帮助医生及时判断患者用药后的反应。

441 骨质疏松症患者不适合服用噻唑烷二酮类药物吗?

为期6年的ADOPT研究提示,2型糖尿病女性使用罗格列酮相较于二甲双胍骨折发生率有所升高,吡格列酮也有类似结果的研究,疗程在1年以上且绝经后的女性多见。PCOS患者常合并胰岛素抵抗和高胰岛素血症,胰岛素可以和成骨细胞的胰岛素受体结合减少骨形成,同时还可能影响骨吸收。另外,肥胖、低雌激素状态、慢性炎症、低维生素D等因素都影响患者的骨代谢,使其容易骨量减少甚至骨质疏松。所以,对于正在服用噻唑烷二酮类药物的PCOS患者应该定期监测骨代谢指标,维生素D不足者应及时补充。

442 噻唑烷二酮类药物能改善PCOS患者的排卵障碍吗？

胰岛素抵抗和高胰岛素血症会引起卵泡成熟障碍，噻唑烷二酮类药物能够改善胰岛素抵抗，从而有助于卵泡正常发育成熟、恢复排卵。一项随机、双盲、安慰剂对照研究，纳入40名未绝经的PCOS患者随机分为两组，分别予以吡格列酮（30 mg，每天1次）和安慰剂治疗3个月后，吡格列酮组有41.2%患者恢复正常规律的月经周期，其中3例顺利排卵；而安慰剂组仅5.6%患者恢复正常月经周期。Ota研究团队为期32周的研究同样提示二甲双胍联用吡格列酮治疗后患者自然受孕率明显提高。对二甲双胍无效的患者换用吡格列酮同样可以增加排卵率（82.65%的患者有效）。

443 PCOS患者服用噻唑烷二酮类药物时需要严格避孕？

噻唑烷二酮类药物的使用有助于PCOS患者恢复月经及排卵，有些患者在月经还没有恢复的情况下排卵可先行恢复，有潜在受孕的风险。有关妊娠期用盐酸吡格列酮片的安全性尚未确立。在大鼠的器官形成期进行给药试验，≥40 mg/kg组观察到胚胎死亡率出现高值；在家兔的器官形成期进行给药试验，160 mg/kg组观察到有母体兔的死亡或流产各1例，胚胎死亡率出现高值。因此，这类药物在妊娠分类中属于C类药物。备孕女性以及妊娠期和哺乳期女性不宜使用，没有生育要求的患者需要在用药过程中严格避孕，以防意外怀孕。

444 GLP-1 RA用于治疗PCOS的机制是什么？

GLP-1 RA也是一种降糖药，它通过增加体内GLP-1的水平达到降低血糖的目的，同时它能够抑制食欲和胃肠蠕动，减少摄食，促使超重和肥胖患者内脏脂肪减少，体重减轻。中国人群的数据显示，BMI和腰围越大，GLP-1 RA的减重效果越明显。近年，GLP-1 RA在PCOS患者中的应用研究发现，它在改善胰岛素抵抗、血糖异常、肥胖、脂肪肝、月经紊乱和排卵率方面优于单独使用二甲双胍，如果两种药物联合效果更佳。因此，依据现有的临床数据，推荐合并超重或肥胖且有糖代谢异常的PCOS患者使用这类药物。

445 哪类PCOS患者不适合使用GLP-1 RA？

对于非肥胖和糖代谢正常的PCOS患者应用GLP-1 RA的临床证据不足，目前不推荐使用。另外，虽然多数研究显示这类药物的使用与胰腺炎的发生之间并没有强关联，但是因为没有最后定论，如果既往有胰腺炎病史或者三酰甘油明显升高有胰腺炎风险的患者还是建议慎用，一旦在使用过程中出现腹痛等不适，建议排除胰腺炎可能。利拉鲁肽属于GLP-1 RA的日制剂，说明书中明确指出有甲状腺髓样癌或家族史的患者禁用。

446 GLP-1 RA可以减重的机制是什么？

GLP-1 RA可以一方面作用于大脑摄食中枢，不仅激活下丘脑POMC等抑制食欲的神经元，还可通过中脑的功能核团加强中枢抑制食欲的作用；另一方面减慢胃肠蠕动，延缓胃中食物的排空速度，达到增加患者饱腹感、减少摄食的效果。2014年FDA批准利拉鲁肽3 mg用于肥胖者的治疗，目前中国仅批准其用于糖代谢异常的患者。关于减重效果的临床研究多数集中在糖尿病患者群，总体而言，平均减重在原体重的5%左右，基线体重越大减重效果越明显。在PCOS患者中其减重效果类似。

447 使用GLP-1 RA食欲没变，是没效果吗？

GLP-1 RA可以通过中枢和外周的双重作用抑制食欲，但是药物的效果存在个体差异。为了防止不良反应太大患者无法耐受，医生处方这类药物时会从小剂量开始。有的患者可能使用初就有明显的食欲下降、饱腹感，甚至会出现恶心、呕吐等消化道不良反应；但有的患者治疗初期小剂量使用时食欲变化不大，剂量逐步增大后食欲才有明显下降；还有些患者的食欲一直都没有被影响，但这不代表药物没有效果，因为这类药物除了抑制食欲的作用外，还有改善胰岛素抵抗、糖代谢等的作用。

448 PCOS患者使用GLP-1 RA可以减小腰围吗？

腹型肥胖（脂肪在腹部内脏中或周围堆积的现象）与血糖、血脂、血压等代谢异常的相关性更强，更能预测心脑血管病的患病和死亡风险。GLP-1 RA是目前降糖药中减少内脏脂肪作用比较突出的药物，中国人群的数据显示，经过为期24周的治疗，患者腰围平均下降7.52 cm，腰围基数越大效果越好，而且这种作用在观察2年后仍持续存在的。因此，在使用这类药物过程中，很多患者在体重还没有明显降低前腰围就变小了，说明"最坏的脂肪"已经被"赶走了"。

449 GLP-1 RA可以改善PCOS患者的胰岛素抵抗吗？

GLP-1 RA通过促进胰岛素的分泌，改善血糖、减轻糖毒性，减少FFA产生、减轻脂毒性，从而提高胰岛素敏感性；其次，GLP-1 RA可以通过有效的减轻体重，减少"坏的"脂肪因子（如肿瘤坏死因子等）水平、增加"好的"脂肪因子（如脂联素）水平来改善胰岛素敏感性；另外，它还可以通过改善内皮功能障碍、增加肌肉葡萄糖的利用、抑制肝糖生成的增加来增加胰岛素敏感性。研究显示，利拉鲁肽可提高β细胞对葡萄糖的敏感性约70%，显著增加真正有效的真胰岛素的分泌比例，明显改善胰岛素抵抗。

450 PCOS患者用GLP-1 RA可以逆转糖代谢异常吗？

PCOS患者合并IGT的发生率高达35%，合并2型糖尿病的发生率也有约10%。GLP-1 RA除了控糖以外，还可以减重（尤其是减少内脏脂肪）、改善胰岛素抵抗、改善脂肪异位沉积（如脂肪肝）等，有遏制糖尿病进展的作用。上海交通大学医学院附属仁济医院内分泌科的一项研究，将PCOS合并IGT的患者分为三组，依次给予二甲双胍单药、艾塞那肽单药和两者联合治疗。结果显示，患者从IGT转变为正常糖耐量的比例分别为64%、56%和32%。因此，对于已经出现糖代谢异常的PCOS患者尽早应用药物可以最大程度缓解疾病。

451 GLP-1 RA还有抗动脉粥样硬化的作用吗？

PCOS患者是心脑血管疾病的高危人群。近年，在动物和人体的一些研究中显示，GLP-1 RA有抗动脉粥样硬化的作用。通过基因敲除联合高脂肪喂养培养的脉粥样硬化小鼠模型，使用GLP-1 RA后，不仅可以抑制早期动脉粥样硬化斑块的形成，还显著缩小了斑块的面积。人类研究也发现，GLP-1 RA可以缩小动脉斑块面积，并使血管硬度下降。可能机制包括降低低密度胆固醇的水平，促进内皮依赖性血管舒张，改善内皮功能，抑制内皮黏附分子表达等，这样从源头到斑块形成的最后步骤全面被遏制，最终实现抗动脉粥样硬化的作用。

452 PCOS患者用GLP-1 RA有什么额外获益吗？

PCOS不仅影响女性月经和生殖，还会影响患者的血糖、血脂代谢，升高血压和尿酸，引起肥胖、脂肪肝等。GLP-1 RA除了能够改善糖代谢以外，还可以很好的减轻体重，降低空腹总胆固醇、低密度脂蛋白胆固醇和三酰甘油水平，可使收缩压降低3 mmHg左右。GLP-1 RA对内脏脂肪［包括肝脏脂肪含量和心外膜脂肪厚度（EAT）等］也有明显改善作用。利拉鲁肽可以使肥胖/超重的2型糖尿病患者的腰围减少7.52 cm，约8成患者的体重降幅超5%、肝脏脂肪下降33%、心外膜脂肪组织下降42%。所有这些治疗获益对患者的长期健康有着重要意义。

453 GLP-1 RA的日制剂和周制剂的效果一样吗?

GLP-1 RA有两种剂型——日制剂、周制剂。从已有的临床数据来看，日制剂和周制剂在降糖疗效和减重方面，近期疗效日制剂占一些优势，但长远看疗效是相近的。周制剂每周注射1次，日制剂每天注射1～2次，显然，周制剂给患者带来很大的便利性。日制剂的剂量是可以变动的，患者可以从小剂量开始逐渐加量，慢慢适应，以免造成严重不良反应。周制剂中的艾塞那肽周制剂和度拉糖肽是固定剂量，最新上市的周制剂司美格鲁肽可以从0.25 mg到1 mg调整剂量，适应不同人群，使用更灵活，研究数据显示它的临床疗效可能更优。

454 为什么GLP-1 RA需要从小剂量开始?

GLP-1 RA主要的不良反应是胃肠道反应，包括恶心、呕吐、腹泻等，与药物延缓胃排空的作用相关。这种不良反应通常在开始用药的最初几周比较明显，之后会逐渐减弱消失，与药物的剂量有一定关系。因此，为了防止出现明显的药物不良反应影响药物的正常应用，建议初始使用该类药物的患者要从小剂量开始，饭前30 min注射，慢慢加量，慢慢适应，如果一直无法耐受则需要中止使用这类药物。另外，饮食上还要注意少量多餐，避免过饱，避免进食脂肪含量过高的食物，以减少胃肠道反应。

455 为什么有胰腺炎病史的患者慎用GLP-1 RA?

使用GLP-1 RA和胰腺炎之间的关系尚无定论。在艾塞那肽和利拉鲁肽的临床试验中有发生急性胰腺炎的患者，虽然极少，但FDA还是要求说明书中提出警示。对于存在胰腺炎高发风险的患者，如有胰腺炎病史（原因不明或致病因素仍可能存在）、明显的高三酰甘油血症、胆结石患者，建议选择这类药物时要慎重，最好在排除各种风险后再选择，且需要在使用过程中密切监测，一旦出现可疑症状及时停药并进行胰腺炎的排查。

456　为什么甲状腺髓样癌患者不推荐使用GLP-1 RA？

研究表明，啮齿类动物的甲状腺滤泡旁细胞（C细胞）会表达GLP-1受体，给大鼠和小鼠注射GLP-1类似物，会增加它们发生甲状腺C细胞肿瘤（髓样癌的起源细胞）的概率。利拉鲁肽、艾塞那肽可以剂量-依赖的方式潜在激活甲状腺C细胞GLP-1受体、增加降钙素基因表达、促进降钙素的释放，导致甲状腺髓样癌的发生。然而，在人类甲状腺髓样癌细胞上，GLP-1受体的表达比例仅为27%，风险很低，但还是建议有甲状腺髓样癌或多发性内分泌腺瘤病2型（MEN-2）个人史或家族史的患者不使用GLP-1 RA，伴有家族性甲状腺癌和乳头状及滤泡状甲状腺癌遗传易感性的患者也需谨慎使用。

457　为什么用GLP-1 RA会使心血管获益？

GLP-1 RA除了降糖以外，还能有效改善血管内皮功能，减少内脏脂肪、调节血压和血脂等，一方面直接延缓动脉粥样硬化的发生发展，另一方面通过降低各种心血管危险因素、提高心肌梗死后心肌挽救率等降低心血管疾病的风险。已有的心血管结局研究（CVOT）证实，利拉鲁肽和司美格鲁肽可分别降低2型糖尿病患者的心血管风险（心血管死亡、非致死性心肌梗死或非致死性卒中）13%和26%。最新国内外指南推荐对于确诊动脉粥样硬化性心脏病（ASCVD）或有ASCVD高危因素的糖尿病患者在没有禁忌的情况下都建议选用这类药物。

458　使用GLP-1 RA可以改善蛋白尿吗？

GLP-1受体在肾脏中有表达，GLP-1 RA与其受体结合后，可以减轻氧化应激和慢性炎症，降低蛋白尿，降低钠和水的重吸收，改变肾脏血流动力，改善管球反馈紊乱，并通过与其他血管活性物质的相互作用来保护肾脏，延缓糖尿病肾病的发生发展。一项在多个国家完成的临床研究，纳入9 340例2型糖尿病伴高危心血管风险的患者，并随机分成两组，一组接受利拉鲁肽治疗，一组给予安慰剂治疗。结果发现利拉鲁肽可以让患者新发大量蛋白尿或血清肌酐倍增或终末期肾病或肾脏死亡的风险降低22%。

---

459 GLP-1 RA 有口服剂型吗?

已经上市的GLP-1 RA均为多肽制剂，因为无法经受胃酸和各种消化酶的"考验"，需要通过皮下注射的方式给药。鉴于给药方式的不便，一些药物研发机构已经开始研制口服GLP-1 RA。2019年，美国FDA已经批准诺和诺德公司的口服索马鲁肽上市，研发人员将索马鲁肽和小分子吸收增强剂联结，帮助它在胃部被吸收，同时防止它被胃中的肽酶降解。美国礼来公司、中国华东制药等也有在研的口服制剂。希望口服GLP-1 RA能带给患者更多福音和便利。

---

460 妊娠期和哺乳期的PCOS患者可以使用GLP-1 RA 吗?

当PCOS患者合并肥胖和糖代谢异常时，GLP-1 RA是有力的治疗手段之一，但是，目前妊娠女性中使用本品的数据尚不充分，是否在乳汁中分泌也不清楚。动物实验显示，雄性大鼠在交配前4周和交配期间使用这类药物不影响其生育力；雌性大鼠在交配前2周和妊娠17天使用相关药品可能出现体重下降继发的动情周期延长，黄体数小幅下降，另外，观察到早期妊娠丢失增加、后代内脏（肾脏、肝脏）和骨骼（胸骨）轻微异常略有增加，胎仔体重有所降低；大鼠哺乳期乳汁中含量较低，可见给药相关的新生鼠生长减慢。因此，建议妊娠期和哺乳期女性不要使用本品，对计划妊娠女性或已经妊娠女性应停止使用本品的治疗。建议女性在使用相关药物时应采取避孕措施，备孕前至少4周停止使用本品。

---

461 为什么PCOS患者可能比同龄人更早用到降压药?

PCOS患者高血压的患病率为5.5%，肥胖型PCOS患者较相同体重的正常人发生高血压的风险增加2.5倍，年龄大于30岁的PCOS患者高血压的患病

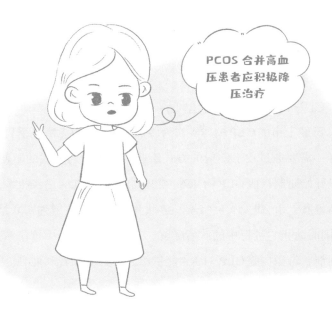

率是正常同龄人群的3～5倍。PCOS患者主要特点为24 h平均血压和收缩压的升高，血压的升高和胰岛素抵抗、糖代谢障碍的严重程度呈正比，而这些都是心脑血管疾病的高危因素。因此，PCOS患者要积极控制引起高血压的危险因素，如肥胖、胰岛素抵抗和高胰岛素血症等，尤其在30岁左右和妊娠后等高发时间。一旦发现血压异常，要及时在医生的指导下进行生活方式管理，必要时服用降压药，防治远期并发症。

462 为什么PCOS患者的降压治疗应该更积极?

PCOS患者被称为"年轻女性的代谢综合征"，该人群是出现各种代谢异常的高危人群，包括血糖、血脂、血压等的异常，导致她们有着更为艰巨的预防远期心脑血管病的任务。如前所述，血压高是心脑血管病发生的重要危险因素，会更早的侵犯PCOS人群，如果PCOS患者合并了高血压，应该积极采取措施将血压控制在130/80 mmHg以下。首先，纠正不良生活习惯，坚持低热量低盐饮食、戒烟限酒、适当的有氧运动、维持合理体重等。如果血压不能达标，则建议药物早期干预，更好地预防动脉粥样硬化性疾病。

463 PCOS患者选择降压药前还要评估其他代谢问题吗？

肾素－血管紧张素系统（RAS）抑制剂为PCOS患者合并高血压的首推药物，临床研究证实，这类降压药物除了降压以外，还有额外改善代谢的作用，如改善胰岛素敏感性、减少糖尿病发生等。另外，很多患者可能需要用到2种及以上的降压药，如果合并尿酸、血脂升高的患者，不建议使用利尿剂，同时钙拮抗剂中的硝苯地平长期使用也可能升高尿酸，β受体阻滞剂可能影响血脂代谢。因此，选择降压药之前全面评估代谢问题可以使治疗获益最大化。

464 PCOS患者血脂高一定要用调脂药吗？

PCOS患者血脂紊乱的发生率为正常人的2.5～3倍，大约有70%的PCOS患者合并有血脂紊乱。有血脂紊乱的PCOS患者，胰岛素抵抗、糖代谢异常、高雄激素血症也会随之受到影响，导致恶性循环，最终增加患者发生动脉粥样硬化等心血管疾病的风险。由于血脂紊乱与生活习惯息息相关，因此发现高血脂后即应该在医生指导下开始严格的生活方式调整，包括饮食、运动和控制体重，戒烟限酒。但是如果经过3个月的控制血脂不能达标，就应该尽早启用调脂药物，尤其是有心血管疾病家族史的患者。

465 为什么PCOS患者合并高胆固醇血症首选他汀类药物？

PCOS患者的血脂紊乱也有不同亚型，如高三酰甘油型、高胆固醇型和混合型，高三酰甘油型及混合型中三酰甘油升高明显患者，建议选用贝特类调脂药，剩下的多数患者往往首选他汀类调脂药物。对PCOS患者而言，他汀类药物除了调脂作用以外，有研究发现这类药物还可以抗氧化、改善体内的慢性炎症，降低雄激素水平,减少高胰岛素血症相关的子宫内膜增生等,使PCOS患者多方获益。虽然他汀类药物对PCOS患者有调脂以外的额外获益,若PCOS患者无血脂紊乱及心血管疾病高危因素,他汀类药物不作为治疗的常规推荐药物。

466 使用他汀类药物需要经常监测肝功能吗?

研究显示,在使用他汀类药物的过程中一些患者会出现肝酶水平短暂或一过性轻微的升高,70%的患者无需停药,肝酶可以自行或者通过药物减量恢复正常,仅有1%～2%的患者肝酶会超过正常值上限的3倍,但停药后肝酶水平即可恢复,因此,这种现象总体而言都是可逆的。如前所述,他汀类药物对PCOS合并高脂血症患者的益处是远远大于不良反应风险的,因此,患者只需要在使用他汀类药物的第1个月、第3个月的时候监测肝功能;如果肝功能正常,以后就可以延长到6～12个月监测一次;如果肝酶升高3倍以上,建议减量或者停用。

467 他汀类药物会引起肌肉酸痛吗?

他汀类药物在使用过程中存在发生药物相关性肌病的风险,不同研究报道的发病率不同,多数介于0%～5%,具体机制并不十分清楚。高龄,女性,有遗传易感性,合并糖尿病、甲减等疾病,或者使用了促进疾病发生的其他药物等都是易患肌病的危险因素。当然,不同类型的他汀类药物发生疾病的风险也有所不同,亲水性和亲脂性药物都有肌毒性,水脂兼溶的阿托伐他汀的肌毒性相对较小。因此,在使用他汀类药物时,起始剂量不要太大,尤其是易感人群,同时注意观察有无肌肉酸痛的病史,必要时检测肌酸激酶。

468 为什么三酰甘油很高的PCOS患者要先用非诺贝特?

PCOS患者容易出现血脂紊乱,尤其是合并高三酰甘油血症,后者是胰岛素抵抗和肥胖患者的"特有标签"。三酰甘油水平显著升高有促发高三酰甘油性急性胰腺炎（HTG-AP）的风险，2021年相关专家还针对此问题发表了专家共识，指出HTG-AP诱因隐匿、淀粉酶水平升高不明显、年轻化、进展快、重症倾向等特点，需要引起足够重视。PCOS患者本身多数合并超重和肥胖，存在胰腺炎风险，因此，如果TG≥5.65 mmol/L的患者，无论是否合并高胆固醇血症，应该首选贝特类药物降脂，预防HTG-AP的发生。

469 备孕的PCOS患者更需要积极控制血脂和血压吗？

持续高血压可以增加妊娠相关并发症的患病率，如先兆子痫发生率增加7.7倍，剖宫产率增加1.3倍，早产率增加2.7倍，新生儿围产期死亡率增加4.2倍，低体重率增加7.7倍。血脂紊乱不仅可以降低女性的受孕概率（下降30%），还增加患者妊娠高血压、妊娠糖尿病、先兆子痫的发生率等。然而他汀类调脂药因可能导致胎儿先天异常，孕妇或可能受孕女性禁用，贝特类药物也不能排除潜在风险，同样禁用于孕妇和哺乳期女性。孕期可用的降压药也极其有限。因此，PCOS患者在备孕阶段一定要积极控制血脂和血压，为妊娠打下良好的基础。

470 PCOS患者合并高尿酸一定要用药吗？

PCOS患者多数存在胰岛素抵抗和高胰岛素血症，而这种状态也是高尿酸血症滋生的"土壤"，胰岛素可以促进肾对尿酸的重吸收，使尿酸排泄减少，同时，尿酸基础水平高是高胰岛素血症的推动因素和独立预测因子。因此，尽早干预患者尿酸水平，对改善胰岛素抵抗、控制和延缓PCOS患者代谢综合征的发生和发展有利。控制尿酸、控制饮食、适当活动是首要方法，要限制进食高嘌呤食物和饮酒；另外，运动要适度，因为过度剧烈运动反而会升高尿酸水平。如果通过管理生活方式，尿酸仍超过标准，建议及时加用药物，以减少相关危害。

471　为什么PCOS患者需要积极预防心血管疾病?

PCOS患者的心血管疾病风险随年龄的增加而增加,在40～49岁时发生心肌梗死的相对危险性比正常人增加4倍。一项为期10年的病例对照随访研究显示,以NIH标准诊断的高加索PCOS患者,其心血管事件的患病风险比正常人增加5.91倍。PCOS患者之所以高发心血管疾病,是源于此类人群本身极易成为各种心血管疾病危险因素的"聚集地",比如肥胖、三高等,如果这些因素长期存在得不到及时控制,就会增加心血管疾病的患病风险。因此,PCOS患者定期随诊筛查,早发现、早干预,积极控制各项危险因素,才是预防心血管疾病的有力手段。

472　为什么PCOS患者的月经紊乱不能不管?

月经紊乱是PCOS的主要特征之一,也是很多患者就诊的首要原因,有些患者简单地认为,这个病不管是用中药还是西药,能恢复月经就算治好了,当然,也不乏有些患者认为不来月经正好。其实,月经紊乱的背后是激素紊乱和排卵障碍,前者会导致子宫内膜不适当增生,甚至发生癌变,还会引发一系列代谢异常,后者会使患者不孕不育,如果月经不是不来,而是反复、淋漓不尽,还有可能导致严重贫血。因此,不能图省事,不管不问,而是应该不仅调整月经,还要纠正月经紊乱背后的激素紊乱和代谢异常,预防远期的各种并发症。

473　为什么PCOS患者月经紊乱要查明原因再用药?

月经紊乱虽然要管要治,但并不是乱了就自行吃点孕激素、避孕药或者活血化瘀的中药,而是应该到正规医疗机构就诊,明确月经紊乱的原因,排除妊娠、下丘脑功能性闭经、卵巢早衰、先天性肾上腺增生等疾病引起的月经失调;确定是排卵障碍造成的,可以给予单纯孕激素、短效避孕药(排除药物禁忌)或者中药调经。对于已经明确诊断是PCOS的患者,如果月经曾经规律,再次出现月经紊乱时也不能想当然,还是要重新分析原因,然后再采取针对性策略,不可盲目用激素进行调整，以免出现误诊误治。

474 哪种闭经时医生不急着给患者恢复月经？

PCOS患者常合并肥胖，很多患者为了减重会过度节食，使体重短期内快速下降，导致月经闭止；还有一些本身体重正常的患者也一味追求"骨感美"，也会出现闭经。这都属于下丘脑性闭经，常见于年轻女性，测定性激素往往会发现垂体促性腺激素偏低，雌激素偏低。这种现象的出现是由于体质量短期快速下降或过低让机体感受到"能量危机"，从而暂时"关闭"下丘脑-垂体-卵巢轴以保全心脑肾等重要脏器的能量供给。对于这类患者，首先要做的是努力恢复体重和正常的体脂率，而不是人工恢复月经。

475 为什么建议PCOS患者在医生监护下服用避孕药？

月经紊乱是PCOS患者的主要临床表现，有些患者自行购买避孕药服用来调经，这其实存在很多隐患。首先，月经紊乱或者闭经不一定就是PCOS，有很多妇科或者内分泌疾病可以导致闭经，需要进行病因鉴别；其次，即使是确诊的PCOS患者，月经延迟也需要排查妊娠试验、子宫内膜情况、性激素情况，最好是同步评估代谢问题，制定合适的调经方案。要知道PCOS患者要恢复月经，用避孕药仅仅是其中一种方法，而不是全部，盲目买药服用不一定对症的同时，还无法做到定期对药物副作用进行合理监测。

476 为什么避孕药里孕激素最好是天然的？

孕激素是卵巢黄体产生的激素，在维持女性正常生殖功能中有重要作用。目前用的孕激素制剂分为天然孕激素和合成孕激素，前者是天然物质中提取出来的，无雄激素活性，后者是化学合成，成分复杂，常有多种激素作用。地屈孕酮是在天然孕激素基础上经过紫外线照射后形成的旋光异构体，也属于合成孕激素。绝大多数 PCOS 患者存在高雄激素血症，且容易合并糖脂代谢异常、高血压等代谢性疾病，所以，推荐使用天然、没有雄激素作用的孕激素来调经，如益玛欣，或选用有抗雄激素作用的合成孕激素，如地屈孕酮。

477 为什么 PCOS 患者选择避孕药时雌激素的剂量小点好？

PCOS 患者的调经治疗离不开短效避孕药，而让大家担心的是相关副作用，如癌症、血管疾病风险等。数据显示，这类药物对于卵巢癌和子宫内膜癌有保护作用，对于乳腺癌是中性效应，宫颈癌还不能确定。短效避孕药和动静脉血栓的关系一直是药物安全性的关注点。静脉血栓性疾病在使用短效避孕药的第一年，尤其是前 6 个月最为明显，之后风险会逐渐下降，这种风险与雌激素的含量相关，建议选用雌激素含量低于 35 μg 的短效避孕药，从而在调经、抗雄的同时尽可能减少副作用的发生。目前更推荐利大于弊的第三、四代短效避孕药。

478 PCOS 患者有没有高雄激素表现对选择调经药有影响吗？

对于没有生育要求的女性，如果没有高雄激素表现，可以选择周期性孕激素治疗，尽量选择天然孕激素后半周期给药，这种治疗对下丘脑-垂体-卵巢轴的抑制较轻，对代谢影响也小，除了地屈孕酮外，单独的孕激素基本没有抗雄作用；如果是合并高雄激素的患者，则需要选择有抗雄作用的短效避孕药，推荐使用含有最低有效雌激素剂量（20～30 μg）且含有抗雄作用孕激素的避孕药，如优思明、优思悦，由于静脉血栓等副作用风险，达英 35 已不再作为 PCOS 患者的首选来推荐。

479 PCOS 患者选择避孕药时需要考虑代谢异常吗？

在选用短效避孕药时，还要额外考虑患者存在的代谢异常，如肥胖、高血压、高血脂等，有些避孕药中含有的孕激素存在部分糖皮质激素的作用，如环丙孕酮，可能对代谢紊乱不利，建议尽量选择对代谢影响小的药。另外，有些改善代谢的药，如二甲双胍、SGLT-2抑制剂、GLP-1 RA等，也可能通过改善胰岛素抵抗和肥胖等代谢问题使患者的高雄激素水平和排卵异常得到一定程度的纠正，恢复月经，与避孕药联用可以在加强疗效的同时，减少代谢问题恶化的风险。

480 避孕药也可以用于青春期PCOS吗？

常用于青春期PCOS的调经方式是月经后半周期补充10～14天孕激素，实现子宫内膜从增殖期向分泌期的转化，停药后出现撤退性出血，保护子宫内膜，防止长期单一雌激素刺激后发生子宫内膜癌。如果青春期PCOS患者同时存在高雄激素血症或临床表现（痤疮、多毛、雄激素性脱发），且乳房发育已成熟，一般医生会在家长充分知情并理解的前提下给患者使用有抗雄作用的短效避孕药，其中含有雌孕激素，调经、防治子宫内膜癌的同时改善患者的高雄激素状态，这类药物对下丘脑-垂体-卵巢轴有一定的抑制作用，因此不建议连续使用过长时间。

481 PCOS患者长期连续使用避孕药会对机体有影响吗？

短效避孕药是雌孕激素的复合物，长期使用一方面会抑制下丘脑-垂体-性腺轴；同时，子宫内膜的生长会被抑制，慢慢变薄，月经量会越来越少，也不利于受精卵着床；另外，由于激素的长期补充，一些激素依赖性的疾病，如乳腺增生、子宫肌瘤、静脉血栓等可能会增加；一些孕激素有糖皮质激素的作用，长期使用可能对血糖、血脂等代谢指标产生不利影响，而PCOS患者本身就是代谢性疾病的高危人群。因此，对于需要调整月经或者降雄的PCOS患者，在选择药物的时候要尽量选择对代谢影响小的短效避孕药，推荐间断使用，每次可以3～6个月。

482 为什么避孕药漏服最好及时补充？

PCOS患者常需要短效口服避孕药来调经抗雄，这类药物是需要按周期服用的，一般在月经的第5天开始，每晚1片（固定时间），连续21天，停药后等月经来潮再开始下一个周期，也有连续服用28天不停的制剂（如优思悦）。如果在服用过程中，漏服了1天，第二天一早建议补服，当然，第二天晚上的药还要继续吃。如果没有及时补上，由于雌激素突然下降，可能会出现阴道突破性出血。如果漏服的时间长，出血量和正常月经相似，那就不用补服了，而是把这次出血当成月经，在月经第5天再开始下一个周期。另外，漏服可能导致避孕效果下降，虽然PCOS患者很多存在排卵异常，但是对于稀发排卵的患者仍然有妊娠可能，不能大意。

483 为什么用避孕药前后需要检查乳房B超？

2017年，《新英格兰医学杂志》上发表了由丹麦科学家进行的研究报告，他们对国内180万15岁到49岁的女性进行了10多年的跟踪统计，结果发现，长期服用避孕药（新一代）的女性，乳腺癌风险比不使用者高20%，而且这个风险和药物使用年限有关，如果低于一年，风险仅增加9%，如果超过10年，风险就增加38%。医学界建议有乳腺癌家族史或者病史或者存在乳腺可疑结节的患者尽量避免使用避孕药，而对于普通PCOS患者，能从避孕药的使用中明显获益，只要用药前评估乳腺B超等，用药期间定期监测即可。

484 家族有血栓病史的PCOS患者用口服避孕药有风险吗？

复方口服避孕药可能会增加静脉血栓的发生，虽然绝对风险不高、但是不能完全忽略，尤其是新用药者更需要注意，因为大多数静脉血栓常在用药第一年发生。研究显示，复方口服避孕药之所以增加血栓风险，是与其含有的雌激素成分有关，相关成分可能会增加体内促凝因子、减少抗凝因子，作用于静脉减慢血流，改变血小板功能，从而促进血栓形成。血栓的发生还有很多促进因素或者易感因素，有血栓性疾病的家族遗传史就是其中之一，PCOS患者本身就是一个容易发生血栓的人群，对明确存在血栓性疾病家族史者，建议慎用。

485 服用避孕药时出现下肢疼痛是患静脉血栓了吗？

下肢静脉血栓形成的患者会因受累静脉的部位及阻塞的程度范围不同而症状轻重不一。浅表静脉病变以局部疼痛为主，深静脉血栓时患肢肿胀、疼痛、活动后加重或仅有局部沉重感（尤其在站立位），严重时也可以引起肢体坏疽，还会引发肺栓塞。这种副作用一旦发生，需及时就医，行超声血管检查、血液检查、X线静脉造影、放射性核素等检查明确诊断，积极寻找诱因并及时处理，正在服用复方口服避孕药者需停用此类药物。

486 合并严重高血脂的患者需要等血脂下降后再用避孕药吗？

短效避孕药对血液凝固有一定的影响，可以增加动静脉血栓的发生风险。患者有严重高血脂时，血液黏度会升高，同样会增加动脉血栓发生的概率，先调脂后用避孕药可以避免叠加效应。另外，避孕药对体内的血脂代谢也有一定的影响。研究发现，口服避孕药者低密度脂蛋白和三酰甘油都会有所升高。综上所述，女性如果有明显血脂升高（尤其是高三酰甘油水平），建议在使用避孕药前先行降脂治疗，如果是已经在口服避孕药的患者，应定期进行血脂检查，一旦发现血脂异常，应在医生指导下调整用药方案。

487 合并高血压的患者要先降压再用口服避孕药吗？

2019年美国妇产科医师协会（ACOG）提出，由于使用激素类联合避孕药的女性中，高血压女性患心肌梗死的相对风险比未使用激素类联合避孕药的高血压女性高出12倍，尤其是对于合并多种心血管疾病危险因素的女性，这个风险还会更高。35岁及以下、不吸烟、血压控制良好、没有血管病变证据的患者使用此类药物会相对安全。研究显示，与宫内节育器相比，剂量在35 μg以下的复合避孕药可以轻度升高血压（大约收缩压8 mmHg、舒张压6 mmHg），这种升高可能并不具有重要的临床意义，少有女性因口服复合避孕药出现明显高血压。

488 PCOS 患者不来月经时都要先用黄体酮再用避孕药吗?

如果 PCOS 患者雌激素水平正常,虽然看不到有月经,但是在雌激素的作用下,子宫内膜仍然会增生(这也是长期不来月经的 PCOS 患者会易发子宫内膜癌的原因),由于缺乏孕激素,内膜不能实现正常的转化和脱落而形成规律月经。基于此,如果患者超过 45 天不来月经,经妇科 B 超排除妊娠,同时,子宫内膜厚度已经在 7 mm 以上,需要先给予黄体酮转化已经增生的内膜,然后停药,产生撤退性出血。但是患者的内膜仍然很薄时,则可以直接用避孕药或给予雌孕激素序贯治疗,不用黄体酮。

489 为什么服用复方口服避孕药期间会出现阴道点滴出血?

PCOS 患者在使用复方口服避孕药过程中,有些患者会出现阴道的点滴出血、甚至类似月经的出血,被称为"突破性出血",常发生于新用药的患者。如果排除了漏服、错服,以及子宫内膜病变、子宫息肉等器质性疾病,那可能是患者体内激素不平衡导致子宫内膜失去应有的激素支撑而发生的坏死、脱落现象,如果是前半周期出血,则是雌激素不足,如果是后半周期出血,则是孕激素不足,可以通过分别调整前半周期的外源性雌激素水平或者后半周期外源性孕激素水平达到止血目的。

490 民间流传服用避孕药会变胖,真的吗?

自 1967 年口服避孕药上市以来,历经不断变革,它的应用范围也得到不断扩大,比如用于治疗多囊卵巢综合征,反馈抑制 LH 的释放、改善下丘脑-垂体-卵巢轴功能,调整月经紊乱,改善高雄激素血症及其相关的临床症状。在早期的复方避孕药中所含有的雌激素常会带来水钠潴留、血压升高,所含的人工合成的孕激素又因为有雄激素活性或者糖皮质激素的活性而导致服用者食欲增加、合成代谢增加,最终导致体重增加。随着药剂改进,所含雌激素剂量下调,孕激素活性增强的同时其雄激素活性明显下降，对体重的影响已经很小了。

491 为什么用了复方口服避孕药后月经量变少了？

PCOS患者服用复方口服避孕药一段时间后会月经量减少，是因为药物不仅抑制卵巢排卵，同时改变子宫内膜的厚度，使子宫内膜变薄，从而阻止受精卵着床，达到避孕的目的。如果长时间使用避孕药，子宫内膜就会越来越薄，而月经就是子宫内膜脱落形成，因此，月经量会随之减少。临床实际中也用短效避孕药来纠正女性月经量过多的问题。另外，由于短效避孕药可以抑制自身下丘脑-垂体-卵巢轴的分泌，激素水平的过度抑制时甚至可能引发闭经。

492 服用复方避孕药期间要监测代谢指标的变化吗？

一般人群的研究显示，复方口服避孕药（COC）可能会升高空腹血糖、空腹胰岛素，致使糖耐量发生异常，还可能升高血脂、血压、BMI。然而，这些结局一直存在争议。关于PCOS患者用COC是否存在明显代谢弊端的研究和探讨也越来越多。无论是随机对照试验还是前瞻性观察中，COC使用3～6个月后，能有效降低雄激素，抑制LH分泌，同时对代谢指标影响轻微，多数没有明显的统计学意义。PCOS患者（尤其是合并有代谢指标异常的患者），如果欲行COC治疗，建议先行代谢指标的评估，在使用全程监测代谢指标，及早发现异常以调整治疗方案。

493 长期服用避孕药会导致卵巢早衰吗？

COC中含有雌孕激素，可以抑制排卵，很多人担心长期吃避孕药会让自己的卵巢长时间不工作，慢慢失去工作能力，出现卵巢衰竭。实际上，临床上定义的卵巢早衰是卵巢里面的卵泡提前消耗干净而导致不再有卵泡的规律变化、激素的规律分泌以及规律的月经，这与避孕药导致的不排卵在机制上是相互矛盾的，所以，服用避孕药与卵巢早衰没有相关性。现代医学认为，卵巢的卵泡消耗速度几乎是恒定的，与是否口服避孕药、是否进行过促排卵治疗都没有明确相关性。因此，PCOS 患者服用 COC 治疗高雄激素血症和月经紊乱时不必担心。

494　服用了避孕药再测性激素还有意义吗？

PCOS 患者用避孕药主要有两个目的，一个是抑制垂体分泌过多的 LH，纠正高雄激素血症，另一个是调整月经。在应用了一段时间（3～6 个月）后复查性激素，有很重要的意义：① 了解 LH 水平和雄激素水平是否达到了正常范围；② 是否存在过度抑制下丘脑垂体卵巢功能的情况。有些患者在经过生活方式改善、调整代谢、减重治疗后，可以恢复自发排卵，恢复月经，并不一定要长期服用避孕药，因此，如果性腺轴的各项激素恢复了，可以尝试停用避孕药，观察自发月经和排卵情况，测定激素水平也是寻找停药时机。

495　PCOS 患者减了体重就能自己来月经吗？

肥胖可以影响性腺轴的正常运作，使女性出现月经紊乱。合并肥胖的 PCOS 女性生殖系统紊乱会更为严重。这些患者往往存在明显的胰岛素抵抗和高胰岛素血症，同时会分泌更多"坏的"脂肪因子、炎症因子入血，促进性腺轴类固醇激素的产生失调，产生更多的雄激素，干扰雌激素产生以及卵母细胞成熟，抑制生育，因此，控制体重是这些患者治疗的基石，国内外各大指南均指出，体重下降 5%～10% 可以明显改善月经紊乱和排卵异常，这也是为什么有些患者体重轻了就来月经的道理。

496　为什么 PCOS 患者体重下降太快月经反倒不来了？

在肥胖 PCOS 患者控制体重的过程中，很多人会走入误区，把不吃、拼命运动、快速降体重作为短期人生最高目标，结果体重的快速下降导致原本还算规律或者不太规则的月经彻底不来了，出现了跌重性闭经。减重虽然重要，但是要讲究方式方法，一定是循序渐进，6个月降低原有体重的10%左右是比较合理的速度，不要过度节食和过度运动。如果在控制体重的过程中，出现了上述闭经情况，要及时就医，通过调整生活方式，必要时联合药物，大部分患者可以恢复下丘脑-垂体-卵巢轴的调节功能，重新建立月经周期。

497 为什么周期性孕激素治疗推荐用于无明显高雄激素水平的患者？

PCOS女性因为稀发排卵或无排卵而导致性激素分泌异常，孕激素不足，从而不能规律地来月经。给予后半周期孕激素补充可以实现恢复月经的目的，同时，还可以预防单一雌激素刺激导致的子宫内膜过度增生甚至是恶变。由于孕激素治疗多数没有抗雄激素的作用，如果患者确有高雄和月经紊乱但不适合应用复方口服避孕药，或者虽然有高雄的生化或者临床表现但高雄程度不严重，也可以选择有轻微抗雄作用的孕激素（地屈孕酮）进行周期性调经治疗。一般推荐在月经后半周期连用10天，停药后3～7天会有撤退性出血。

498 为什么周期性孕激素治疗是青春期和围绝经期PCOS的首选？

月经后半周期孕激素疗法调经对自身下丘脑-垂体-卵巢轴的抑制作用比较小，对代谢指标（如血脂、血糖等）的影响也小，对于因排卵障碍而月经紊乱的PCOS患者，尤其是性腺轴还不稳定的青春期患者，以及容易出现代谢紊乱的围绝经期患者，建议首选。天然孕激素同时具有抗雄激素和抗盐皮质激素作用，而合成的孕激素中，环丙孕酮虽然抗雄但具有糖皮质激素作用（影响代谢指标），去氧孕烯和孕二烯酮具有雄激素活性，只有屈螺酮有抗雄激素和抗盐皮质激素作用（降雄、降压），所以，建议使用天然孕激素或者屈螺酮。

499 为什么PCOS患者用了孕激素也没来月经？

服用孕激素后，停药3～7天会出现撤退性出血，但是有些患者用了没出血，为什么呢？首先，要排除是否妊娠。月经不规律的PCOS患者认为自己很难怀孕，月经不来根本考虑妊娠，其实部分PCOS患者有排卵，只是次数少没规律，但仍有妊娠可能。其次，要看是否孕激素的量和服用时间不够，或者是口服吸收不好，如果是这样，需要再口服一个疗程或改用肌肉注射。再有，如果患者雌激素不够，用孕激素也不会来月经，要在补充雌激素的基础上补孕激素才能来月经。对于有过流产史或宫腔手术史的患者，如果宫腔粘连也会影响月经来潮。

500 为什么孕激素还没停阴道就开始出血了？

如果PCOS患者超过45天没有来月经，经过性激素检测和子宫附件B超检查，提示为排卵障碍造成的月经紊乱且子宫内膜大于6～7 mm，可以服用孕激素使子宫内膜剥脱产生月经，在使用过程中，阴道提前出血，说明内膜已经开始剥脱，已经达到了用药的目的，所以应该立即停药等待月经结束，之后再根据需要进行下一周期的月经调整。如果是黄体功能不足导致月经过短，服用黄体酮的目的是补充孕激素从而延长月经周期，那么用药中途出血可能是药量不足，可以加量服用，出血量不见好转，则需要进一步排除内膜病变。

501 为什么孕激素调经建议至少服用10天？

PCOS患者无法正常排卵形成黄体，因而也不能产生足够的孕激素实现子宫内膜的转化脱落，如果在月经后半周期补充孕激素，就可以纠正激素紊乱，使月经来潮。此外，补充孕激素可以对抗雌激素对子宫内膜的促增生作用，防止子宫内膜过度增厚，甚至发生恶性病变，并通过定期撤退将增生的内膜剥脱掉，保证子宫内膜的健康。为了实现以上两个目的，一般建议口服孕激素至少10天，最好是10～14天，连续3个周期。如果是偶尔一次月经紊乱，临时调经剥脱内膜，内膜厚度在 6 mm 以上，可以口服 5 天孕激素后停药诱导撤退性出血。

502 雌孕激素序贯疗法用于哪些 PCOS 患者的调经治疗？

PCOS 患者多数雌激素分泌基本正常，少数雌激素水平偏低，子宫内膜偏薄，单纯孕激素疗法无法来月经，一般推荐雌孕激素序贯疗法，即人工周期，为模拟自然月经周期中卵巢的内分泌变化，将雌、孕激素序贯应用，使子宫内膜发生相应变化，引起周期性脱落。通常是在月经第 5 天开始服用雌激素，每天 1～2 mg，在服药的第 11 天开始加用孕激素（用量同后半周期孕激素疗法），两个药一起再服用 10 天停药，停药后 3～7 天会出血，下个周期的第 5 天再开始新一轮用药，用药 2～3 个周期后有些患者可以实现自发排卵。

503 螺内酯有抗雄激素作用吗？

螺内酯，又叫安体舒通，是临床上常用的保钾利尿剂，除了利尿以外，螺内酯还可以竞争性地结合雄激素受体发挥抗雄的作用，另外，还可以抑制 17α-羟化酶，减少睾酮和雄烯二酮的合成，同时增加睾酮的血清清除率。基于此，PCOS 患者可以通过服用螺内酯来达到降低雄激素水平，改善高雄、多毛、痤疮以及脱发等临床症状的目的。一般推荐用于复方口服避孕药疗效不佳、有禁忌或者不耐受的患者，常规剂量一般是 50～200 mg/d，推荐 100 mg/d，连续用 3～6 个月。螺内酯也可以和复方口服避孕药联合使用。

504 哪些 PCOS 患者适合选择螺内酯来抗雄激素？

一般而言，选择螺内酯来抗雄的 PCOS 患者有以下特点：① 月经紊乱不明显，可能周期略长，但可以自行来月经、不需要用调经药；② 高雄的程度比较轻；③ LH 分泌基本正常，LH/FSH 没有达到典型的 2.5 倍以上，不需要用药抑制下丘脑-垂体-卵巢轴的分泌；④ 有代谢综合征或者多个代谢异常的特征，比如肥胖、高脂血症等，或者既往有血栓史，或者家族中有易栓体质，或者吸烟的患者，担心复方口服避孕药潜在的对代谢的影响和栓塞风险；⑤ 与胰岛素增敏剂联用。

505 PCOS患者使用螺内酯有哪些注意事项？

螺内酯用途很多，如果使用于利尿消肿一般剂量会比较小，为 40～120 mg/d，如果只是辅助降压，剂量为40～80 mg/d，但是如果作为醛固酮拮抗剂或者雄激素受体拮抗剂在临床中应用，剂量需求会明显增大，前者在 100～400 mg/d，后者在 50～200 mg/d。剂量越大，药物的副作用就越需要关注。螺内酯的主要副作用包括：高血钾、低血压和肾功能恶化、低镁、低钙、高尿酸血症、血糖异常等。虽然多数PCOS患者在应用这类药物时少有发生上述副作用，但定期监测血电解质和肾功能还是必要的。

506 为什么有的患者用了螺内酯后会有阴道点滴出血？

极少数患者长期应用螺内酯后可能引起自身激素水平的失衡，造成月经紊乱（淋漓不尽或者点滴出血），大约20%女性月经次数会增加。如果偶尔出现，量少且持续时间很短，可以暂时观察，继续服用螺内酯；如果每个周期都有不规则出血，也可以暂时停用螺内酯，药物引起的出血停药后可以逐渐恢复；如果患者雄激素水平比较高，需要抗雄治疗，可以改用或者联合使用复方口服避孕药，不仅可以解决出血问题，联合应用还可以加强抗雄激素的作用。但是如果出血量大，且持续时间比较长，最好到医院就诊，排除一下其他原因。

507 用螺内酯会影响女性乳房健康吗？

对于PCOS女性而言，应用螺内酯的目的就是纠正高雄激素血症或高雄相关的临床表现，也有少数女性可能出现乳房胀痛及性欲下降，程度较轻。PCOS患者在用药前一般都会做乳腺的评估，了解是否有乳腺增生和乳腺结节。

如果患者用药前没有乳腺疾患，在用药期间确实还是出现了无法忍受的乳房胀痛，建议停用该药，复查乳腺状况；如果用药前有乳腺增生或者乳腺结节（良性病变），但确实有使用此类药物的需要，用药后无论是否发生乳房胀痛都应根据病情定期复查乳房B超，动态观察病情变化。

508 为什么用螺内酯的PCOS患者建议避孕？

动物实验的证据显示，接触螺内酯的雌鼠其雄性胚胎有雌性化和内分泌功能障碍。虽然目前在已发表的人类报告中没有确认与螺内酯相关的畸形和其他不良妊娠结果，根据药物的作用机制以及动物研究结果，还是认为螺内酯使用可能影响胚胎发育过程中男性的性别分化，对男性胎儿有潜在风险，因此，PCOS患者在使用螺内酯时建议避孕，一方面是由于激素紊乱未被纠正，即使妊娠，胚胎生长环境并不理想，成年后发生内分泌代谢疾病风险增加，另一方面，是考虑药物可能对胎儿发育的潜在风险，建议停药3个月后再妊娠。

509 氟他胺可以用于PCOS患者降低雄激素水平吗？

氟他胺是一种非固醇类抗雄激素药物，本身没有雄激素活性，能够与雄激素竞争雄激素受体，其抗雄激素作用比螺内酯更强，临床中主要用于前列腺癌和良性前列腺增生性疾病的治疗。有限的临床研究结果显示，PCOS患者使用氟他胺后可以明显减少皮脂腺分泌、痤疮及雄激素性脱发，降低多毛评分（FG评分），同时还可能有助于改善血脂，降低总胆固醇、低密度脂蛋白和三酰甘油。但是由于大剂量氟他胺可以导致肝损害、皮肤干燥、性欲下降及胃肠道反应等，多数指南建议慎用此药。

510 肥胖的PCOS患者减重后雄激素就可以下降吗？

肥胖女性即使没有PCOS，本身也会有一个相对的功能性高雄状态，青春期肥胖的女孩成年后患PCOS的风险明显增加,肥胖女性中PCOS的患病率在手术减重后下降近70%。脂肪组织是体内最大的内分泌器官,表达生成雄激素的各种关键酶,与高雄密不可分。肥胖女性,尤其是肥胖PCOS患者,绝大多数会存在胰岛素抵抗和高胰岛素血症,后者可以影响从中枢到卵巢、肾上腺的多个雄激素生成的关键步骤,促进雄激素水平的升高。肥胖引起的慢性炎症也是"升雄"的重要帮凶。减重只要5%～10%,就可以反过来减轻甚至逆转高雄,改善PCOS的病情。

511 PCOS患者可以用非那雄胺来改善高雄激素症状吗?

非那雄胺是一种5α-还原酶(Ⅱ型)抑制剂,可以抑制睾酮向活性更强的双氢睾酮转化,使体内双氢睾酮的水平下降大约60%～70%,从而降低体内雄激素的生物效应,多用于男性前列腺增生症的治疗。非那雄胺没有雄激素活性或抗雄激素活性,主要影响雄激素转化,可以降低局部高雄效应,并不影响血睾酮的水平。非那雄胺(1～5 mg/d)用于女性PCOS患者可改善雄激素性脱发,对于女性多毛症和重度痤疮也有改善作用。这类药物由于对胎儿有潜在致畸作用,孕妇禁用,育龄期女性服药期间应做好避孕措施。

512 PCOS患者可以用糖皮质激素抗雄吗?

PCOS患者的高雄激素多数来源于卵巢,也有少数患者肾上腺皮质有明显的参与,对于后者,可以使用糖皮质激素反馈抑制下丘脑垂体,减少促肾上腺皮质激素(ACTH)分泌,以达到降低肾上腺来源的雄激素水平。常用药物为地塞米松和泼尼松,每天半片至1片,连续使用至少3个月。一般不会单独使用糖皮质激素治疗PCOS患者的高雄,往往是作为卵巢雄激素抑制治疗的补充。当然,如果在鉴别诊断之初,患者存在较高水平的17-羟孕酮(17-OHP),最后通过进一步检查确定是先天性肾上腺增生所致的高雄激素血症或表现时,糖皮质激素是治疗高雄的主要手段。

513 为什么抗真菌的酮康唑也用来治疗高雄激素血症？

酮康唑是一种常用的抗真菌药，同时它也能通过抑制雄激素合成的关键酶——细胞色素单加氧酶（CYP17）的活性，抑制卵巢和肾上腺皮质合成雄激素，临床上也把它作为治疗高雄的手段之一。要达到抗雄效果，药物剂量需求较多，需要注意药物副作用。酮康唑的主要不良反应是肝脏毒性，有引起急性重症肝炎的潜在风险（虽然概率较小），另外会有胃肠道反应、肾脏毒性等，因此，大剂量酮康唑治疗PCOS高雄激素血症的安全性不明确，临床应用很少。如果患者确实需要联合使用这类药物，在用药过程中一定要注意监测肝肾功能，一旦出现肝损伤，建议立即停药。

514 长效GnRH激动剂也可以给PCOS患者降低雄激素水平吗？

长效GnRH激动剂可以让促性腺激素过度释放之后再抑制其释放，防止早熟LH峰的出现，提高获得卵母细胞和多胚胎的数量。GnRH激动剂可以抑制促性腺激素的分泌，使卵巢体积缩小、卵巢雄激素的合成分泌减少，降低体内雄激素水平。临床常用的有曲普瑞林、亮丙瑞林、戈舍瑞林，每28天一次，肌注或皮下注射。但是，长期使用GnRH激动剂可能导致低雌激素状态，对生育期女性不利，因此，需要和口服避孕药联合使用，有研究观察到，两者联合使用，可以明显改善PCOS患者的多毛症状和痤疮。目前这种治疗方法在临床治疗PCOS患者时较少被选择，主要是价格太昂贵。

515 目前临床治疗多毛的手段有哪些？

临床常用的治疗多毛的手段主要包括4个方面：① 抑制卵巢或肾上腺雄激素产生；② 抑制局部雄激素的转化；③ 阻断雄激素与其受体结合；④ 物理治疗。无论是局部还是全身抑制雄激素的口服药物显效时间都比较长，所以，最终判断是否有效需要观察6个月以上，甚至是1年。如果患者心理负担

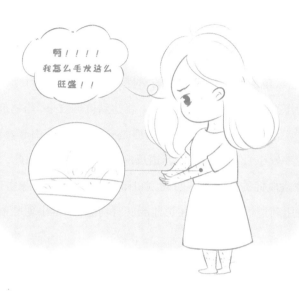

比较重，可以配合物理治疗，主要包括剃除/刮除/拔除、化学脱毛（脱毛剂）、电解和激光治疗，具体哪种方法适合自己建议到正规医院皮肤科进行咨询，勿盲目自行随意处理。

516 为何有些痤疮患者需要皮肤科和内分泌同时就诊联合治疗？

PCOS患者的痤疮是高雄激素的表现之一，往往呈现发病年龄小（在9～13岁），痤疮病情重，有许多炎性丘疹、脓包等，好发于颜面及下颌，持续时间比较长。PCOS患者的痤疮治疗既要针对痤疮产生的常规因素，也要针对全身或者局部的高雄激素状态，由内分泌科和皮肤科联手共同制订治疗方案，除了按照皮肤科痤疮分级相应治疗外，还要辅以抗雄激素治疗。轻度痤疮只需要外用药物，中度痤疮可以在外用药的基础上加用抗生素，中重度者可联合使用异维A酸。抗雄治疗可以根据个体情况选择避孕药、有抗雄作用的孕激素、螺内酯、非那雄胺等。

517 维A酸是痤疮治疗的常用外用药,它有不良反应吗?

外用药是治疗痤疮的基础手段,维A酸类药物属于常用药,它具有改善毛囊皮脂腺导管角化、溶解微粉刺和粉刺、抗炎、预防痤疮后色素沉着和瘢痕等作用,因此是轻度痤疮的单独一线用药,也可以用于中重度痤疮的联合外用药方案。目前,第3代维A酸药物——阿达帕林因其很好的耐受性,被列为一线选择。这类药物建议在睡前使用,小剂量开始,用药后可能局部使用部位会出现轻度皮肤刺激反应,如红斑、脱屑、紧绷、烧灼感,但是往往可以逐渐耐受,如果实在严重需要停止使用。同时配合使用皮肤屏障修复剂效果会更好。

518 为什么痤疮不能随便使用抗生素?

痤疮丙酸杆菌等毛囊微生物与痤疮有密切关联,抗菌药物是治疗中重度痤疮的手段之一,但是切不可盲目滥用。过氧化苯甲酰是外用抗菌药物,它可以通过苯甲酰和新生态氧杀灭痤疮丙酸杆菌,同时有抗炎和溶解粉刺的作用,由于不容易出现耐药性,所以作为炎症性痤疮的首选,可以单独或者联合使用,因其可以使全反式维A酸失活,建议两者联用需要间隔开。如果出现脓疱,可以短期外用抗生素,但由于耐药性问题,不建议单独或长期使用。如果是口服抗生素,则建议首选四环素类药物,其次可以选红霉素类。

519 痤疮分级如何指导治疗?

参照2019年《中国痤疮治疗指南》,依据皮损性质痤疮分为3度、4级:轻度(Ⅰ级)是仅有粉刺;中度(Ⅱ级)是有炎性丘疹;中度(Ⅲ级)是出现脓疱;重度(Ⅳ级)是有结节和囊肿。轻度痤疮患者建议外用药治疗,如维A酸软膏、过氧化苯甲酰软膏等;中度痤疮患者建议首选外用药,可以联合维A酸软膏和过氧化苯甲酰软膏(间隔开),必要时连用外用抗生素,Ⅲ级患者可以选择口服抗生素,联合物理治疗;重度痤疮患者都可以选用。如果有高雄激素的中重度痤疮患者建议同时加用抗雄激素药物。

---

520 痤疮治疗除了外涂内服还有什么其他方法吗?

随着物理化学治疗理念和手段的不断进步,其在痤疮的辅助治疗作用也日渐凸显。指南推荐的治疗方法有光动力、红蓝光、激光与光子治疗、化学剥脱治疗等。红蓝光可以抑制皮脂腺分泌,杀灭痤疮丙酸杆菌,调节免疫,预防、减少瘢痕的作用;光动力甚至可以作为药物治疗失败的替代治疗;激光也有抑制皮脂分泌及抗炎的作用;光子治疗对痤疮后遗症(红色印痕、色素沉着、瘢痕等)有改善作用。化学剥脱术主要是通过果酸、水杨酸等加速表皮脱落和更新,刺激真皮胶原合成和组织修复,并有轻度抗炎作用,可用于轻中度痤疮及之后色素沉着的辅助治疗。

---

521 为什么激光脱毛治疗需要多次反复进行?

激光脱毛是利用毛囊中黑色素可以吸收大量光,产生热能,破坏毛囊结构,理论上讲可以达到毛发永久性无法再生的状态。但是,在实际操作中,往往一次激光治疗并不能达到"完美"的无毛状态,原因主要是:看似相同的毛发所处的生长周期并不相同,而对激光敏感的多数是处于生长期的毛发,退行期和休止期的毛发治疗效果会受到影响,另外,如果残留毛囊干细胞,这些细胞可以通过迁移分化使毛发再生,因此,PCOS患者如果多毛明显,单纯药物治疗效果欠佳,可以选择激光脱毛,但是这种治疗需要反复多次进行。

---

522 PCOS患者的高雄激素性脱发怎么治?

雄激素性脱发是一种多基因隐性遗传疾病,雄激素在发病中占决定性因素。一般的雄激素性脱发主要由于易感毛囊对雄激素敏感性增加,雄激素作用被放大,使原本比较大的毛囊出现进展性微型化,头发逐渐变软、变细,直至脱发。早期治疗和长期治疗是关键。雄激素性脱发目前不能根治，但可以达到临床缓解。临床常用的药物包括有抗雄作用的孕激素、螺内酯、口服或外用非那雄胺、外用米诺地尔等。另外，患者日常生活中保持良好的生活习惯（如规律作息、适量运动、营养摄入均衡）和情绪等也非常重要。

523 为什么有人说米诺地尔用后脱发反会加重？

米诺地尔能促进毛发生长，具体机制不明。FDA批准2%或者5%的米诺地尔溶液可用于治疗脱发。女性建议选择低浓度，一般每天2次，每次1 mL，涂在脱发区域的头皮上，6～9个月见效，有效率可达50%～85%。它是2019年发布的《中国人雄激素性脱发诊疗指南》比较推荐的治疗脱发的手段，其主要的不良反应是刺激性和过敏性皮炎。有患者在使用过程中会发现脱发加重，这是正常现象，一般出现在最初用药的1～2个月，这是休止期毛发脱落的表现，继续坚持使用脱发就会越来越少，6个月后再对疗效下定论，如果疗效好就继续使用，如果疗效不好则停药。

524 PCOS患者如果缺乏维生素D需要补充吗？

维生素D受体及其代谢相关的酶在女性卵巢、子宫内膜和胎盘中都有表达，对卵巢类固醇激素的产生、卵巢储备功能、卵泡发育、月经周期及妊娠都有影响。有研究显示，维生素D的补充可以改善胰岛素抵抗和代谢指标，改善高雄激素和月经紊乱，也有研究显示并没有任何改善作用，目前还没有统一的结论。综合看来，PCOS患者维生素D水平呈现缺乏的状态，还是应该通过饮食、晒太阳或者口服补充的方式提升其水平，至少对骨矿化是有帮助的，很有可能同时具有改善PCOS相关临床问题的作用。

525 PCOS患者补充益生菌有治疗作用吗？

如果将PCOS患者的粪便移植到小鼠肠道，小鼠就会呈现PCOS样的表型并伴随肠道免疫因子IL-22的下降,补充IL-22有助于改善PCOS小鼠的激素异常、动情周期、生育力和胰岛素抵抗,而这些又与胆汁酸代谢相关。给PCOS模型小鼠移植健康小鼠来源的粪微生物同样可以改善小鼠的PCOS症状。肠道菌群失调可能导致肠黏膜通透性增加,肠道细菌合成的脂多糖进入体循环激活免疫,干扰胰岛素受体,促使胰岛素抵抗,进而影响雄激素水平。肠道菌群和PCOS的关联是一个复杂的网络,目前并没有完全阐明,调节肠道菌群作为一种治疗手段还没有确切的方案,需要深入研究。

526 PCOS患者合并亚临床甲减时需要补充甲状腺激素吗?

PCOS患者合并自身免疫性甲状腺疾病的概率是正常女性的2～3倍,而后者是亚临床甲减的主要原因。甲状腺激素可以直接影响女性的性腺功能,在甲减的状况下,雄激素向雌激素的转化会受限;颗粒细胞生产孕酮减少;催乳素和促性腺释放激素的分泌节律紊乱,引起排卵障碍;性激素结合蛋白减少,促进雄烯二酮向睾酮转化,减少雄烯二酮的代谢,加重排卵障碍;总睾酮下降的同时游离睾酮水平会升高。因此,PCOS患者如果合并自身免疫性甲状腺疾病,尤其是已经出现亚临床甲减或者甲减状态,应补充甲状腺激素。

527 为什么不推荐甲功正常的PCOS患者应用甲状腺激素?

对于甲功正常的PCOS患者而言,补充甲状腺激素是否也可以改善性腺功能?其实这种想法是非常不可取的。我们说PCOS合并甲减患者在服用甲状腺激素后体重有所下降、性腺功能得到改善的前提是患者体内存在甲状腺激素的不足,补充到正常范围后,之前不足的激素水平带来的不利影响被消除,而甲功正常的患者并不会同样获益。反之,如果激素补过头了,体重可能会有所下降,但是会伴随出现心悸、血糖血压升高、月经紊乱、不孕等甲亢的症状,反而不利于健康。

528 为什么心理干预在PCOS治疗中有重要地位？

欧洲人类生殖与胚胎学会（ESHRE）和美国生殖医学学会（ASRM）在2012年制定的关于PCOS女性健康问题的共识中指出：PCOS女性患心理障碍的发生率较普通人群高，建议进行必要的心理咨询和干预。PCOS患者主要的精神心理障碍表现为焦虑、神经衰弱、抑郁、恶劣心境等，尤其是抑郁症。一旦出现心理障碍性疾病，患者的生活质量会受到极大的影响，同时，心理问题反过来还可以进一步加重内分泌代谢和生殖问题，形成恶性循环。积极调整生活方式、进行必要的心理疏导和行为疗法、必要时联合药物是主要的治疗手段。

529 减重也有助于改善患者精神状态吗？

肥胖引起的外貌改变和伴发的代谢紊乱等负性生活事件都加重了患者的心理负担和焦虑状态。有研究显示，PCOS患者的BMI与其生活质量、心理障碍和性满意度间呈负相关，不论通过饮食调整还是运动使体重下降，都可以改善PCOS患者生活质量和情绪状态。一项针对肥胖PCOS患者的研究显示，为期16周的减肥治疗或口服避孕药治疗可以有效改善患者的生活质量、焦虑症和抑郁症，两者联合的治疗效果更佳。积极运动可以增强新陈代谢，帮助人们放松心情，减轻抑郁情绪，缓解压力、焦虑，使人精力充沛，对抑郁症的恢复有事半功倍的效果。

530 PCOS患者的心理问题需要找心理医生介入吗？

虽然我们说通过饮食、运动和生活方式调整及减肥可以帮助有心理问题的PCOS患者改善精神状态，缓解压力等，但是专业心理医生的参与也是非常重要的。在疾病之初，专业的医生通过专业的评估手段可以了解患者是否存在心理问题以及问题的严重程度和类型等，如果只是短暂的情绪波动，通过心理医生的心理疏导可能就及时得到排解，不继续发展为严重的心理障碍；如果确实有严重的心理障碍问题，那就更需要借助专业的治疗手段，如支持性心理治疗、认知治疗、放松催眠疗法、行为治疗以及各种药物和辅助治疗等。

531 使用癫痫和抗癫痫药物会促进 PCOS 发生吗？

PCOS 在育龄女性中的患病率大约 8%～13%，在女性癫痫患者中可以高达 26%，而且服用丙戊酸钠治疗的癫痫女性 PCOS 的患病率是服用其他药物者的 1.95 倍。有研究者认为癫痫样放电可以影响脉冲发生器的活动，并通过打破下丘脑-垂体-卵巢轴的平衡而干扰生殖内分泌系统。常用药物——丙戊酸钠可以直接作用于卵巢颗粒细胞和卵泡膜细胞，通过改变甾体激素生成酶而影响卵巢激素（孕、雌、雄激素）的分泌。其他抗癫痫药物（如拉莫三嗪、奥卡西平和卡马西平）治疗的患者也有生殖内分泌异常。因此，癫痫人群要注意 PCOS 的筛查，同时关注药物对生殖内分泌的影响。

532 好的睡眠习惯有助于 PCOS 患者的症状改善？

大多数生物体每天都会经历环境的变化，例如光照条件。为了更好地适应这些精确而有规律的变化，生物体都呈现出日常的生物过程和生理节律。最近的研究证实，生物节律紊乱会导致 PCOS 的代谢和生殖特征。睡眠-觉醒行为失调是 PCOS 患者胰岛素抵抗的重要因素，早晨节律紊乱与胰岛素敏感性下降有关。研究证实，夜班工作者患肥胖和 PCOS 的比例增加，光同步重置节律、褪黑素（时间生物制剂）、昼夜节律分子药都可能成为治疗 PCOS 的手段。不要熬夜，保持良好的昼夜节律也是预防 PCOS 的发生发展的重要手段。

533 PCOS 患者服用褪黑素有治疗作用吗？

20 世纪 50 年代，人们开始认识褪黑素，它在人体内的水平受光周期的调节，晚上黑暗可以刺激它合成分泌，而光会抑制它的分泌。研究显示，褪黑素与内分泌生殖疾病有关，可能有治疗价值。PCOS 患者血清褪黑素水平升高，被认为有诊断价值,但其卵泡液的褪黑素水平是降低的,后者与排卵障碍有关。有报道称,使用褪黑素可能通过改善胰岛素抵抗来影响卵巢微环境,清除活性氧、降低氧化应激来促进卵母细胞成熟和黄体化,增加受精和妊娠率,同时显著影响体质指数和腹内脂肪等身体特征,对PCOS患者的代谢和生殖异常有保护作用。

534 肌醇可能成为治疗PCOS的药物吗?

肌醇最早是从肌肉细胞中分离而来的天然化合物,家族中有9个成员,其中myo-肌醇(MI)和D-手性肌醇(DCI)被发现参与内分泌信号转导,是经典胰岛素增敏剂的有效替代候选药物。2013年,妇产科国际共识明确提出这两种肌醇参与了PCOS的发生过程。研究发现,PCOS患者的MI下降、DCI升高,前者可以破坏FSH的信号传导和卵母细胞质量,后者可以增加雄激素合成,两者比例失调与疾病发生密切相关。MI和DCI是协同改善PCOS的代谢指标、激素水平、高雄激素血症、月经周期、卵母细胞质量和心理障碍的安全有效的方法,可能成为传统药物的替代方案。

535 如何补充肌醇对PCOS有益?

大量的临床证据表明,补充MI和DCI可能有助于改善代谢和生殖功能。当MI和DCI以40∶1的比例联合使用时,在肥胖、胰岛素抵抗的多囊卵巢综合征女性中观察到最理想的改善代谢和生殖的临床结果。同时,补充MI对辅助生殖也有益处,包括增加胚胎发育动力学,加速囊胚期达到时间,所需的rFSH总剂量和周期持续时间显著减少以及较高的妊娠率。肌醇作为耐受性比较好的治疗手段有较好的临床前景,如何补充可以让它在PCOS人群发挥最佳治疗效果还需要摸索。

536 肌醇作为治疗PCOS的手段还有哪些问题亟待解决?

肌醇在临床应用中还有一些问题有待解决:① DCI作为芳香化酶调

节剂和雄激素促进因子,长期或大剂量单独应用可影响类固醇生成,增加雄激素水平,加重患者的临床症状,以一定比例联合补充MI和DCI是比较理想的方案,但是40∶1是否最合理有待更多证据支持;② MI的常用剂量是每天2次,一次2 g,但有些患者存在"肌醇抵抗",尤其是肥胖、胰岛素抵抗的PCOS患者中更明显,因此,MI的口服吸收利用度也是临床应用的一大挑战。

537 肌醇和硫辛酸的组合是否更有利于治疗?

硫辛酸有氧化型和还原型两种形式,是一种有效的抗氧化剂。作为膳食补充剂,硫辛酸被成功应用于多种存在氧化还原失衡的疾病个体(如糖尿病、心血管疾病等),作为药物,硫辛酸注射制剂或者口服制剂的主要适应证是糖尿病周围神经病变的治疗。有研究显示,硫辛酸控释片也可以改善多囊卵巢综合征患者的胰岛素敏感性、代谢紊乱和生殖障碍。将肌醇和硫辛酸作为膳食补充剂同时给予存在胰岛素抵抗的患者,可以促进胰岛素敏感性的提升。

538 莫纳可林K也可以搭配肌醇作为PCOS治疗的营养调节剂?

莫纳可林K是红曲中的重要活性物质,是胆固醇合成抑制剂。在PCOS患者中的小样本研究发现,它可以降低低密度胆固醇和总胆固醇,从而降低雄激素水平,同时,它的抗氧化作用还可以改善排卵功能。最近,有研究者将肌醇、硫辛酸和莫纳可林K联合作为膳食补充剂给予PCOS患者,虽然病例数不多,但是看到患者经过6个月的补充,血脂紊乱和高雄激素血症都得到了改善,推测原因可能是雄激素合成原料胆固醇的下降及胰岛素抵抗和高胰岛素血症的改善,使得胰岛素对卵泡膜细胞的刺激减少,从而使雄激素合成下降。

539 PCOS患者吃魔芋有治疗作用吗?

魔芋,化学名称叫葡甘聚糖,是从象薯块茎或根中提取而来的一种水溶性、可发酵的膳食纤维。由于其分子量很高且低能量，进入胃肠道后可以吸收自身重量50倍的水而膨胀，减少能量摄入，促进减肥，它是已知的最黏稠的膳食纤维之一。葡甘聚糖通过增加粪便中胆固醇和胆汁酸的排泄和减少肠道对胆固醇的吸收，降低血清胆固醇水平，通过抑制食欲、减缓肠道吸收来改善血糖。研究显示，超重的PCOS患者服用葡甘聚糖和肌醇可以改善血糖水平和胰岛素敏感性，同时，葡甘聚糖可以通过延缓肌醇的吸收来延长肌醇的作用，帮助肌醇获得长效功能。

540 肉碱对PCOS有治疗作用吗？

肉碱是一种季胺，在活细胞中可以将细胞质中的脂肪酸转移到线粒体中产生能量。肉碱分为两种类型：L-肉碱和D-肉碱。L-肉碱（左旋肉碱或左卡尼汀）由肝脏和肾脏产生，在糖代谢和氧化应激中起重要作用，被认为与胰岛素抵抗有关。研究显示，PCOS患者的L-肉碱水平降低，与其高胰岛素血症和高雄激素血症之间存在显著相关，给PCOS患者补充L-肉碱可以改善月经周期、排卵质量、妊娠率、脂质谱、胰岛素敏感性和血糖并减轻体重，进而降低远期心血管风险。L-肉碱是安全的，有效性有待更多证据支持。

541 目前N-乙酰半胱氨酸有治疗PCOS的临床证据吗？

N-乙酰半胱氨酸（NAC）是一种含硫氨基酸，可以用作口服抗氧化补充剂，耐受性良好。有报道，给予PCOS患者5～6周的NAC，可以增加外周胰岛素敏感性，降低雄激素水平。一项2011年的临床试验比较了PCOS患者应用二甲双胍（500 mg，每天3次）和NAC（600 mg，每天3次）的效果，发现两组在降低BMI、游离睾酮水平和多毛评分，改善胰岛素敏感性、月经周期方面疗效相同，补充NAC可降低总胆固醇和低密度脂蛋白水平。目前临床证据还有限，结果也并不完全一致，NAC在PCOS患者中的治疗价值有待进一步证实。

542　PCOS 患者指标正常了还要随访用药吗?

PCOS 是一个可控但不可除的疾病,用药可以纠正月经紊乱、胰岛素抵抗等病理生理的异常,尤其是肥胖患者,如果体重能恢复到理想范围,甚至可以停用药物。但需要强调的是,我们能改变的是部分环境因素,基因易感性是无法改变的,一旦环境因素卷土重来,就会"昨日再现"。另外,临床表现的好转也不能作为停药的标准,还需要医生进行专业评估后决定,对于确实能停药的患者,也需要继续进行生活方式管理,门诊定期随访各项指标,以免疾病反复未能被及时发现。

543　为什么建议 PCOS 患者在专病(专家)门诊随访?

现在很多医院除了传统的专家门诊外,开设了很多专病门诊,被安排出专病(专家)门诊的医生往往是将一类疾病作为自己的亚专业,将更多精力投入到这类疾病的临床诊治和科研探索。PCOS 的诊断属于排他性诊断,诊断之初需要排除的疾病比较多,虽然多数需要鉴别的疾病集中在内分泌代谢领域,但是其中不乏一些少见病;另外,这个病现行的诊断标准比较宽泛,导致患者之间异质性明显,其诊断分型和有效治疗手段都还在不断探索的路上,在疾病的不同阶段需要诊疗的侧重点也不同,这些特质凸显了专病(专家)医生参与诊治的重要性。

544　PCOS 患者的管理一定需要多科合作吗?

多学科协作诊疗(MDT)是现代国际医疗领域广为推崇的领先诊疗模式,可以有效推进学科建设,打破以治疗手段分科的旧机制,建立起以病种为单位的"一站式"多学科诊治中心,实现各科资源和优势的最大化整合,提高诊治质量,改善患者就医体验。PCOS 影响女性的一生,患者需要得到生命全周期的医疗照顾,涉及生殖科和产科、儿科内分泌、成人内分泌科、妇科、皮肤科、营养运动管理、胃肠外科、心理科以及心血管科等，是典型的需要多学科协作管理的疾病，在其中内分泌科贯穿了青春期到老年期的疾病管理过程。

545 专科护理人员参与的管理模式有什么好处？

生活方式管理是PCOS治疗的基石，对治疗的成败有决定性的作用，然而，如何科学地管理生活却是一门很深的学问，比如，饮食的调整，如何做到营养均衡、能量适度、合理补充微量元素等；再如，有效正确地运动，如何选择适合自己的运动方式、有氧无氧拉伸的科学搭配、运动计划的制订等；还有，作息习惯和情绪的调整等。专科的护理人员主要的职责就是教给患者科学的管理方法，同时，给予患者足够的精神心理支撑和技战术上的支持，并起到积极的督促作用，这对于患者长期坚持科学的生活方式管理是至关重要的。

546 科普教育作为治疗手段之一对PCOS患者的意义在哪里？

PCOS患者往往青春期就已经有疾病的"苗头"，但很多家长并不了解；很多青春期或者育龄期女性因月经紊乱确诊PCOS，忙着在妇科或者中医科调经，从来未注意自身代谢问题的筛查和随访；有患者因不孕不育确诊PCOS，没有充分地进行代谢问题的筛查和控制，急于辅助生殖治疗，结果大大影响成功率；更有患者没有充分理解慢性病的真正含义，没有科学随访，为后期出现各种慢性并发症留了"一扇门"。通过大力开展科普教育，可以提高患者对疾病的认知率和对治疗的依从性，大大提高疾病的防治效果。

547 为什么患者自我管理在PCOS治疗中有重要地位？

"自我管理"是指慢性病患者在专业人士的帮助（各种培训课程等支持手段）下主动参与自身疾病的管理，掌握必要的疾病防治技能，来提高生活质量、延长健康寿命。自我管理包括：医疗或行为管理（如定期服药和检查、改变不良生活习惯等)、角色管理(保持建立自己的新角色,从而继续履行自己在家庭和社会的责任和义务)和情感管理(应对疾病带来的各种情绪)。PCOS 是一种慢性病,需要医患密切配合、长期随访,如果患者在专科护士的指导下掌一定的自我管理能力,则疾病的管理可以达到事半功倍的效果。

548 为什么要注重对 PCOS 高危人群的管理?

研究发现,PCOS 其实从胎儿时期就已经开始发展,很多因素可以预示将来发生 PCOS 的风险,如果早期识别并进行有效干预,就可能阻止疾病的发生发展。PCOS 的高危人群包括母亲妊娠时存在高雄状态的胎儿,有 PCOS、秃顶及代谢病家族史,有阴毛早现、儿童肥胖者,月经初潮提前、月经稀发或闭经,痤疮迁延不愈,多毛,"黑脖子",长期不良生活习惯或精神疾病或服药史(丙戊酸钠等)。高危人群需要建立健康档案并长期随访,通过科普教育教会大家健康饮食运动和作息,积极预防疾病发生发展。

549 基于网络的管理方式是未来疾病管理的发展方向吗?

慢性病的管理是一件耗时耗力的工作,传统方式已经远远无法满足社会需求。当今信息技术高速发展,利用 AI 和网络技术的支撑实现大数据管理,融合现代健康管理理念,能更高效建立个人健康档案、给予个体化的健康管理策略,实现更优的干预效果。PCOS 患者需要长期管理,利用移动数据平台(如手机)、专业的 APPs、患者监护设备与管理中心实现数据互通、医患互动,帮助患者及时获取有用的健康管理知识、个体化的评估和指导、临床指标随访监测提醒等,为专业医生节省时间去解决复杂事件,使慢性病管理真正做到"质""量"兼顾。

550 PCOS 患者开始辅助生殖治疗前要到内分泌科评估吗?

PCOS 患者的生育难题是让很多人就诊的原因,但很多伴发的代谢问题，如肥胖、脂肪肝、高血脂、胰岛素抵抗和（或）糖调节受损等，对女性的生殖系统有很大的影响，可以直接参与不孕不育的发生、促发各种妊娠并发症和不良妊娠事件，甚至影响胎儿、新生儿以及子代成年后的健康，因此，有妊娠计划的PCOS女性，应该在孕前进行全面的内分泌代谢评估，如体成分分析、测定血糖、胰岛素、血脂、肝肾功能、甲状腺，进行脂肪肝的评估等，以便及时发现问题，及时纠正，建立一个良好的孕育环境，提高母婴的健康水平。

551 为什么PCOS在中医里可归属为"月经过少"范畴?

PCOS可属月经病的范畴,中医理论认为月经病患者可因化源不足血海亏虚;或因精血衰少,血海不盈;或由淤血内停,或痰湿阴滞,经脉壅阻,血不畅行。月经过少应从色、质及有无腹痛以辨虚实。一般以色淡、质清、腹无胀痛者为虚;色紫黯夹血块,腹痛拒按者为血瘀;色淡红、质黏腻如痰者为痰湿。经量逐渐减少者多属虚;骤然减少者多属实。肾的脏腑功能失调是PCOS最主要的病因病机。PCOS患者因肾虚、血瘀、痰湿等病因病机,常出现月经量少等上述证候,故可归入"月经过少"范畴。

552 如何理解PCOS导致月经病的发生与"肾"有关?

PCOS导致月经病的发生多与肾有关,以肾虚证为主,又包括肾气、肾阴、肾阳以及肾精的不足。肾气虚易导致冲任不固而发生月经周期的先后不定或经量过多过少。肾阴亏虚,虚热内伏冲任,迫血妄行,可见月经先期,崩中漏下,经行吐衄,经行发热。肾阳为人体阳气之根本,肾阳不足,气化失常,命门火衰,极易造成月经后期。精血同源,肾精不足,冲任血虚,血海不按时而溢,致月经后期，月经过少，闭经及经断前后诸症。

553 为什么PCOS在中医里可归属为"闭经"范畴？

闭经最早记载于《黄帝内经》，称为"女子不月""月事不来"。在《景岳全书·妇人规》以"血枯""血隔"分虚实立论。在中医理论中，将女子年逾十八周岁月经尚未初潮，或已行经而又中断达三个月以上者称为闭经。病因病机较为复杂，可分为实虚两端。虚者精血不足，血海空虚，无血可下；实者邪气阻隔，脉道不通，经血不得下行。虚者多因肝肾不足，气血虚弱，阴虚血燥而成经闭；实者多由气滞血瘀，痰湿阻滞导致闭经。PCOS患者可因痰瘀内阻，终至闭经，可归属为"闭经"范畴。

554 为什么PCOS在中医里可归属为"不孕"范畴？

中医古籍中对不孕早有论述，女子结婚后夫妻同居2年以上，配偶生殖功能正常，未避孕而不受孕者，称"原发性不孕"。《山海经》称"无子"，《备急千金要方》称"全不产"。如曾生育或流产后，无避孕而又2年以上不再受孕者，称"继发性不孕"。《备急千金要方》称"断绪"。历代妇科医籍均辟有"求嗣""种子""嗣育"门，加以研究。古人称谓的"五不女"，则大多属于女子先天性生理缺陷，非药物所能取效。在临床上PCOS患者因脏腑功能失调及各种致病因素较易不孕。

555 从中医理论如何理解肾的功能失调与PCOS发病的关系？

对于此病的病机的研究，多数学者认为与肾、脾、肝、心等功能失调及痰湿、血瘀关系密切。临床表现多为虚实夹杂、里虚表实之证，多以脾虚肾虚为里、痰湿瘀血为表。古代医书中多有论述，如《素问·上古天真论》曰："女子七岁，肾气盛，齿更发长，二七而天癸至，任脉通，太冲脉盛，月事以时下，故有子。"由此可见肾气盛,则冲任脉盛,气血充足;肾气虚,则气血运行不利,易化为瘀滞,阻滞于冲任,影响胞脉、胞络和胞宫的功能。脾主运化,肾气虚则脾失健运,痰湿凝聚。瘀血、痰湿既是本病的致病因素,又是其病理产物。

556 为什么"君火相火"在 PCOS 病因病机中非常重要?

"君火相火"理论亦是涉及 PCOS 病因病机的重要内容,君火相火的主要生理功能可概括为"君火以明,相火以位",《黄帝内经》曰:"相火之下,水气承之",《医贯》载:"此相火者,寄于肝肾之间。此乃水中之火,龙雷之火也",说明相火为水中之火,肾之相火寄于肾阴之内,即所谓"龙潜海底,雷寄泽中",当固守本位。若君相失位,如君火过亢,燔灼于上;君火虚衰,水凌心肺;相火过亢,扰动心神;相火虚衰,累及君火等,均会引起一系列病变,造成脏腑功能失常、阴阳平衡的失调。PCOS 的病因病机亦与此有关。

557 不同医家对于 PCOS 的病因病机是如何认识的?

朱南孙认为本病是由于肾精不足,蕴育乏源,因而卵泡发育迟滞;阳气虚,推动不足,卵泡难以突破卵巢而被封锁。夏桂成认为,生殖圆周运动节律的紊乱是 PCOS 病发之源,核心脏腑功能失调是 PCOS 病发之关键;奇恒之腑藏泻失司是 PCOS 月经失调的表观因素,夏教授认为 PCOS 之因当主肾阴虚,天癸不足,稍久则阴虚及阳,阳虚则痰湿壅滞,阴虚则心肝气郁,气滞血瘀,痰瘀互阻,胶结成癥,终至月经量少、后期甚则经闭。候丽辉提出"痰壅胞宫"的病机,认为 PCOS 的发生主要以肾虚为本,以痰浊、瘀血阻滞为标,属虚实夹杂之证,肾虚导致脾虚、肝郁,肾、肝、脾三脏功能失调导致痰湿和血瘀这一病理结果。

558 青春期发生 PCOS 的原因有哪些?

中医认为肥人大多阳气不足,内生阴寒,气化不利,水湿内停,聚湿生痰。女子先天秉承纯粹阴柔之体，以血为本，以气为用，极易郁滞，阳气能振奋和鼓舞人的精神活动，有助于调畅身心。然而，在现代社会生活与交往中，青春期少女这一特殊群体往往存在一些不良生活习惯：生活起居不规律、睡眠质量不高；着装不合时令，不注意保暖；偏爱生冷食物饮品、不知节制。再加上学业负担过重、压力无从释放、过度劳心伤神，这些都会导致机体阳气的损伤。

559 有医家将PCOS分三型是如何论治的？

在传统的中医治疗中，不同的医家对于PCOS有不同的辨证论治。如可分三型论治：按将PCOS分为肾虚痰实型、肾虚肝郁型、肾阴虚痰实血瘀三型的方法治疗。肾虚痰实型，用俞氏温补方加减，药用熟地黄、山药、仙灵脾、菟丝子、补骨脂、黄精、山慈菇、皂角刺、桃仁、甲片；肾虚肝郁型，药用牡丹皮、青皮、柴胡、当归、熟地黄、炒栀子、仙灵脾、补骨脂、巴戟天、皂角刺、山慈菇、甲片等药加减；肾阴虚痰实血瘀型，药用知母、白芍、生地黄、桃仁、当归、仙灵脾、补骨脂、菟丝子、虎杖、黄芩等加减治疗。

560 人工周期疗法如何治疗PCOS？

人工周期疗法早期多采用活血模式，后期多种疗法结合。具体方法多样，有采用辨证的人工周期阶段性方药，也有采用中药加针灸的人工周期法。现运用较多的人工周期疗法主要是补肾、活血化瘀两法的辨证应用，根据月经周期中不同阶段肾的变化规律，结合PCOS的病理变化特点，进行分期、分阶段用药。在上一月经周期结束后，先以补肾为主开始治疗，促进卵泡发育；卵泡成熟后，以补肾、活血化瘀为主，促进黄体发育、活血化瘀，促使月经来潮。

561 传统医学中如何理解"经水"？

"经水"一词最早就见于《黄帝内经》。《素问·离合真邪论》言："天有宿度,地有经水,人有经脉。天地温和,则经水安静;天寒地冻,则经水凝泣;天暑地热,则经水沸溢,卒风暴起,则经水波涌而陇起。"此处的"经水"指河流,喻人身经脉。《灵枢经》中则以"经水"为篇名来阐述十二经脉运行情况。在中医妇科中,"经水"是月经的别称。"惟脏腑之血,皆归冲脉,而冲为五脏六腑之血海,故言太冲脉盛,则月经以时下,此可见冲脉为月经之本也。"冲为奇经八脉之一,故《黄帝内经》与妇科中的"经水"有一定的联系,都与经脉有关。

562 为什么有的PCOS患者会出现形寒肢冷、小便清长、面色晦暗?

PCOS的发生与肾的脏腑功能失调息息相关,其中肾阳虚症是元阳虚衰,其温煦、生殖、气化功能下降所表现的证候。肾居下焦,为阳气之根本,元阳不足,失于温煦,则畏寒肢冷,下肢尤甚。若肾阳衰惫,阴寒内盛,则本脏之色外现而面色晦暗。肾阳虚弱,固摄失司,则女子可出现白带清稀量多,尿频清长,夜尿多。甚则肾阳虚弱,火不生土,脾阳虚弱,运化无权,水湿下注,则大便稀溏或五更泄泻。中医学认为肾为五脏阴阳之源,先天之本,在脏腑理论中居于核心地位。PCOS患者常常合并肾阳虚症,故有上述临床表现。

563 如何理解肝经郁热型PCOS患者的病因病机?

肝脏的脏腑功能失调是PCOS病因病机中不可忽视的部分,若肝气郁结疏泄失调就会造成经期失调。在经络上,肝的调节还有利于冲任二脉的通盛,肝血充足则冲任之血可按时下注到胞宫。肝经郁热型PCOS患者主要病因是肝郁,而肝木乘脾伐肾。五行上来说,肝木克制脾土。当肝木之气旺盛时,则肾火不足,脾虚。脾气虚弱时,水汽湿气积聚在体内无法正常排出,积聚变成痰。痰湿在体内阻碍气机运行又会加重肝气郁结,气郁化火,两者相互争斗,最终形成痰火,反过来加重脾虚肝郁,进一步加重病情。

564 为什么说素体肥胖的人更易得PCOS？

中医认为，素体肥胖与先天禀赋、过食肥甘、脾胃虚衰、痰饮水湿等均有密切的关系。脾为后天之本，气血生化之源，主运化，主升清，主统血，主肌肉，四肢，其华在唇，开窍于口，喜燥恶湿。胃为水谷之海，主受纳、腐熟水谷，以降为顺，喜润恶燥。素体肥胖之人，大多脾胃运化功能减弱，水谷精微不能化生疏布，蓄积体内而为痰湿脂浊，躯脂满溢（即转变为痰浊积聚体内，导致体态肥胖）。而痰湿则为PCOS的主要致病因素之一，痰湿阻滞冲任，胞脉，壅塞胞宫而至月经后期、闭经、不孕。或痰湿脂膜积聚体内，而致体胖多毛。

565 如何理解血瘀与PCOS患者的关系？

临床上许多PCOS患者常兼有血瘀体质。瘀血阻滞冲任，阴血不能按时下达胞宫，血海不按时满，导致月经后期、月经量少、闭经、经行不畅等；瘀血不化、新血不守、离经而行，出现崩漏等。有相关研究分析发现，喜食咸味、辛辣之品，缺乏运动，熬夜或不规律睡眠、失眠及紧张焦虑、抑郁等因素对女性血瘀体质的形成具有一定的影响。因此除了药物治疗以外，血瘀体质的PCOS患者还应注意调整生活方式。作息要规律，保证充足的睡眠，注意运动，不宜久坐，以免气机郁滞造成血液运行不畅。

566 中医是如何理解"甜食"的？

中医认为，甜食在中医五味中属甘，脾喜甘，脾虚的人常常喜欢吃甜食，适当进食甜食也有补益脾气的作用。如黄芪、山药、甘草等有补益脾胃作用的药物，都是甘味的，可以补中益气。在生活中我们常常吃到的扁豆、大枣、饴糖、蜂蜜等，都是一些甘味的药食同源的食物，同样具有甘温益气、缓急和中的作用，脾虚的人吃一些是有好处的。但要注意的是"甘能使人中满"，甜味的东西大多过于滋腻，大量食用会湿浊内生，困阻中焦。

567 为什么建议PCOS患者要饮食节制、少食甜食？

人们如果过食辛热肥甘，又可酿成湿热，内蕴脾胃。可有头身困重、腹胀、脘闷，食欲下降、水肿的表现。长期这样会使中气壅滞，气机的升降出现问题，使各个脏腑均得不到精微的濡养。所以PCOS患者本身就有脾虚，痰湿内聚的特点，在日常生活中更要饮食清淡、规律、少油少盐少糖，少食生冷及辛辣刺激食物。进食的速度和食量也要节制，切记不可过饱。

568 为什么爱发脾气的人更易得PCOS？

爱发脾气即发怒，如大怒，则势必造成肝的阳气升发太过，使肝的脏腑功能失调，导致肝气郁结。"女子以肝为先天，以血为用"，肝脏藏血，主疏泄，调节情志，是关乎女性身心健康的重要脏器。如若女子工作生活长期压力较大，情志不遂，则易导致肝失疏泄，气机不畅，阻碍气血，即可发为血瘀；而肝郁日久化火，木郁克于脾土，脾失健运，则可加重痰湿等病理产物的阻滞，进而成为本病的致病

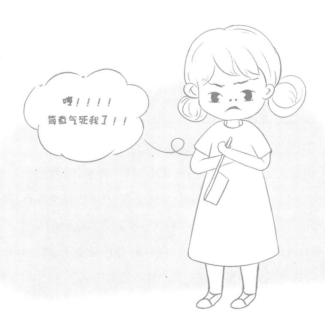

因素。肝脏疏泄的功能异常是 PCOS 的重要病因病机。有研究表明，卵子有节律的排出也与肝的疏泄功能关系密切相关。

569 从中医角度为什么建议 PCOS 患者多进行运动？

《黄帝内经》有云："静以养神，动以养形"，故专述导引、吐纳等方式以养护形体，预防疾病。《备急千金要方》中论述："养生之道，常欲小劳，但莫疲及强所不能堪耳。"可见，适度的运动可促进身体健康、气血调畅，过度劳累则可损伤形体。许多 PCOS 患者因平时工作或学业压力繁重，耗费心神，且常久坐为主，大多运动不足，气血不畅。许多研究发现，久坐可与代谢综合征、血脂异常、心理失常等多种疾病相关。

570 为什么建议 PCOS 患者要早睡？

有研究发现，有很多 PCOS 患者的睡眠时间明显少于正常对照组，这也是青春期 PCOS 发病的危险因素。其致病原因，从西医角度讲，睡眠缺乏可影响下丘脑-垂体轴，导致生长激素的分泌减少、促甲状腺激素水平升高，同时，还可减少瘦素的分泌、使机体胰岛素敏感性降低等。从中医角度讲，PCOS 的发病与阳气的盛衰密切相关，入睡不及时可造成阳气亏虚，痰湿瘀血内蕴，即可形成 PCOS 本虚标实的病机。因此，PCOS 患者应谨慎起居，保证充足的睡眠，夜间不宜超过 23 时入睡。

571 如何利用中医理论指导 PCOS 患者调畅情志？

在《素问·阴阳应象大论》中论及"悲胜怒，恐胜喜，怒胜思，喜胜忧，思胜恐"。因此，许多 PCOS 患者可在情绪异常的早期，即通过情志相胜疗法调畅气机，改善不良情绪。比如在忧伤之时，可转移注意力，主动以欣喜之事舒畅气机，缓和悲伤情绪，疗愈自我；在抑郁恐惧之时，需静心理性思考，收敛气机，避免神气涣散，以排解不良情绪；在思虑过重之时，可通过诉说的方式，有意识地将所思所想释放出来，调畅气机，缓解压力。

572　中医理论如何认识肥胖与PCOS的关系？

现代医学认为肥胖本身在PCOS发病中有重要作用，古代医家对此已有相关论述。《医宗金鉴·心法要诀》中载："女子不孕之故，或因体盛痰多脂膜壅塞胞中而不孕"。清代舒驰远《伤寒集注》言："湿痰占据胞胎者，其腹渐大。白带常来，饮食非如孕妇喜恶不常，又无胎息可验。"可知肥胖患者由于其脾胃虚弱，失于运化，而使生化之源凝滞成为留饮，饮邪久留不散以致病，是以经血不行，兼之肾阳不足，不能化气，而痰乃得占据胞胎。"有医家认为PCOS形成的原因主要是肾虚痰浊、先天不足，肾气亏虚，冲任失调，又源于过食肥腻，脂膜壅塞，经不下行之故。

573　为什么建议肥胖型PCOS患者要降低体重？

由于肥胖与PCOS的发生息息相关。控制体重，尤其是减少内脏脂肪细胞，对肥胖的PCOS患者非常重要，减轻体重可改善PCOS患者的内分泌环境，减轻痤疮、多毛，恢复正常月经，减少远期并发症的发生。主张通过摄入低热量饮食，增加体育锻炼，改变生活方式和饮食结构来减轻体重，包括戒烟、戒酒，以这种方法既疗效明显、经济实惠，且对改善生活方式有积极意义。有临床观察肥胖PCOS患者体重减轻5%后，极大部分可以恢复正常月经，其中50%能在自然或中药干预下受孕，同时改善血脂、高胰岛素和高雄激素血症。

574　为什么医家强调PCOS患者要注重疏肝治疗？

PCOS在中医范畴内可归为"妇人病"。中医认为"妇人病，源于脏腑，累于气血，气血之中，气多郁滞，血多瘀阻。"故很多医家主张"调经必理气血，理血必疏肝气。"认为妇人病多是气血郁结，"诸郁之中，肝郁为首"，疏肝行气，调理气血，一则可以充其营血，富其化经之源头；二则可以流畅营隧、经脉，使气血循行有序，按时盈泻。"妇人以血用事，气行则无病，故夫人治妇人病多用香附、砂仁、木香、青皮、枳壳者，行气故也。凡妇人病，多是气血郁结，故治以开郁行气为主，郁开气行，而月候自调，诸病自瘥矣"。

575 为什么右归丸加减可以治疗 PCOS？

右归丸方中以附子、肉桂、鹿角胶为君药，温补肾阳，填精补髓。臣以熟地黄、枸杞子、山茱萸、山药滋阴益肾，养肝补脾，取"阴中求阳"之义。佐以菟丝子补阳益阴，固精缩尿；杜仲补益肝肾，强筋壮骨；当归养血和血，助鹿角胶以补养精血。方中枸杞子、菟丝子等可作用于"下丘脑-垂体-卵巢轴"，改善神经内分泌功能，促进生殖内分泌功能，调节机体免疫。诸药配合，共奏温补肾阳，填精止遗之功，促进下丘脑性腺激素的分泌，恢复排卵功能，改善受孕环境，提高受孕概率和孕卵着床发育率。

576 为什么可以用金匮肾气丸治疗 PCOS？

肾为人体的先天之本，女子卵巢子宫发挥正常的生理功能更是有赖于先天肾气肾精，《圣济总录》云："女子无子，由于冲任不足，肾气虚弱故也。"而冲任以血为本，女子也以血为本，脾为气血生化之源，为后天之本，后天滋养先天，则肾气充盛，肾精充盈，天癸源源不断，滋养女子胞宫，卵巢内分泌代谢功能正常，月经如期。金匮肾气丸出自《金匮要略》，方中附子大辛大热，桂枝辛甘而温。重用熟地滋阴补肾；配伍山茱萸、山药补肝脾而益精血，共为臣药。补阳之中配伍滋阴之品，阴中求阳，使阳有所化；少量补阳药与大队滋阴药为伍，旨在微微生火，少火生气。金匮肾气丸有明显的温补肾阳、化气行水的功效。临床上不乏其治疗PCOS的报道。

577 为什么可用苍附导痰汤治疗 PCOS？

苍附导痰汤出自《叶天士女科诊治秘方》，具有化痰散结、祛湿解郁之功效。以二陈汤为基础，意在健脾化湿、和胃化痰。健脾可化痰湿，痰湿得化，气机畅达则血脉调和。苍术燥湿醒脾，枳壳、香附理气散结以开胸胁之痰，南星辛烈，专走经络，协二陈除湿化痰，以通血脉。有研究表明，PCOS 患者服本药后体质指数下降，血瘦素水平，胰岛素水平下降，胰岛素抵抗指数下降，血脂联素上升。具体机制值得我们探索。苍附导痰汤乃辛开苦降、祛湿豁痰之良方，在临床疗效甚佳。

578 为什么可以用丹栀逍遥散治疗 PCOS？

丹栀逍遥散始载于《内科摘要》，方中牡丹皮清热凉血，活血化瘀，退虚热；栀子泻火除烦，清热利湿，凉血解毒；当归味甘而重，能补血行血；柴胡具有和解表里、升阳之功效；白芍性凉，具有补血养血、平抑肝阳、柔肝止痛功效；白术健脾益气，燥湿利尿；茯苓利水，渗湿，健脾；薄荷能疏风散热；甘草既清热解毒，又在方中调和诸药，作佐使药用；诸药合用，共奏疏肝清热凉血之效。有研究表明，临床采用丹栀逍遥散加减治疗肝郁血热型 PCOS 后，患者排卵率、妊娠率以及成熟卵细胞均显著升高，促排卵天数明显减少。

579 为什么可以用龙胆泻肝汤治疗 PCOS？

龙胆泻肝汤中以龙胆草为君，大苦大寒，既能泻肝胆实火，又能利肝经湿热。黄芩、栀子苦寒泻火、燥湿清热，共为臣药加强君药泻火除湿之力。泽泻、木通、车前子渗湿泻热，导湿热从水道而去；当归、生地养血滋阴，使邪去而阴血不伤，以上皆为佐药。柴胡舒畅肝胆之气，并能引诸药归于肝胆之经；甘草调和诸药，护胃安中。二药并兼佐使之用。多项临床研究表明龙胆泻肝汤可有效缓解肝郁化火症 PCOS 患者的临床症状。也有研究发现疏肝泻火法可通过促进输卵管捡拾功能、促进排卵和促进黄体发育等途径治疗不孕症。

580 为什么参苓白术散可以治疗PCOS？

参苓白术散出自《太平惠民和剂局方》，方中人参、白术、茯苓益气健脾渗湿为君。山药、莲子肉健脾益气兼能止泻，白扁豆、薏苡仁健脾渗湿，均为臣药。佐以砂仁醒脾和胃，行气化湿；桔梗宣肺行气，通调水道，又能载药上行，培土生金；炒甘草健脾和中，调和诸药共为佐使。此方补中气，行气滞，使脾气健运，湿邪得去，则诸症自除。现代医学研究表明参苓白术散具有调节肠道菌群结构，改善胰岛素抵抗状态，促进PCOS卵巢功能恢复的作用。

581 为什么燥湿化痰法可以治疗PCOS？

中医认为PCOS患者形厚而气薄，本虚而标实，痰饮蓄于体内，其形自肥，痰浊壅盛，膏脂充溢，痰湿气血互结为癥积，故卵巢呈多囊性改变。元代朱丹溪最早提出痰湿不孕，"肥盛妇人，禀受甚厚，恣于酒食之人，经水不调，不能成胎，谓之躯脂满溢，闭塞子宫，宜行湿燥痰"。有调查显示，痰湿型是PCOS目前临床最为多发的中医证型，且糖脂代谢水平和性激素水平明显高于其他证型。故可以燥湿化痰法治疗PCOS。

582 为什么活血化瘀法可以治疗PCOS？

瘀血是多囊卵巢综合征发展形成的病理产物，同时又可作为新的致病因素随气机升降壅塞肌肤、胞宫，在PCOS的主要病因病机中肾气盛衰主宰天癸的至与竭，当肾阴肾阳充盈，则肾气盛，天癸至，冲任通畅，月事调和，但若肾虚，则肾气不足，精血不足，不能化生精血为天癸，使冲任失养，冲不盛，任不通，致使血海亏虚，瘀血内停，而血脉不盈，则可形成月经后期、闭经。因此，活血化瘀是中医治疗PCOS的主要治疗原则之一。

583 为什么治疗 PCOS 时可以合用桃红四物汤？

桃红四物汤中的桃仁、红花均为强劲的破血之品，可活血化瘀；当归滋阴补肝、养血调经；熟地黄可补肾填精，益肾养阴；白芍益女子血，可养血和营，补血柔肝；川芎可活血行气、调畅气血。全方配伍以祛瘀为核心，辅以养血、行气，可补肾活血，调经祛瘀。现代研究表明此类活血化瘀中药具有类雌激素作用，可调节下丘脑-垂体-卵巢-子宫轴功能，且可增加子宫内膜厚度，改善内膜形态；活血化瘀之药可促进卵子突破，促进初级卵泡向优势卵泡发育，增强促排卵功效，利于月经恢复。

584 哪些中成药对治疗 PCOS 有帮助？

一些中成药在 PCOS 治疗的临床应用中也卓有成效，研究表明金芪降糖片可以通过纠正 PCOS 的肥胖状态，调节糖代谢，调节雄激素的合成，改善 PCOS 的生殖调节轴，促进卵巢功能恢复和调整月经，促排卵及为预防远期并发症建立良好基础。龙胆泻肝丸可明显改善肝经郁火型 PCOS 患者的高雄激素血症症状和内分泌情况。研究结果显示 PCOS 患者在服用金匮肾气丸后，机体的内分泌代谢功能得到明显的改善，特别是血清睾酮水平明显降低。

585 什么是黄连素？

黄连素，即小檗碱（BBR），是从毛茛科黄连属植物黄连、三角叶黄连或云连的根茎中提取到的一种有效化学成分，属异喹啉生物碱，亦可人工合成；另有多种植物如黄柏、关黄柏、古山龙、三颗针、功劳木等也含有黄连素；作为我国传统中药临床常用于清热解毒、抗肠道细菌感染。近年来临床及动物实验均证实黄连素具有显著的降血糖、降血脂、改善胰岛素抵抗、抗心律失常、降血压等功效。

586 中药的有效成分小檗碱可以辅助治疗 PCOS 吗？

小檗碱可以通过激活胰岛素起作用的信号通路（AMPK 信号通路，

即腺苷酸激活蛋白激酶信号通路）来降糖、增加胰岛素生物活性、改善胰岛素抵抗，同时，可以抑制雄激素的合成，改善患者的高雄激素水平，还可以调节血脂，改善患者的血脂紊乱。生殖相关研究显示，小檗碱可以改善卵巢内环境，促进卵泡发育和排卵、提高受孕率和活产率的生殖疗效。小檗碱的不良反应较轻且儿童也可以使用，不会引起低血糖反应，仅少数患者有轻度口苦、腹胀、便秘、食欲减退等症状，经停药或对症处理后症状可消失。但是，由于小檗碱在治疗PCOS的研究中，尤其是在青春期PCOS患者中的治疗经验有限，还需要进一步的临床研究提供更多的临床依据。

587 小檗碱治疗PCOS是作为备选药物之一吗？

小檗碱治疗PCOS的临床和基础研究都还比较少，缺乏大规模的循证证据，其改善胰岛素抵抗、降糖、降脂、促进排卵的作用相比于传统的药物而言，作用相对较弱，临床主要推荐用于对二甲双胍不耐受的患者作为备选用药，也可以在必要时和其他经典用药联合使用以增强治疗效果。国内的一些研究显示，对于PCOS患者，小檗碱每天1.2～1.5 g单独或联合治疗3～4个月后可以改善胰岛素抵抗（空腹血糖、空腹胰岛素）、血脂指标，同时还能提高自发排卵率，但是其中的机制目前尚不完全明确。

588 为什么小檗碱用于改善代谢的推荐剂量比较大？

小檗碱作为中药提取物广泛用于肠道感染的治疗，用量为每天0.1～0.3 g，每天3次。近年，小檗碱被发现可以改善血糖、血脂、血压和胰岛素抵抗等代谢问题，通过临床研究显示，在这些代谢病的治疗中，药物使用剂量一般会比较大。有研究者还对不同剂量改善血脂的效果进行了对比研究，发现每天1.5 g相比于0.9 g的用量，其降血脂的作用有明显增强的趋势，同时，还能改善血脂异常相关的肝功能异常，且加大剂量并没有引起患者的明显不良反应。目前还需要进一步的临床循证医学证据来探讨在改善代谢方面小檗碱的最佳有效剂量。

589 中药材丹参有哪些有效成分?

丹参作为一种传统中药在我国沿用已久,具有抗菌消炎、抗氧化、抗癌及改善循环、调节机体机能等作用。丹参酮是中药丹参的提取物,目前对于丹参酮的临床及基础研究主要集中在改善微循环、抗菌消炎、保护肝脏及对胃溃疡等防治作用方面。近年来动物研究发现,丹参酮可以显著降低血糖、血脂,增加胰岛素敏感性且安全性好。隐丹参酮(CYP)是从丹参酮中提取出的具有抗菌抗炎等作用的单体,具有降低雄激素、抗糖尿病作用。

590 为什么丹参的有效成分对治疗 PCOS 有帮助?

隐丹参酮是中药丹参的提取物。实验研究表明隐丹参酮可降低17-羟孕酮、雄烯二酮、睾酮、血糖水平,还有研究还表明隐丹参酮和二甲双胍均可不同程度降低血清 FSH、LH,改善糖耐量异常;隐丹参酮在降低血清胆固醇、脂肪湿重及脂体比方面明显优于二甲双胍。隐丹参酮调整 PCOS 生殖内分泌紊乱,降低雄激素并改善胰岛素抵抗的可能机制包括:调控 AMPK 信号通路影响某特定通路活性,进而调节糖脂代谢;促进糖转运蛋白的表达和激活,增加胰岛素敏感性;隐丹参酮还能调节胰岛素受体底物等炎性因子的表达,抑制炎症反应。

591 为什么说甘草次酸对于治疗 PCOS 有帮助?

甘草次酸是药食同源中药甘草的主要成分,甘草次酸可作为天然的甜味剂广泛用于糖果和罐头食品。临床可应用在作抗炎、镇痛、抗过敏、抗溃疡、抗病毒、提高机体免疫力、降血脂、保肝、抗肿瘤、治疗高酮血症等方面。甘草次酸能够增强胰岛素的敏感性,并且可以降低 PCOS 患者的睾酮水平,且有研究表明甘草次酸能够通过提高猪卵巢颗粒细胞 AMPK mRNA 表达水平,降低胰岛素抵抗颗粒细胞的雄激素分泌能力及CYP17 mRNA的表达水平,对PCOS有一定的治疗作用,但其是否通过改善胰岛素抵抗起作用仍有争议。

592 为什么说水飞蓟对PCOS的治疗有帮助?

水飞蓟宾是从水飞蓟的种子中提取出来的一种混合物,主要通过抑制氧化应激、稳定细胞膜和抗氧化活性等途径促进肝细胞再生,减轻炎症反应,抑制纤维化形成。水飞蓟宾还具有较强的抗肿瘤活性。体外研究表明,水飞蓟宾对于雄性激素依赖型和非依赖型前列腺癌、乳腺癌、卵巢癌、肾癌、肝癌、宫颈癌、舌癌等均具有抑制作用。近年的研究发现,水飞蓟宾能够通过提高猪卵巢颗粒细胞AMPK mRNA表达水平,降低胰岛素抵抗颗粒细胞的雄激素分泌能力,从而对治疗PCOS有帮助。

593 为什么中医药可以改善肠道菌群进一步帮助治疗PCOS?

许多中医药在调节肠道菌群治疗PCOS上均卓有成效。如临床中用益气健脾、渗湿止泻的参苓白术散加味,可通过改善脾胃的运化功能而增强机体对营养的吸收,并提高机体免疫力;通过促进肠道蠕动,以减少内毒素的吸收,从而调节肠道菌群,抑制肠黏膜损伤,调节紊乱的免疫功能。且痰湿型PCOS患者在用苍附导痰丸治疗后,肠道菌群的微生物种类和不同微生物的丰度比治疗前有明显改善且差异显著,主要影响肠道微生物中革兰阴性菌、潜在致病菌的菌群代谢。

594 为什么中西医结合治疗会使PCOS患者更为受益?

目前PCOS的西医治疗以药物治疗为主,治疗从降低雄激素水平,改善胰岛素抵抗及诱发排卵等多个角度入手。这种治法在国际上通用,有一定的疗效,但也存在着很多不足的地方。因此,应该严格掌握诊断指征。随着医学的发展和中西医的有力结合,许多学者在传统医学理论的基础上,通过实验及临床研究，对PCOS的中医病因病机进行了有益的探索，认为肾、肝、脾脏腑功能失调为主要病机，痰湿、瘀血等为致病因素。多项临床研究表明中西医结合的方式治疗多囊卵巢综合征疗效显著，可有效提高患者生存质量和排卵率。

595 中西医结合治疗PCOS可具体应用在哪些方面？

很多临床研究表明中西医结合治疗PCOS卓有疗效。中药联合达英-35治疗高雄激素血症，经期服调经汤以养血活血，月经后期服促卵泡汤以补肾疏肝，月经中期服促排卵汤。中药周期疗法与氯米芬合用治疗不孕患者，可使妊娠率提高。二甲双胍联合补中益气汤能调节患者的内分泌环境，缓解肥胖的症状，使其更容易受孕，且对改善胰岛素抵抗有良好的疗效。补肾活血方联合来曲唑可有效促进卵泡的生长、改善子宫内环境、诱发排卵，提高患者妊娠率，还可以改善患者临床症状，减轻西药相关的副作用。

596 为什么针刺可以治疗PCOS？

中医认为月经的产生与肝、脾、肾的关系密切，肝藏血，脾统血，肾气盛则天癸至，存在于体内从而促使冲任二脉通盛。中医经络学说认为，冲任二脉在女性的经、带、胎、产中起着重要的调节作用。冲脉为"血海"，脏腑之血皆归于冲脉。冲脉并与少阴之经，以渗三阴。少阴主先天之水，促进人之天癸发育，因而天癸至，才能有月事，若天癸竭则月事闭。同时冲脉得肾气温煦，脾胃长养，肝血调节，任脉资助而发挥作用。PCOS的针刺治疗主要从调理冲任二脉、疏通经络、促进气血运行等方面选方取穴。

597 针刺治疗PCOS的临床机制可能有哪些？

近年来许多中外学者都有研究针对针刺治疗多囊卵巢综合征机

制的探讨。有研究表明针刺能调节人体内分泌功能,从而使下丘脑-垂体-卵巢轴功能趋于平衡状态。针刺的作用可能对大脑边缘系统及某些核团的影响,产生脑内神经递质的调整,影响下丘脑-垂体-卵巢功能正常化,使卵泡发育、成熟而排卵。PCOS患者卵巢中的卵泡并非完全凋亡和闭锁,而是处于生长的停滞阶段。有研究表明针刺可以通过对TNF-α,TNF-β1等细胞因子的调控,抑制卵泡膜、间质细胞的异常增生,使各级卵泡正常发育,改善卵巢多囊性变,发生排卵。

598 为什么艾灸可以治疗PCOS？

艾灸在中医治疗方法中仍占据较大优势,其治疗以温和手法为主,循序渐进,逐渐疏通患者经络,改善病变部位的血液循环,提高组织血液供给。艾灸的功能是调节阴阳失调,活血化瘀,对经络的疏通有十分有效,可以使身体局部的血流量增加,从而促进组织的新陈代谢。弥补了单独中药制剂治疗的不足,缓解了患者月经不调、肥胖以及多毛等临床症状,为患者的后续治疗奠定了坚实的基础。

599 艾灸治疗PCOS患者效果如何？

艾灸自20世纪80年代开始用于治疗PCOS,是中医的治疗特色之一,使用艾灸治疗排卵障碍性疾病近年来亦取得很好的进展。艾灸的主要作用机制是由艾叶燃烧时所产生的物理因子和化学因子作用于腧穴感受装置与外周神经传入途径,刺激信号传入中枢,经过整合作用传出信号,调控机体神经-内分泌-免疫网络系统、循环系统等,从而调整机体内环境,以达到防治疾病的目的。治疗PCOS患者时,可艾灸患者的神阙穴,其作用在于温通督脉,暖宫温经,改善患者的局部血液循环,从而达到调节激素水平,促进卵子排出的目的。

600 埋线治疗有哪些优势?

埋线治疗的方式是以针灸为原型演变而来的。由于针灸刺激穴位是短暂的,也就是说,针灸针只能在穴位里刺激一段时间(通常是 $20 \sim 30$ min),然后必须拔出针具,刺激效果不能够长期维持,所以必须经常进行针灸(通常每天1次或隔天1次),积累到一定的程度才能达到效果。这就需要患者多次往返医院,将大量精力和时间用于治疗,所以非常不方便。埋线是应用现代生物材料医学研究成果,通过在身体穴位内注入一小段线体材料的方式对穴位形成长期刺激,代替针灸的短暂刺激,可以更加有效发挥针灸的作用。

601 穴位埋线治疗 PCOS 具体如何操作?

穴位埋线是治疗多囊卵巢综合征的重要方法,非常值得在临床应用中推广,特别是合并肥胖的多囊卵巢综合征患者。可选择中脘、天枢、大横、气海、关元等穴位,常常加用足三里健脾祛湿;肝郁化火者可加肝俞、太冲,气滞血瘀者可加血海,脾肾两虚者可加脾俞和肾俞。在穴位埋线治疗的同时可配合耳穴疗法。取卵巢、神门、内分泌、皮质下、肝、脾、肾等穴位,针刺或压王不留行籽。我们可以在卵泡期辨证施治,可以促进气血运行,增加排卵的概率。

602 中医埋线治疗 PCOS 应注意些什么?

埋线治疗调理根据中医针灸原理,应用现代生物医学材料长效刺激经络穴位,发挥全身调理作用。埋线治疗后不影响日常一般活动,应避免剧烈运动。当天尽量不要洗浴,次日可去除胶贴洗浴。埋线治疗后局部出现酸、麻、胀的感觉是正常的刺激调理反应,一般持续时间为 $3 \sim 7$ 天作用。由于个体差异原因,埋线治疗局部可能出现轻微红肿、结界或青紫现象,是正常反应,$1 \sim 2$ 周可自行缓解,不影响效果。治疗 $3 \sim 5$ 次为1个疗程,每周1次,请勿随意间断,否则治疗效应不易积累。在调理过程中,注意避风寒,调畅情志,禁食辛辣刺激等食品。

603　为什么代谢手术可以治疗 PCOS？

研究表明，超过一半的 PCOS 患者伴有肥胖，而肥胖会进一步加重 PCOS 患者的代谢异常和不孕，因而，减重成为 PCOS 伴肥胖女性的首要任务，体重减轻 5%～10% 就可以显著改善 PCOS 的临床症状。但单纯生活方式干预对减重常收效甚微，尤其对于重度肥胖患者，很难减重并维持体重。近年研究表明，通过代谢手术，不仅可以明显减少多余体重、还可以改善 PCOS 患者的月经周期、恢复排卵、增加受孕概率、纠正糖脂代谢紊乱、降低异常升高的血压、逆转脂肪性肝损伤等。因此，代谢手术已成为肥胖型多囊卵巢综合征患者治疗新选择。

604　哪些 PCOS 患者适合做代谢手术？

PCOS 患者可根据患者的 BMI 是否正常，分为正常体重 PCOS、超重或肥胖型 PCOS。理想的治疗方式是：期待患者能够积极配合健康生活方式，利用运动、节食、药物等方式达到体重减轻的疗效。但事实上是，很多患者难以通过以上保守的治疗方式取得理想的减重效果，或者取得后往往难以保持，这种情况下医生就会推荐这些 PCOS 患者进行代谢手术以帮助患者减重。此外，若患者的肥胖程度已经严重的影响患者的健康，出现了糖尿病、高血压、呼吸睡眠暂停综合征等肥胖相关并发症,医生也会推荐患者行代谢手术治疗。

605 为什么代谢手术并不是PCOS患者的一线治疗推荐?

代谢手术不仅能帮重度肥胖者减去大量多余体重,还能有效地防止复胖,是目前治疗肥胖症及其并发症的医疗手段之一,但并不是PCOS患者的一线治疗推荐。首先,代谢手术只适合于肥胖型PCOS患者,并不适合超重或体重正常甚至消瘦的PCOS患者;其次,代谢手术通过改造胃肠道结构来限制饮食和吸收,并影响一些激素分泌,属于有创治疗,存在一定手术风险;再次,虽然在技术成熟的减重代谢中心做手术风险很低,但术后依然会有营养不良、乏力等不良反应的可能;最后,代谢手术的有效性和持久性需长时间的随访观察。

606 为什么PCOS患者并不是都要做代谢手术?

代谢手术是一种医疗行为,有着严格的标准指征,一般而言只有肥胖PCOS的患者才考虑代谢手术治疗,目前国内外尚缺乏肥胖型PCOS患者具体的适应证,主要参考中国肥胖及2型糖尿病外科治疗指南(2019版)。该指南建议,单纯性肥胖BMI达到32.5 kg/m^2,或者肥胖合并2型糖尿病BMI达到27.5 kg/m^{2}时,推荐手术治疗。目前不推荐低BMI值的肥胖或超重患者手术治疗。对于超重或轻度肥胖,通过药物、营养、运动、穴位刺激等治疗,可以取得较为明显的减重效果;二是尚缺乏足够的支持超重或轻度肥胖患者通过手术减重获益的临床研究证据。

607 BMI不是决定是否选择代谢手术的唯一标准?

BMI是判断患者是否选择代谢手术的重要依据,但并不是唯一标准。首先,除了BMI还需要考虑患者是否合并有其他并发症。若患者体型肥胖且合并2型糖尿病,则推荐手术治疗的BMI界值就将由32.5 kg/m^{2}降至27.5 kg/m^2,若存在其他严重的代谢紊乱则手术的迫切性更强，BMI界值可能更低；其次，还需要综合评价患者是否存在代谢手术的禁忌证，如患者年龄是否适合承受手术，是否可能存在继发性肥胖的病因、难以控制的精神疾病、智力障碍等行为不能自控者或者全身状况差等不耐受手术的因素。

608 为什么有的PCOS患者符合适应证却无法做手术？

这主要是由于患者是否可以行代谢手术治疗并不仅依据肥胖的程度，还需要排除一系列的手术禁忌证。首先，要排除继发性肥胖。代谢手术只适合原发的肥胖症患者，对于继发性肥胖患者需要对因治疗才能真正解决问题。其次，还需要全面了解病史，判断是否有其他不适合手术的情况，如：滥用药物或酒精成瘾或患有难以控制的精神疾病；智力障碍或智力不成熟，行为不能自控者；对手术预期不符合实际者；不愿承担手术潜在并发症风险者；不能配合术后饮食及生活习惯的改变者；全身状况差，难以耐受全身麻醉或手术者。

609 年龄太小的患者为什么不推荐做代谢手术？

我国外科治疗指南中推荐患者接受减重代谢手术的年龄是16～65岁。年龄小于16岁的患者常规不推荐，因为：① 这个人群生长发育尚未完全，术后可能有发生营养不良等的风险，从而影响患者正常的生长发育；② 代谢手术属于有创性治疗，且仍需要配合术后的饮食及生活习惯的改变，而此年龄段的患者心智不完全成熟，可能无法承受。若患者的肥胖程度已严重危及健康，保守常规治疗减重无效时，需经内分泌科、减重外科、麻醉科、营养科及儿科等多学科讨论，充分告知及知情同意后谨慎开展，但仍不建议广泛推广。

610 代谢手术能减重的原因就是把胃切小了吗？

代谢手术是医学界公认的针对病态肥胖及其并发症有明确且持久

治疗效果的唯一手段，不能简单地就理解为"切胃"。国内开展较多的是腹腔镜下袖状胃切除术，通过腹腔镜微创技术切除胃组织后，胃容积将会减少，可以限制热量的摄入，但这只是手术减重的部分原因，手术还可以改变胃饥饿素等相关激素水平、调节全身代谢，达到减重及纠正代谢紊乱的目的。此外，近期研究发现患者在袖状胃切除术后，其脑部摄食相关功能区域也会出现变化。以上证据都充分说明代谢手术绝不仅仅是切胃导致术后吃得少了那么简单。

611 做代谢手术肚子上会留瘢痕吗？

很多患者担心代谢手术会在腹部留下瘢痕，这是没有必要的。目前代谢手术采用腹腔镜微创技术，即使用冷光源提供照明，将腹腔镜镜头（直径为 3～10 mm）插入腹腔内进行手术。一般情况下，患者术后腹壁仅有 3 个穿刺孔，小的约 5 mm，大的约 1.2 mm，术后穿刺孔愈合，除个别瘢痕体质者外，多数患者瘢痕逐渐减轻，往往需仔细辨认才可识别出来。腹腔镜手术的开展，不仅减轻了患者开刀的痛楚，同时使患者的恢复期缩短，并且相对降低了患者的支出费用，减少对患者腹部外在美观的影响。

612 代谢手术一般需要做多久？

经典的代谢手术主要包括四种不同的手术方式：腹腔镜胃袖状切除术（LSG）、可调节胃束状带术（LAGB）、腹腔镜 Roux-en-Y 胃旁路术（LRYGB）、腹腔镜胆胰转流十二指肠转位术（LBPD-DS）。以国内开展最多的腹腔镜下袖状胃切除术为例，一般情况下，成熟外科医生手术时间基本能控制在 30～60 min 左右。但需要了解的是，一个手术的耗时不仅仅是关键步骤完成的时间，还包括术前准备、麻醉，术后苏醒、观察等，因此，常规情况下，整个手术从进入手术室到推出手术室大致需要 3～4 h。

613 为什么代谢手术会用到吻合钉？

过去传统开腹手术用缝合线来缝合伤口的，减重手术是用手术专用的切割缝合器来完成缝合操作。切割缝合器可以在切割的同时自动用吻合钉将器官缝合，有着安全、高效、稳定的优点，可以快速、精密地缝合伤口，减少手术时间，提高手术安全性。吻合钉的体积非常小，因此它留在体内并不会给人带来异物感。而且更重要的是，吻合钉均采用钛合金制造，钛合金具有高生物相容性，它没有毒性，也不会产生排斥反应，因此留它在体内是安全的。经过几十年临床检验，钛合金在体内的安全性是长期有效的。

614 代谢手术的各种术式的区别是什么？

代谢手术经历了60余年的历程，目前主要推荐术式包括3种。① 腹腔镜胃袖状切除术（LSG）：切除胃底及胃大弯以缩小胃容积，主要用于极重度肥胖患者的初期手术。② 腹腔镜Roux-en-Y胃旁路术（LRYGB）：把胃分隔成大小两个部分，再将小肠绕道，改变食物经过消化道的途径，减缓胃排空速度，缩短小肠，降低吸收。③ 腹腔镜胆胰转流十二指肠转位术（LBPD-DS）：是所有减重术式中最稳定的减重和缓解2型糖尿病的方法之一。近年来有更多的新型减重术式应用于临床，如袖状胃切除术联合单吻合口十二指肠回肠旁路术和保留胃幽门的胃肠减重手术。

615 为什么选择不同术式治疗效果可能不同？

LSG手术操作相对简便、并发症相对较少，且减重及改善代谢效果明显，但对于生活方式完全不能自控的患者有复胖可能；LRYGB是经典术式，不仅减重效果显著，对糖、脂代谢及其他代谢指标的改善程度也得到一致认可；LBPD-DS在减重和代谢指标控制方面优于其他术式，其缺点也较为明显，手术操作流程和技术要点相对更繁复，术后的并发症较多，因此在全球范围内占减重代谢手术总量比例小于2%，美国小于1%。

616　代谢手术是最强的减重方法吗？

目前关于减重有多种方法，包括：饮食运动、药物、传统的局部脂肪去除的吸脂术、抽脂术及代谢手术等。但减重是需要长期坚持的事情，很多减重方法短时间内疗效尚可，但时间久了后往往很容易再次体重反弹。研究发现，针对BMI达到32.5 kg/m^{2}的肥胖而言，与药物、运动、节食等手段相比，手术减重效果最显著、最持久，一般术后2年体重可以降到最低值，绝大部分可以减少总体重的30%～40%，甚至部分患者可以减少术前总体重的50%。

617　代谢手术达到减重目的的机制有哪些？

代谢手术除了改变胃肠道结构，限制热量的摄入外，还可以改变中枢对食欲的控制，形成良性的胃肠道–中枢交流。代谢手术不仅对下丘脑的能量平衡系统起作用，还会影响与食欲相关的不同脑区，如奖励系统（食物成瘾性）、认知系统（抑制性控制，即对食物的自制力）、情绪/记忆系统（情绪性暴食）、注意力系统（对食物的关注度），从而有效减重，长期维持，改善多种代谢紊乱。因此，代谢手术的目前已被推荐用于与肥胖相关的多种代谢紊乱，如多囊卵巢综合征、黑棘皮病、非酒精性脂肪肝、不孕不育。

618　为什么身边做代谢手术的人越来越多？

肥胖人群在我国呈明显上升趋势，越来越多的肥胖患者开始逐渐知晓代谢手术所带来的各种获益，并主动接受代谢手术来积极减重，并获得了良好的效果。据统计，我国减重代谢手术手术量已经由2014年的4 000例增长到如今的10 000例以上。随着大众对减重代谢手术接受程度越来越高，我国减重代谢外科也取得了长足的发展，特别是全国各地区相继建立了临床研究中心，并开展了多中心合作，积累了大量的多中心临床数据，以充分证明代谢手术的有效性和安全性。

619 为什么代谢手术一段时间后体重下降会变慢？

减重手术后3个月内体重下降速率是最快的，随着时间的推移，虽然体重仍然在进行性下降，但减重的速率会明显减缓，在术后2～3年体重会渐趋于稳定。这其中的原因可能为：代谢手术改变了患者的胃肠道结构，使人的饥饿感下降，术后最初几个月患者食物的摄入和（或）吸收明显减少，从而使得热量摄入量显著小于消耗量。但患者的每日摄入量与消耗量将慢慢趋于平衡，之后的体重下降可能更多来自手术使全身代谢进入良性循环，如调节下丘脑的能量平衡、机体内各类激素的改变等，减重速度会变慢。

620 同样的手术方式，为什么大家减重效果存在差异？

如果选择同样术式，每个患者的减重效果也差不多吗？事实上，减重效果存在个体间差异。目前认为。术前体重是决定术后体重下降的关键因素，术后能否坚持健康生活方式是保证术后持续减重的重要基石。部分患者对减重手术存在一定误区，认为减重手术都做了，又有更多机会吃"美食"了。殊不知，任何减重方法都需要患者维持健康的生活，积极控制饮食，加强运动，否则会存在复胖的风险。因此，肥胖患者应在此基础上摒弃不健康的生活方式，养成运动、健康饮食的习惯。

621 代谢手术和抽脂术是一回事吗？

很多减肥者会把抽脂术与代谢手术混淆，其实两种手术是完全不同的，对体重和代谢的影响也不一样。广义上来讲，减肥手术包括传统的局部脂肪去除的吸脂术、抽脂术，也包括减重代谢手术。抽脂术是一种微整手术，其原理是通

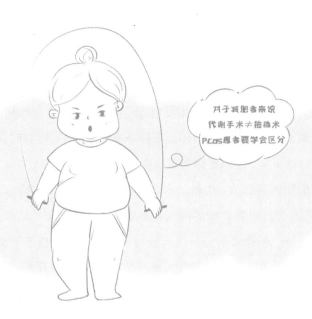

过负压提取出某一部位多余的脂肪,从而在短时间内达到局部减重、减脂、塑形的目的。抽脂手术从结果上来看可以称为"塑形手术"。而代谢手术是通过不同的手术方式改造胃肠道结构,可通过控制摄入、减少吸收、调节胃肠道相关激素,减轻患者的体重,改变其代谢功能,从而减轻肥胖相关症状。

622 肥胖型PCOS患者代谢手术后有额外获益吗?

众所周知,PCOS患者的常见临床表现为月经不规律、排卵障碍、不孕症概率增加,甚至可出现糖尿病及高血压等代谢性疾病。肥胖型PCOS患者行代谢手术后,除了可观察到体重显著下降外,更让人惊喜的是,之前一系列PCOS的典型特征性表现都可以得到明显改善,其中一项包括2 130例女性患者的荟萃分析显示,代谢手术可显著改善PCOS以及相关的月经紊乱、多毛和不育。在研究终点时可观察到:PCOS发生率下降近40%,月经紊乱改善近50%,多毛改善近30%,不孕症改善近15%。

623　为什么代谢手术后很多PCOS患者的月经变得规律了？

一直以来，月经周期是育龄期女性身体是否健康的"晴雨表"，肥胖会导致育龄期女性月经周期紊乱的风险明显增加，因此，肥胖型PCOS患者行代谢手术后，会观察到月经周期比术前明显规律。这其中的原因，很大程度与体重的显著下降密切相关。一方面，代谢手术后患者体内的脂肪组织减少，胰岛素抵抗状态明显改善，有利于改善机体的雄激素过多状态，恢复卵巢排卵。另一方面，代谢手术可以改变体内代谢相关激素、调控食欲等，体内的激素逐渐平衡恢复，让机体的代谢进入良性健康状态，帮助PCOS患者恢复月经周期。

624　为什么代谢手术后体重还没下降，月经就来了？

PCOS患者恢复月经周期的临床获益与代谢手术后患者的体重显著下降有密切关系。有意思的是，我们在临床上可观察到一部分患者在术后7～10天内就出现月经来潮。术后短短时日，体重的下降还不明显，月经来潮显然不单是体重下降的原因。目前这一现象的机制尚不明确。有研究者认为，该现象与代谢手术引起的消化道改变导致胃肠道分泌激素的水平快速变化有关，术后胃肠道激素的水平和胰岛素水平的改变是先于减重的。还有研究者认为，这一临床现象与患者的遗传背景及基因型可能有一定关联。

625　PCOS患者的高雄激素状态也可以通过代谢手术来改善吗？

雄激素水平升高是PCOS患者的典型特征，肥胖型PCOS患者的高雄激素血症及其相关临床表现将更为严重，主要与肥胖进一步加剧高胰岛素血症，并刺激卵巢分泌大量的雄激素有关。因此，当肥胖型PCOS患者行代谢手术减重后，随着脂肪细胞的显著减少，体内的胰岛素水平将明显下降，卵巢组织合成和分泌雄激素的能力将随之下降，高雄激素血症会明显改善。对于PCOS患者而言，若雄激素水平能显著下降，将极大地有益于患者月经周期及排卵的恢复，并有利于改善体内的糖脂代谢,可说明代谢手术疗效显著。

626 为什么PCOS患者做了代谢手术后"痘痘"也少了?

痤疮又被人们称为"痘痘",是PCOS患者常见的临床表现之一,是机体内雄激素水平升高的外在表现。很多肥胖型PCOS患者接受代谢手术治疗后,患者除了月经恢复正常外,还会惊喜地发现自己脸上的"痘痘"也少了。目前认为,这一现象与患者脂肪细胞显著减少致其体内的胰岛素水平明显下降,卵巢组织合成和分泌雄激素的能力随之下降,从而对皮脂腺的刺激减少,改善皮脂分泌状态有着密切的关系。

627 代谢手术也可以让不该长的毛发慢慢变淡变少吗?

PCOS患者常伴随有多毛的症状,就是正常女性不应该毛发生长的部位出现毛发异常增多的现象,如唇周、下颌部位、胸前、下腹部位等。PCOS患者的多毛症状大多与高雄激素血症密切相关,肥胖型PCOS患者接受代谢手术治疗后,随着体重的显著下降,体内的胰岛素水平明显改善,卵巢组织合成和分泌雄激素减少,因而,术后患者的不该长的毛发慢慢变淡变少了,但由于毛发的生长周期非常缓慢,故这种毛发的变化往往晚于月经恢复及面部痤疮改善。

628 代谢手术能替代药物治疗肥胖型PCOS吗?

PCOS主要以药物治疗为主,但对于肥胖型PCOS而言,减重是其首要任务。研究表明,体重减轻5%～10%就可以显著改善肥胖型PCOS的临床症状,因而,在治疗方式的选择上面理想的治疗是可以尽快帮助患者减重的治疗方法,而经典的药物治疗在减重方面的疗效是非常有限的。代谢手术在减重方面有显著疗效,对于肥胖型PCOS患者而言,除了减轻体重,还能恢复正常月经周期、改善排卵、降低雄性激素、改善胰岛素抵抗,因此,对于BMI较大或者有严重肥胖相关并发症的肥胖型PCOS，减重手术相比于药物治疗更可以满足治疗需求。

629 代谢手术能改善肥胖型PCOS患者的不孕症吗？

PCOS患者典型的特征即为排卵障碍、月经周期不规律、受孕概率下降，而肥胖会加剧这些异常。肥胖型PCOS患者接受代谢手术后，一方面，随着患者体内的脂肪组织减少，胰岛素抵抗状态明显改善，有利于改善机体的雄激素过多状态，从而恢复卵巢排卵。另一方面，代谢手术可以改变体内代谢相关激素、调控食欲等，体内的激素逐渐平衡恢复，帮助PCOS患者恢复排卵。但值得注意的是，一部分不孕症也可能是输卵管异常、子宫因素引起的，若代谢手术后仍不能怀孕，需进一步排除以上因素导致的不孕。

630 为什么代谢手术后，脖子上的"黑棘皮"也变淡了？

黑棘皮症是以皮肤角化过度、色素沉着，甚至呈现疣状突起为特征的一种皮肤病，主要累及腋窝、颈后、皮肤的屈肌面、腹股沟及脐周等，很多肥胖的患者会在自己脖子后面或者腋窝及腹股沟发现洗不干净的"黑"，这是机体严重胰岛素抵抗在表皮的一种外在表现。很多肥胖型PCOS患者接受代谢手术治疗后，身上的"黑棘皮"也会变淡，是因为患者脂肪细胞显著减少，体内的胰岛素抵抗改善、胰岛素水平明显下降，与胰岛素抵抗和高胰岛素血症关系密切的皮肤表现也就随之减轻了。

631 肥胖型PCOS患者代谢手术后还有哪些获益？

肥胖会引起一系列代谢相关性疾病，如高血压、高血脂、非酒精性脂肪肝，还容易导致2型糖尿病、代谢综合征；此外，肥胖与肿瘤也相关，比如结直肠肿瘤、卵巢癌、子宫内膜异位症、乳腺癌等。肥胖型PCOS患者接受代谢手术治疗后，随着体重的显著下降，胰岛素抵抗和高雄激素血症都可以很大程度得到改善，机体的各方面代谢状态将进入良性循环,这些获益除了有助于改善患者的多囊状态外,还能预防和改善肥胖相关性代谢性疾病和肿瘤风险,显著提高生活质量。

632 代谢手术对PCOS患者的生殖结局有利吗?

肥胖型PCOS患者除了难以受孕以外,另一个突出的特点就是受孕之后的生育结局往往不好,如妊娠并发症、流产、早产、巨大儿风险增加。现在越来越多的研究证据表明,代谢手术除了可以帮助患者恢复月经、改善代谢外,同样可以改善生殖结局。研究发现,相比肥胖女性,代谢手术后女性中妊娠糖尿病、妊娠期高血压、巨大儿的概率都明显降低。其可能原因为,代谢手术后患者体内的脂肪组织减少,胰岛素抵抗状态、代谢及生殖相关激素等明确改善,让机体的代谢进入良性健康状态。

633 为什么代谢手术对分娩方式有影响?

对于孕妇来说,阴道分娩是最理想的分娩方式。若孕妇处于肥胖状态,其发生妊娠糖尿病、妊娠期高血压、早产、产后出血的风险明显增加,而这些因素都会导致剖宫产概率上升,而剖宫产又会让患者面临更多风险,比如手术麻醉困难、麻醉并发症的发生率较高、手术时间较长,产后出血及其他并发症如感染、静脉血栓等发生率也会较高。最近一项包括13项研究的荟萃分析表明,与未进行代谢手术的肥胖女性相比,接受过代谢手术的女性对剖宫产、巨大儿、辅助阴道分娩的需求明显减少。

634 为什么代谢手术之后不推荐马上怀孕?

很多有妊娠需求的患者在了解到代谢手术可以帮助恢复月经和卵巢排卵后,非常期待能在代谢手术后尽快怀孕,满足自己和家庭的妊娠需求。值得注意的是,外科指南关于这个问题的推荐意见是:代谢手术术后建议育龄期女性12个月内避免怀孕。这主要是考虑到代谢手术后一年内正是体重快速下降的阶段，此段时间内术后营养和能量摄入、甚至营养物质的吸收都会受到影响，可能会存在部位微量元素的缺乏。因而，为避免发生孕妇发生不良事件并保证胎儿正常的生长发育，建议术后12个月内避免妊娠。

635 为什么代谢手术还被写进了糖尿病治疗的国内外指南？

糖尿病患者中约有25%的人群是肥胖患者，而代谢手术治疗2型糖尿病的效果已经获得了全世界的认可，因而代谢手术被写进了糖尿病治疗的国内外指南。我国的2型糖尿病外科治疗指南（2019版）也建议，肥胖合并2型糖尿病者，若BMI达到27.5 kg/m² 时可推荐代谢手术治疗。欧美国家有超过15年的随访数据显示，减重手术治疗糖尿病的最高治愈率是83.6%，这些患者在减重术后血糖回归正常水平，能够避免长期口服降糖药。减重手术更使糖尿病患者微血管病变的风险减少74%，大血管病变减少49%，5年死亡率减少79%。

636 为什么做代谢手术前需要进行风险评估？

对即将进行代谢手术的患者进行术前风险评估，目的是为了更好地保证患者手术安全。任何手术在术前都会评估，代谢手术尽管属于创伤小、恢复快的手术，仍存在一定的手术风险，需要全面进行手术评估，特别是部分肥胖患者长期处于代谢异常的状态，对全身造成了明显的影响，影响了重要器官的功能，这类患者在术前更需要细致的术前准备。在纠正完已经发生的各种脏器功能紊乱，全身状况改善后，再行手术才能够有比较高的手术成功率并降低并发症发生率。

637 为什么代谢手术前要进行呼吸锻炼？

肥胖对肺功能有不良作用，肥胖患者由于体重增加需要更多氧气，同时腹部脂肪堆积，可限制肺部呼吸运动。此外，肥胖还会压迫气道，导致呼吸道狭窄，睡眠时易出现低氧血症，影响呼吸和肺功能。对于即将行代谢手术的肥胖患者，医生常主张患者通过适当运动、吹气球锻炼肺活量、使用呼吸功能锻炼器械促进排痰等，进行呼吸功能锻炼。目前研究认为，在术前进行呼吸功能锻炼，有利于提高术中氧合指数，改善机体氧供，减少术后拔管脱机困难的概率，并能减少术后肺不张、肺部感染的发生。

638 术前准备对代谢手术的成功很重要吗？

充分的术前准备包括术前检测、术前减重、心理准备三个步骤。① 术前检查：要做一些与肥胖相关的内分泌代谢检查，目的是排除继发性肥胖，评估患者心肺等重要脏器功能，判断能否耐受手术治疗等；② 减轻体重：术前通过药物、针灸、代餐等保守措施减轻体重，可以改善患者心肺功能，降低麻醉、手术等的操作难度，减少手术时间，降低手术风险；③ 心理准备：术前精神情绪的调控亦有利于术后的康复，可以进行心理干预、中医调控，舒缓紧张的情绪，利于术后快速康复。

639 PCOS 患者代谢手术前做的很多相关检查的目的是什么？

患者在代谢手术前会接受很多检查，这些检查有必要吗？是要解决什么问题呢？首先是筛查肥胖原因，以排除继发性肥胖。要知道，肥胖不一定都是"吃得多""动得少"诱发出来。有一部分肥胖很可能是身体罹患了其他疾病而伴随而来的。其次是评估患者心肺等重要脏器功能，明确患者是否耐受全身麻醉下的减重代谢手术；再次是并评估肥胖常见并发症的发生状况，如糖尿病、高血压、呼吸睡眠暂停综合征，这些疾病在尚未药物控制时也会增加手术风险。因此，患者一定要配合医生积极做术前检查，预防不必要的风险。

640 做代谢手术需不需要避开月经期？

对于肥胖的女性患者而言，很多患者会疑惑到底代谢手术要不要避开月经期呢？一般而言，不是紧急的手术对于女性患者而言都是需要避开月经期的。代谢手术同样不是紧急手术，一般都建议手术避开月经期。这主要是考虑到女性月经期时阴道处于出血状态，全身的凝血功能会发生改变，若此时接受手术，可能会引起术中出血多，增加不必要的风险。此外，月经期会增加患者泌尿生殖系统感染风险和对疼痛的敏感性。因此，一般建议肥胖女性最好在月经结束后马上来医院行代谢手术治疗。

641 为什么代谢手术后要吃流食？

代谢手术属于胃肠道手术，术后消化功能需要一段时间来恢复。同时，代谢手术过程中将改造胃肠道结构，将使得胃"变小"以限制食物的摄入和吸收，因此，一般主张术后胃肠功能恢复后首先予以流质饮食，这样可以减少食物对胃肠的负担与张力，帮助胃肠道局部吻合口的愈合，消除胃肠道吻合口组织的水肿，尽快恢复正常的胃肠功能。代谢手术后4周后再逐渐改为半流、软食。代谢手术后一般都建议患者将进食速度放缓，做到少食多餐并充分咀嚼。

642 为什么代谢手术后可以很快出院？

目前的代谢手术多采用腹腔镜微创技术，一般情况下，患者术后腹壁仅有3个穿刺孔，小的约5 mm，大的约1.2 mm，术后穿刺孔愈合很快。代谢手术采用腹腔镜的手术方式，不仅减轻了患者开刀的痛楚，同时使患者的恢复期缩短。因此，总的来说代谢手术可以说是创面小、痛楚小、恢复快的手术，也有人称之为"钥匙孔"手术。一般来说整个流程需住院6～9天：术前3～4天入院行相关检查全面评估为代谢手术做准备，术后恢复3～5天即可出院。

643 为什么每个人的代谢手术治疗费用不同？

经典的代谢手术主要包括四种不同的手术方式，不同术式的手术时间及手术过程中所需要用到的器械也不尽相同，甚至患者在术前疾病状态以及所需评估的项目、术前准备均不相同，因而每个患者所承担的代谢手术费用也必然不同。当然,代谢手术并不是越贵越好,医生会参考临床标准和患者的各项临床指标选择适合的术式,提供性价比最高的治疗方案。值得注意的是,在代谢手术费用中,手术的一次性耗材费用占很大比重,太便宜时患者也需要注意辨别治疗是否正规,建议选择技术更为先进、经验足够丰富的医院和医生。

644 为什么做完代谢手术后不是一劳永逸?

很多肥胖患者期望代谢手术后自己身体的所有异常状态都可以解除,以后的身体状况就"安枕无忧"啦。需要注意的是,尽管代谢手术可以明显减轻肥胖患者的多余体重,并且是现有措施中减肥效果最好的方法,但手术绝不是一劳永逸。代谢手术可以在术后短期内带来明显的减肥效果,但若不长期坚持健康生活方式的话,仍有部分患者术后将出现体重反弹、复胖,导致各种代谢疾病卷土重来。因此,为了维持长久的减重效果,肥胖患者应在代谢手术基础上摒弃不健康的生活方式,养成运动健身、健康饮食的习惯。

645 为什么代谢手术后体重会反弹?

尽管做完减重代谢手术之后,胃的容量小了很多,只能装下很少的食物,但若患者不能主动配合"少食多餐"的进食原则,长期反复进食热量高、过度加工、营养价值低的食品且进食量超出身体需要量,体内的胃组织又会再次扩张扩大,造成复胖的风险。实际临床工作中也的确有很多案例显示,对于自控力比较差的患者,减重手术后继续吃喜欢的食物,因而无法避免在术后几年复胖。所以肥胖患者术后还要注意自我管理、饮食调理、运动锻炼。

646 为什么有些患者代谢手术后还要做修正手术?

患者做代谢手术后还要做修正手术的情况在临床工作中的确是存在的,主要与以下因素有关:出现了手术并发症,如出血、瘘以及严重的胃食管反流等；或者对于自控力比较差的患者，再次出现体重反弹、复胖等。针对LSG术后有部分患者出现胃管扩张甚至复胖，出血、瘘及胃食管反流等，行LRYGB作为修复性手术；针对LAGB减重效果不佳或出现绑带脱落、绑带侵蚀胃壁引起消化道穿孔、胃食管反流等，进行LSG或LRYGB修复性手术。

647 为什么代谢手术后要补充维生素？

代谢手术属于胃肠道手术，手术过程中将改造胃肠道结构，使得胃"变小"以限制食物的摄入和吸收。一方面，患者所摄入的食物量将明显减少，含维生素丰富的食物也相应摄入减少；另一方面由于胃肠组织是维生素吸收的重要场所，代谢手术将使维生素吸收的面积减少；最后，部分维生素属于脂溶性维生素，其在食物中与脂质共存，其在机体内的吸收通常与肠道中的脂质密切相关，而代谢手术后，这些脂溶性维生素的摄入和吸收均将受到影响。因此，需在定期随访时检测各种维生素含量，并在医生的指导下补充必要的维生素。

648 为什么代谢手术后还需要定期随访复查？

为了保证代谢手术的有效性和安全性，接受代谢手术的所有患者都需要在术后进行科学的随访复查，一般建议患者术后1个月、3个月、6个月、12个月、24个月、36个月随访复查。术后定期随访目的主要是为了及时发现各种异常指标，及时予以纠正，降低术后并发症的风险。同时，还可以通过随访时的宣教，及时纠正患者尚存的不合理的生活方式，保持最持久的减重效果。术后1个月主要复查肝肾功能、电解质；术后3、6、12、24、36个月，除肝肾功能电解质，还应评估微量元素、维生素及糖脂代谢相关指标等并发症的改善情况等。

649 代谢手术后是否要坚持运动？

对于重度肥胖的人群来说，运动减肥并不是个好的选择，因为过大的体重已经给骨骼增加了不小的压力,大强度运动会增大骨骼和关节受损的风险。代谢手术后,随着体重减轻,医生会建议患者选择自己喜欢且能承受的运动方式逐步开始运动。研究表明,相比于从不运动的人来说,术后多运动能够降低糖尿病等代谢性疾病的发生风险,更好地改善体质。适量的运动能够促进身体新陈代谢,更容易达到理想的减重效果。因此,建议患者术后远期养成每日运动的习惯,并鼓励患者逐步提高运动量与运动强度。

650 代谢手术后会有营养相关的并发症吗?

代谢手术减少了胃容量和(或)小肠长度,患者所摄入的食物量将明显减少,另一方面,胃肠组织的减少将使营养物质吸收的面积减少,因此,术后营养缺乏是代谢手术的常见并发症,患者主要表现为脱发、贫血、低蛋白血症,多种维生素或微量元素缺乏。手术方法不同,所需要补充的营养素和矿物质也不同。一般常规建议代谢手术患者在术后在医生的指导下补充必要的微量元素、维生素,市场常见的多种微量元素、复合维生素片剂可作为日常补充的选择,并在定期随访。

651 代谢手术是一项高风险的手术吗?

手术肯定会存在风险。代谢手术是一项成熟的外科手术,随着技术的进步、手术经验的增加以及术前、术中和术后护理的提高,代谢手术的整体安全性也得到了大大提高。接受一次代谢手术需要承担的风险类似于(甚至更低于)一些常见的手术。2017年发表在美国《克利夫兰医学杂志》的研究表明,代谢手术安全性优于阑尾切除,并发症的发生率和死亡率比阑尾切除还要低。在肥胖人群中,未实施手术的患者相比实施代谢手术的患者死亡风险增加8倍;而接受代谢手术的患者较不接受手术者,相对死亡风险降低89%。

652 为什么说代谢手术能延长寿命？

肥胖本身可给患者身体各个器官带来巨大的负担，常常伴随多种疾病，尤其是各种心血管危险因素（糖尿病、高血压、高血脂）、呼吸系统疾病（睡眠暂停综合征等），甚至各种肿瘤的风险显著增加。以上这些疾病均可缩短肥胖患者的平均寿命。代谢手术可以通过减少多余体重、改善多种代谢紊乱，降低各项疾病的发生风险，最终延长患者的寿命。根据2021年顶尖医学期刊《柳叶刀》发表的文献，通过对17万例肥胖患者随访发现，代谢手术可以延长肥胖患者寿命平均约6.1年，而肥胖合并糖尿病患者通过手术延长寿命平均达到9.3年。

653 为什么PCOS不孕患者要评估夫妻双方的健康状态?

正常受孕不但要求有成熟卵子排出,输卵管通畅无阻,精子的质量达标,并且卵子和精子要能够正常受精,受精卵能够成功种植,任何一个环节异常都可能导致不孕,所以要在治疗不孕之前对夫妻双方进行全面检查,尽量纠正可能引起生育失败的危险因素,再进行科学备孕。虽然PCOS患者不孕的主要原因是排卵障碍,但是还可能存在输卵管异常、子宫腔异常、盆腔粘连等因素,男方也可能精子不达标,也需要排除常见的全身性疾病如肝/肾功能异常。

654 为什么PCOS不孕患者需要检查子宫?

子宫是孕育新生命的重要场所,宫腔内环境的改变会阻碍受孕过程。常见的先天性子宫病变主要为生长发育异常所导致的各种子宫畸形,如子宫纵隔、单子宫、双子宫等。后天性子宫病变包括宫腔粘连、子宫内膜息肉、子宫黏膜下肌瘤、子宫腺肌病等。例如子宫腺肌病有进行性加重的痛经、经期延长、经量过多以及子宫增大等症状,会影响影响正常受孕。通过病史及辅助检查(经阴道超声、子宫输卵管造影、宫腔镜等)可明确诊断。

655 为什么PCOS不孕患者持续内膜厚要做内膜活检？

PCOS患者由于长期无排卵，子宫内膜在雌激素作用下持续增生，缺乏孕激素的保护及周期性脱落，使得内膜异常增厚，容易发生内膜不典型增生等癌前病变，甚至发生子宫内膜样腺癌。PCOS患者中子宫内膜样腺癌发生率为19%～25%，其发生风险是正常人群的2～6倍。一般在月经周期的第4～6天正常子宫内膜厚度为4～8 mm，排卵后子宫内膜厚度为8～16 mm。当超声提示PCOS患者持续内膜增厚时，建议患者进行内膜活检，明确是否存在子宫内膜病变，如有异常则积极治疗。

656 为什么PCOS不孕患者需要检查输卵管？

输卵管是卵子与精子结合的场所，其功能包括卵子的拾取、卵子和受精卵的输送以及精子的运输与获能，对于女性受孕来说是极其重要的。研究显示，输卵管性不孕症占女性不孕症的30%～40%，主要是由于感染引起输卵管粘连、狭窄、阻塞、积水及积脓等。如果怀疑PCOS患者有输卵管不通，男方精液正常，应在促排卵治疗前行输卵管造影检查。对合并有输卵管因素的PCOS不孕患者，可考虑直接行试管助孕。

657 代谢调整可以提高PCOS患者辅助生殖成功率吗？

辅助生殖技术并不是打开生育大门的"万能钥匙"，研究显示，有代谢问题的PCOS女性，对于促排卵药物的敏感性降低，需要用更多的药物剂量，且成功率较低、并发症更多，同时，胰岛素抵抗通过影响内膜功能和移植过程可以导致体外受精（IVF）妊娠率下降，二甲双胍预处理后显著减少卵泡过度刺激症的发生率，减少流产率和增加胚胎植入成功率。高雄激素水平、肥胖同样会降低辅助生殖的获卵率、优质胚胎率和活产率等。因此，在进行辅助生殖治疗前，改善胰岛素抵抗、减重、调脂、降压、降雄治疗都是必不可少的。

658　PCOS不孕患者备孕前需要做糖耐量的检查吗？

胰岛素通过促进肝、骨骼肌等细胞摄取葡萄糖而使餐后血糖浓度维持在正常水平。在组织细胞对胰岛素不敏感或无反应时，身体为了维持血糖浓度稳定，会分泌更多胰岛素，导致血液中胰岛素浓度过高，即高胰岛素血症。相应的，组织对胰岛素不敏感的现象称为胰岛素抵抗。PCOS患者中有约50%～70%存在胰岛素抵抗，因此胰岛素抵抗可能是PCOS的发病原因之一，和高雄激素互为因果，形成恶性循环。通过口服葡萄糖耐量试验（OGTT）可以诊断胰岛素抵抗和血糖异常。

659　为什么PCOS不孕患者助孕治疗前要改善胰岛素抵抗？

PCOS患者糖代谢异常发生率较高，最重要的内分泌代谢改变是胰岛素抵抗。胰岛素抵抗会引起机体代谢异常，使高血糖、高血脂、高血压、心血管疾病等慢性代谢性疾病的患病风险显著增加。有胰岛素抵抗的PCOS患者排卵率、妊娠率均下降，促排卵治疗效果欠佳，流产、早产等不良妊娠结局的发生率均增高，加之妊娠时机体本身对胰岛素敏感性下降，血糖升高，导致妊娠糖尿病、妊娠期高血压等妊娠期并发症发生率增高。

660　为什么PCOS不孕患者助孕治疗前要控制高血糖？

高血糖包括空腹血糖异常（6.1～7 mmol/L），糖耐量异常（2 h血糖7.8～11.1 mmol/L）和糖尿病（空腹血糖 ≥ 7 mmol/L，或者2 h血糖 ≥ 11.1 mmol/L）。高血糖影响卵子和精子的数量和质量，降低胚胎的发育和种植潜能，导致胚胎发育异常和畸形。夫妻任何一方患糖尿病都与生育力下降有关。其机制包括女方月经不调、生育期缩短（初潮延迟及绝经提前）、性功能异常等。男方糖尿病雄激素水平降低，影响精液参数和畸形率，辅助生殖治疗后临床妊娠率较低，流产率较高。

661 为什么PCOS不孕患者助孕治疗前要改善高雄状态？

高雄激素血症使PCOS患者三酰甘油、低密度脂蛋白、载脂蛋白水平均升高，而高密度脂蛋白水平下降，从而增加代谢性疾病的发生率。另外，PCOS伴高雄激素血症可出现甲亢等内分泌性疾病，以及焦虑、抑郁心理疾病等多种远期并发症，对患者的身心健康可造成严重影响。高雄激素通过干扰卵泡的发育及成熟、影响优质胚胎形成、降低子宫内膜容受性，增加反复流产的风险；同时多种妊娠并发症的风险也增加，如妊娠糖尿病、妊娠高血压、早产等。

662 为什么PCOS不孕患者的抗米勒管激素水平高？

抗米勒管激素（AMH）是主要由卵巢窦前卵泡和小窦卵泡的颗粒细胞所分泌的一种糖蛋白，能够很好地反映卵泡数量，是早期准确反映卵巢储备功能的理想指标。PCOS患者的多囊性卵泡发育停止在2～8 mm，由于每个小窦卵泡都分泌AMH，导致血中及卵泡液中AMH升高，是正常女性的2～3倍。PCOS患者高水平的AMH与高雄激素血症、胰岛素抵抗和高促黄体生成素（LH）的发生发展相互联系，干扰了卵泡的正常生长发育，因此AMH可能参与了PCOS的发病。

663 为什么PCOS不孕患者助孕治疗前男方需要检查精液？

生育与男女双方生殖功能均密切相关，男方检查应该与女方检查同时进行。通过精液检查，可以基本判断男性的生育能力，有利于不孕夫妻选择最适宜的治疗方案。精液分析检查是主要包括精子计数、活力、存活率、形态，DNA碎片，精液液化、黏稠度，支原体、衣原体和淋球菌培养等。取精时请注意以下事项：取精前禁欲2～7天；取精前两周内尽量避免桑拿，过度烟酒和服用对精子有影响的药物等。如结果异常，应复查，至少2次以上精液检查方能做出初步诊断。

664 为什么PCOS不孕患者的助孕策略应该循序渐进?

如果恢复正常排卵,大部分PCOS不孕患者能自然受孕。因此PCOS不孕患者在备孕前应主动调整生活方式,健康饮食,保持健康体重,伴有胰岛素抵抗或糖耐量受损的患者可服用二甲双胍来改善代谢。若排卵仍未恢复者,在排除双侧输卵管阻塞的前提下,可尝试单纯促排卵治疗;若连续促排3个周期仍未妊娠,可选择促排卵加人工授精治疗,提高妊娠效率;反复药物促排失败(一般不超过六次),或伴有输卵管积水、盆腔粘连等,可考虑试管婴儿治疗。

665 为什么调整生活方式有助于PCOS不孕的治疗?

不良生活习惯可促进PCOS发生与发展,因此生活方式管理(包括饮食、运动及行为干预)是PCOS的基础治疗方法。尤其是超重和肥胖的患者,改变生活方式、控制体重是药物治疗的前提。生活方式的改善对患者的身心健康、新陈代谢均有益处,可以缓解月经紊乱,降低雄激素水平,改善胰岛素抵抗,改善临床症状及排卵功能,缩短治疗周期,提高妊娠率,改善孕产期结局等。还可以降低远期心血管疾病、糖尿病和子宫内膜癌等慢性疾病的风险。

666 为什么肥胖型PCOS患者治疗不孕首先应控制体重?

临床上肥胖型PCOS典型特征主要为胰岛素抵抗、高雄、排卵功能障碍、多囊卵巢及肥胖,脂肪多分布于腹部,对雄激素代谢的改变和胰岛素抵抗的发生起关键性作用。肥胖型PCOS不孕患者常常对促排药物敏感性较差,促排治疗效果欠佳。如促排治疗前成功减重,可提高患者对促排卵药物的敏感性和有效性,改善促排治疗的结局,增加受孕率,降低流产的风险等。因此,要改善肥胖型PCOS患者的生育功能,降低体重是首要目标。

667 为什么不推荐肥胖型PCOS患者使用减肥药物来改善生育力？

肥胖型PCOS患者减轻体重有助于改善胰岛素抵抗和生育力。首选通过建立健康的饮食和运动习惯以达到减轻体重的目的，而非使用减肥药。市面上的减肥药物成分鱼龙混杂，有作用于中枢神经而抑制食欲的、有促进水钠排泄的、有兴奋神经增强代谢的、也有抑制脂肪吸收的等等。减肥药物虽然可以减轻体重，但是其中有些成分本身就会影响女性生育，而且使用不当易造成代谢紊乱，反而加重PCOS患者的症状，所以不推荐使用。

668 什么是促排卵治疗？

促排卵治疗可分为诱导排卵和控制性促排卵。诱导排卵是指应用药物或手术方法诱导排卵，以诱导单卵泡或少数卵泡发育为目的，用于指导患者自怀或者人工授精；控制性促排卵是指应用大剂量药物在可控范围内尽可能诱导多个卵泡发育和成熟，用于试管婴儿治疗。促排前应排除妊娠，男方精液检测精子达标；一般在月经后2～5天先行超声检查，子宫及卵巢没有异常再开始促排卵治疗。如果怀疑输卵管不通畅，促排卵治疗前要行输卵管造影检查。

669 为什么PCOS不孕患者需要促排卵治疗？

正常的卵泡发育从始基卵泡开始，经历初级卵泡、次级卵泡、窦状卵泡和成熟卵泡，每个月经周期只有1枚卵泡可发育成熟并破裂发生排卵，其余卵泡闭锁凋亡。PCOS患者不孕的直接原因是卵泡发育异常，虽然卵巢里有许多小卵泡，但是由于内分泌及代谢异常使得它们无法正常发育，停滞在2～8 mm，无优势卵泡形成，导致排卵障碍。应给予适当的促排卵药物进行治疗，使得卵泡发育成熟至正常排卵，帮助患者自然妊娠。

670　为什么促排卵治疗时需要监测卵泡发育?

卵泡监测是指观察卵泡发育、成熟、排卵全过程。经阴道 B 超能够对卵泡发育进行动态观察,是目前最有效的一种方法。促排卵治疗时通过监测卵泡可以对卵泡的发育情况、成熟程度、是否排卵以及内膜厚度做出判断,用于评估卵巢反应性、调整促排药物、预测排卵时间、指导同房时间及避免多胎妊娠等并发症等。卵泡成熟是指卵泡平均直径达到 1.8 ~ 2.4 cm,如监测发现卵泡成熟后没有排卵应予药物破卵,为体内受精创造条件。排卵前 3 天内同房,受孕率都是很高的。

671　为什么 PCOS 不孕患者促排卵治疗前不用调经呢?

大多数 PCOS 患者会伴随月经失调及排卵障碍,而月经失调是由排卵障碍所致。生活方式的调整是治疗的基础,而促排卵和调节月经是治疗 PCOS 的主要手段,要根据患者的情况进行个体化选择。有生育要求的患者,如果没有妊娠禁忌证及糖脂代谢等异常可以直接行促排卵治疗,排卵恢复后月经也会正常。无生育要求的患者可用避孕药或者黄体酮调整月经周期,经过一段时间的调经治疗,可以停药观察,部分患者月经不调较前有改善。

672　为什么 PCOS 不孕患者卵泡那么多,促排后还是长不大?

部分 PCOS 患者使用促排药物效果不佳可能的原因有:① 雄激素水平过高,会抑制卵泡的进一步生长,并抑制胰岛素的作用,进而引起胰岛素抵抗;② 胰岛素抵抗,过多的胰岛素会引起卵巢雄激素合成过多,导致高雄激素,造成恶性循环,进一步抑制卵泡生长;③ 体重控制不佳的 PCOS 患者胰岛素抵抗更严重,促排治疗反应差;④ 对促排卵药物的反应阈值有个体差异,部分患者的卵泡上的受体不足或者活性不足,对药物反应差,需要大剂量药物刺激才能发育。

673　为什么PCOS不孕患者促排卵治疗不宜超过6个月？

一般来说，单纯排卵障碍的PCOS不孕患者接受促排卵治疗6个周期，多数可以成功受孕，如仍未怀孕，则说明夫妻双方可能存在其他不孕因素，比如宫颈管及黏液异常导致精子无法进入宫腔，输卵管拾卵功能异常，卵子成熟障碍，受精障碍等，需进一步检查并选择其他的助孕手段，如人工授精或试管婴儿。此外，长期使用促排卵药物可能会损害身体健康，如肝肾功能异常、卵巢肿瘤、子宫肌瘤增大及乳腺增生等。

674　为什么PCOS不孕患者要制订个性化促排卵方案？

因为每位PCOS不孕患者的年龄、卵巢反应、身体基础状况不同，即便是同一个人，不同时期卵巢对药物的反应也会不同，在促排卵治疗期间用药方案、用药时间、用药后的卵巢反应都存在差异。所以，在治疗前医生会充分考虑每位患者的特点、意愿及经济情况，并告知相关治疗的利弊，为其制订最合适的

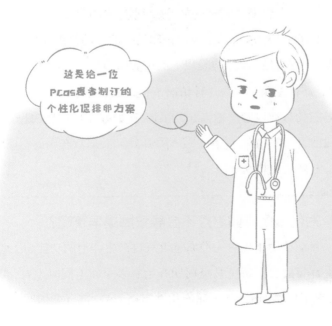

这是给一位PCOS患者制订的个性化促排卵方案

促排治疗策略，提高促排效率和安全性。首次促排卵治疗一般从小剂量开始，根据卵巢的反应与激素的水平来调整剂量和用药时间，可能经过多次尝试才会促排成功。

675 PCOS不孕患者在促排卵期间应该注意什么？

促排卵治疗期间应严格遵医嘱用药和复诊。治疗过程中需要保持放松的心情，不要与其他患者作比较，每个人的病情是不同的，医生会为患者制订最合适的治疗方案，盲目比较只会造成心理压力，不利于卵泡发育。保持健康饮食，多吃肉蛋奶蔬菜水果，保证蛋白质的摄入，补充叶酸。促排期间正常生活上班，避免重体力劳动及剧烈运动。研究表明每日或隔日同房一次的受孕率最高，每周2～3次也能达到较高的受孕率，因此应根据自己的情况尽量增加性生活的频率。

676 为什么促排后多个优势卵泡发育时要取消该周期治疗？

PCOS不孕患者的常规促排卵治疗的目的是诱导单一卵泡或两个卵泡发育及排卵，当促排后出现3枚及以上的优势卵泡（直径≥ 14 mm），建议取消该周期治疗，并且严格避孕。因为这种情况下，多胎妊娠的概率会明显增加，尤其是考虑到三胎妊娠的母婴风险会增高6倍以上，比如妊娠糖尿病、妊娠高血压、产后出血、死胎、死产、早产、脑瘫、发育迟缓、学习障碍等，剖宫产率也相应增高，因此我们需要从源头上来避免其发生。

677 为什么促排卵治疗不会导致卵巢早衰呢？

目前认为出生后人类卵巢没有再产生卵泡的功能，因此卵泡储备将持续降低。生育年龄女性每个月经周期开始有多个卵泡同时发育，但一般仅1个或2个卵泡发育至成熟卵泡，其余卵泡相继闭锁，另有部分卵泡凋亡，使卵泡储备继续下降。促排卵治疗是通过药物干预，刺激原本注定闭锁凋亡的卵泡继续发育，直至成熟，并没有影响卵巢中储存的卵子，也不会刺激尚未进入发育周期的卵泡生长和消耗，不会加快卵泡储备的下降，所以不必有卵巢早衰的顾虑。

678 为什么促排期间会出现下腹胀痛？

促排期间出现轻微下腹胀痛感是正常的，不必紧张，注意休息即可，是不需要特殊处理的。促排后卵泡破裂，排出的卵泡液刺激腹膜引起下腹胀痛。轻微的盆腔炎症和积液、盆腔子宫内膜异位症等也可能导致下腹胀痛。还有患者因为促排卵治疗期间久坐、进食容易胀气的食物及便秘导致下腹胀痛。如果腹胀或疼痛感持续性不断加重，严重影响了生活和工作，那么一定要及时到医院寻求帮助，避免延误了卵巢过度刺激综合征等严重并发症的诊治。

679 为什么PCOS促排卵治疗首选来曲唑？

来曲唑（LE）是一种新型的口服促排卵药物，为第三代选择性芳香化酶抑制剂，常用于治疗乳腺癌，于2001年开始被用于促排卵，是目前PCOS患者促排卵治疗的一线药物。一般来说LE只诱导单个卵泡发育，多胎妊娠发生率低；对内膜影响较小，有利于保持内膜容受性，有助于胚胎着床；LE的半衰期短（约48 h），因此在胚胎种植前已经被机体完全清除代谢了，安全性相对较高。目前的数据提示来曲唑没有增加胎儿畸形的风险，但其远期安全性还需要进一步观察。

680 为什么PCOS促排卵治疗不首选克罗米芬？

克罗米芬（CC）属于选择性雌激素受体调节剂，因其结构与雌激素类似，可竞争性结合下丘脑、垂体的雌激素受体，解除了雌激素对下丘脑-垂体-卵巢轴的负反馈抑制作用，从而促进卵泡生长和成熟。但是PCOS患者不首选CC促排，主要原因是其半衰期较长，一般为 5～7 天，容易导致多个卵泡同时生长，多胎妊娠和卵巢过度刺激综合征概率增加。CC 还影响 LH 峰的形成，导致排卵障碍，因此当优势卵泡达 18 mm 时应适时用 HCG 药物（即破卵针）模拟 LH 峰促进卵泡的最后成熟和破裂。

681 为什么会发生克罗米芬抵抗？

克罗米芬起始剂量一般为 50 mg/d，通常从月经周期或孕激素撤退性出血的第 3～5 天开始口服，连续 5 天，如果没有优势卵泡发育和排卵，可在下一个周期增加剂量，最大剂量不超过 150 mg/d。随着剂量的增加，排卵的概率从大约 45% 上升到 90%。克罗米芬抵抗是指连续 3 个周期使用克罗米芬常规方案每天剂量达到 150 mg 仍无反应的现象。在 PCOS 患者中发生率约 15%～40%，伴有肥胖、高雄、胰岛素抵抗者更易发生克罗米芬抵抗，表明这些因素可能是主要原因。

682 为什么 PCOS 促排卵治疗不首选促性腺激素？

促性腺激素（Gn）促排卵始于 20 世纪 60 年代，其作用机制是促进卵泡生长，诱导排卵，常用的是人绝经期促性腺激素（hMG）。Gn 的费用相对较高，需要肌肉注射或者皮下注射，需要多次往返医院监测卵泡大小和查血激素水平以及时调整 Gn 用量，不如口服药方便，时间经济成本较高，多胎妊娠和卵巢过度刺激综合征的风险也较高；主要用于克罗米芬抵抗或口服促排卵药物治疗失败的 PCOS 女性（治疗失败是指治疗 3 个周期均无排卵，或虽有排卵但经过 6 个周期均未受孕），属于二线治疗用药。

683 为什么 PCOS 促排卵治疗时建议服用二甲双胍？

PCOS 患者中胰岛素抵抗发病率为 50%～80%，在超重女性中更常见。二甲双胍是 1957 年上市的降糖药物，能有效降低血糖，改善外周组织和肝脏的胰岛素敏感性，是疗效显著的胰岛素增敏剂。近年来二甲双胍被应用于PCOS患者的辅助治疗，可以有效改善PCOS患者的胰岛素抵抗，同时减少胰岛素对卵巢的刺激从而减少雄激素的产生，有助于改善卵巢功能，提高促排卵的治疗效果，降低卵巢过度刺激综合征的风险，并降低远期糖尿病和心血管病等代谢性疾病的风险。

684 什么是人工授精治疗？

人工授精是指将男性精液通过人工方式注入女性生殖道内，使精子和卵子在体内自然受精而达到妊娠目的。接受人工授精需具备的基本条件是：① 女方至少有一条通畅的输卵管；② 男方有正常范围的活动精子数目；③ 女方生殖器官发育正常；④ 有成熟卵泡。根据精液来源，人工授精可分为使用丈夫精液人工授精（AIH）和供精者精液人工授精（AID）。治疗前夫妻双方需要进行常规的术前健康检查，如结果均无异常，需双方的身份证和结婚证才能建立治疗档案，制定治疗方案。

685 哪些PCOS不孕患者需要接受人工授精治疗？

部分PCOS不孕夫妻需要接受人工授精治疗，比如男方轻度精液异常，性功能障碍（如严重早泄、阳痿、射精障碍等），生殖器畸形（如尿道上、下裂等）；女方单纯促排卵治疗失败，宫颈因素不孕（如宫颈管粘连狭窄、宫颈肌瘤等），免疫性不孕以及原因不明的不孕等。人工授精可以筛选出高活力的精子，并且避免了宫颈因素，缩短了精子与卵子之间的距离，可提高妊娠率，连续治疗3个周期累计妊娠率约40%。

686 PCOS不孕患者进行人工授精是如何实施的？

自女方月经第3～5天，给予促排卵药物，超声监测卵泡生长发育及子宫内膜增长情况，当优势卵泡达到 18～20 mm 时给予 HCG 诱导排卵，24～36 h 后进行人工授精。男方在人工授精当天通过手淫法取精，然后实验室会对精液进行处理，获得足够的活动精子，同时去除精浆。一般采用宫腔内人工授精（IUI），在女方外阴、阴道、宫颈消毒准备后，将处理后的精液（约 0.5 mL）经导管插入宫颈内口而进入宫腔，然后将精液缓慢注入。术后卧床休息 10 min 即可离院。

687 为什么人工授精后需要黄体支持？

排卵后子宫内膜需要在合适的孕激素作用下，才能够使胚胎成功着床并维持妊娠。部分 PCOS 患者有黄体功能不足，分泌孕激素水平低，因此在人工授精术后需接受黄体支持治疗。专家共识推荐的用药方式有：口服地屈孕酮片或阴道用黄体酮。术后约 2 周患者需要查血 HCG 确定是否妊娠，若妊娠可继续用药 2 周，超声检查确认正常宫内妊娠后停药。对于有流产史或有先兆流产征象者可适当延长黄体支持时间。

688 为什么3个周期人工授精失败后要行试管婴儿治疗？

随着人工授精周期数的增加，尤其是 3 个周期以后，累积的妊娠率没有明显增加，提示不孕可能与其他原因如输卵管拾卵功能异常、卵子形态异常、卵子成熟障碍、受精障碍、胚胎发育不良或种植失败等有关。人工授精治疗一般都先行促排卵治疗，多次药物促排卵刺激卵巢，对身体健康也有不良影响。因此，经过 3 个人工授精周期治疗仍未妊娠者，为避免增加时间及经济成本，建议行试管婴儿技术助孕。

689 为什么PCOS不孕患者不首选试管婴儿助孕？

任何一种治疗手段都具有适用范围及利弊。对于单纯无排卵性不孕的 PCOS 患者，建议先接受药物促排卵治疗。经过多次促排卵治疗或者同时行人工授精治疗，大部分患者可以自然妊娠，安全经济，母婴风险小。而"试管婴儿"（简称IVF）虽然妊娠率更高，但是费用更高。此外，在IVF周期中大剂量促排卵治疗以获得多枚卵子，PCOS患者易发生卵巢过度刺激综合征（OHSS）。严重的OHSS需要住院治疗，可能会危及母儿生命，必要时需终止妊娠。

690 哪些PCOS不孕患者需要接受试管婴儿治疗？

PCOS患者经过反复药物促排卵效果不佳，或者行3个周期的人工授精后，仍未妊娠者，需要接受IVF治疗，这些患者可能有受精障碍或胚胎发育不良等异常；部分PCOS患者还合并其他不孕因素，如输卵管因素、盆腔子宫内膜异位症或男性因素等；单纯促排卵治疗无法成功妊娠者，也需要接受IVF治疗。经过常规IVF（俗称一代试管），可以明确部分PCOS患者不孕的原因，例如卵子或者胚胎的质量异常。对于受精障碍的患者可以用精子注入卵子的方法来治疗（俗称二代试管）。

691 试管婴儿治疗包括哪些基本过程？

包括以下5个过程。① 控制性促排卵：使用药物在一个月经周期中刺激多个卵泡发育。② 取卵：采用经阴道超声引导下负压抽吸取卵，取卵后评估其形态及成熟度。③ 卵子和精子体外受精：取卵日男方通过手淫方式取精，精子处理后加入至卵子培养液中完成体外受精，受精卵在体外培养3～5天，优质胚胎用于移植及冷冻保存。④ 胚胎移植：根据患者的胚胎评分及助孕策略，选择合适的胚胎进行移植。⑤ 黄体支持：取卵后有黄体功能不足，因此要补充孕激素维持妊娠，多采用口服及阴道塞黄体酮。

692 试管婴儿控制性促排卵治疗有哪些方案？

常用方案如下。① 促性腺激素释放激素类似物（GnRHa）方案：利用药物行垂体降调节，然后给予促排药物刺激卵巢，诱导适量的卵子生长与成熟。

根据GnRHa的作用时长又分为超长方案、长方案、短方案及超短方案,适用于不同情况。② 拮抗剂方案:迅速降低激素LH的水平,能抑制排卵,起效快,作用时间短,促排药物用量少。③ 微刺激方案:使用克罗米芬或来曲唑与低剂量促排药物联合使用,刺激卵泡生长,适用于卵巢储备明显低下或卵巢反应极差等情况。

693 为什么PCOS不孕患者行IVF时首选拮抗剂方案?

选择控制性促排卵方案的原则是尽可能多的获得高质量的卵母细胞,同时要减少或避免卵巢过度刺激综合征(OHSS),即兼顾治疗的有效性和安全性。PCOS患者下丘脑-垂体-性腺轴调节失常,对外源性促性腺激素特别敏感,是发生OHSS的高危人群。长方案需要用HCG"扳机",而HCG是诱发OHSS的主要因素。拮抗剂方案可以使用GnRHa类药物"扳机",避免OHSS的发生,而且促排药物注射时间短,往返医院监测次数少。国际指南推荐PCOS患者首选更安全的拮抗剂方案作为促排卵方案。

694 为什么PCOS不孕患者行IVF促排卵时卵巢反应难以控制?

PCOS不孕患者卵巢反应的难控制性主要表现为以下几个方面:卵泡发育所需促排药物剂量差异较大,卵泡发育易出现不同步性,可能部分卵泡生长甚至过熟退化,而部分卵泡尚不成熟难以取出,导致取卵时机难以控制;单个卵泡优势化和群体卵泡发育所需的促排卵药物的阈值相当接近,易出现大量卵泡呈爆发式生长,雌激素水平急剧升高,具有OHSS高危倾向,导致周期取消率增加;当外源性促排药物未达到卵泡生长的阈值,卵泡停止生长甚至闭锁,导致周期取消。

695 为什么取卵前36 h要打"夜针"?

在女性正常的生理周期中,需要有自发的内源性LH峰形成,触发卵母细胞完成最后的成熟,促使卵泡破裂后卵母细胞才会从卵泡中排出,这个排卵前的触发作用也被称作"扳机"。那么，在IVF周期中，需要注射"扳机"药物模拟内源性LH峰，使得卵母细胞成熟。常用的"扳机"药物HCG模拟LH作用。注射"扳机"药物后36 h左右取卵，而取卵是在上午进行，因此一般在取卵前两天的晚上9～11点注射"扳机"药物，也称为打"夜针"。

696 为什么PCOS不孕患者打夜针时应注射最低剂量的HCG？

人绒毛促性腺激素（HCG）可以模拟生理性LH峰来触发排卵，在促排卵中常用于诱导卵母细胞成熟的"扳机"。但是PCOS患者在促排卵过程中容易引发更多的卵泡发育，由于HCG的半衰期明显长于生理性LH，HCG的持续作用导致全身血管通透性增加，给予HCG破卵会使OHSS的风险进一步升高。PCOS患者行冷冻胚胎移植的妊娠率高于新鲜胚胎移植，因此不推荐鲜胚移植。对于OHSS风险不高且拟行新鲜胚胎移植的PCOS患者，在"扳机"这个环节要注意规避OHSS的风险，给予最低有效剂量的HCG。

697 为什么有些PCOS不孕患者打夜针不选择HCG？

由于注射HCG会增加PCOS患者发生OHSS的风险，所以对于合并有高危因素的PCOS患者，如既往发生过OHSS，年轻体瘦，雌激素水平上升过快或者数值过高，两侧卵巢成熟卵泡超过20个等，避免用HCG来"扳机"，防患于未然，可选择使用促性腺激素释放激素类似物（GnRHa）如曲普瑞林来诱发卵泡成熟与排卵。GnRHa扳机能够抑制黄体分泌血管活性物质，降低血管通透性，从而减少OHSS的发生。一般来说，GnRHa扳机结合全部胚胎冷冻的策略，可以完全避免卵巢过度刺激综合征的发生。

698 取卵的流程是怎样的？

手术前患者需要排空膀胱。麻醉方式有局部麻醉或者静脉麻醉。

医生会先对外阴、阴道及宫颈充分地消毒和冲洗，然后行阴道超声检查，确定双侧卵巢位置及大小、卵泡数目及大小，连有负压装置的穿刺针在超声引导下经阴道壁穿刺入卵巢，依次抽吸卵泡液。抽吸得到的卵泡液会立刻在显微镜下观察检出卵子。穿刺结束后观察有无盆腔出血情况；穿刺点针眼少量渗血，纱布压迫片刻即可。取卵后患者需留院休息 1～2 h，无异常方可离院。

699 为什么PCOS不孕患者取卵后盆腔出血的风险增加？

取卵术后出血的风险与取卵数目多、手术时间长、患者年龄较小、体质指数较低、既往盆腹腔手术史或盆腔炎病史、手术操作者的经验明显相关。对于PCOS 患者，经控制性促排卵治疗后有较多卵泡同时发育，雌激素水平更高，卵巢组织更加疏松，会导致取卵的数量增多，手术时间随之延长，在卵巢内反复的穿刺操作更易造成卵巢出血。但是，总的来说取卵术后盆腔出血的风险很低，发生率约0.4%，所以大家不需要特别担心，医生在取卵时会尽量避免术后出血的发生。

700 为什么PCOS不孕患者取卵数目较多，但质量欠佳？

PCOS 不孕患者接受 IVF 时虽然取卵多，但因卵子质量欠佳，受精率和胚胎发育潜能等指标较低，原因比较复杂。PCOS 患者一些基因的异常表达会增加颗粒细胞的凋亡，而颗粒细胞的凋亡是导致卵泡闭锁及影响卵子质量和胚胎发育潜能的重要因素。PCOS 患者的卵泡膜细胞数量更多，且功能亢进，导致雄激素合成异常，同时 PCOS 患者体内过高的 LH 水平亦促进卵巢雄激素的过量产生，过高的雄激素暴露水平也是卵母细胞质量较差的原因之一。

701 什么类型的胚胎可进行移植？

目前主要有三种类型的胚胎用于移植：① 原核期胚胎移植：原核期胚胎是受精后第 1 天的双原核阶段，理论上还属于受精卵，将原核期胚胎直接移植入宫腔，着床率和妊娠率不高。可用于体外培养条件不利、反复卵裂期胚胎评分低下的患者。② 卵裂期胚胎移植：指受精卵培养至第2～3天的4～8细胞期行胚胎移植，是临床上常用的方案。③ 囊胚期胚胎移植：指胚胎培养到第5～6天，发育至含内细胞团和囊胚腔的阶段，胚胎的囊胚形成率可作为胚胎发育潜能的重要标志，约50%～60%。适用于单胚胎移植、反复卵裂期胚胎移植失败或者行三代试管的患者。

702 为什么囊胚移植妊娠率更高？

在生理情况下，受精发生在输卵管，当体内胚胎发育至5～7天的囊胚阶段时才进入宫腔种植，所以囊胚移植更符合生理状态，与子宫内膜发育保持更高的同步性，可获得比第2～3天的4～8细胞胚胎更高的种植和妊娠率，活产率更高。囊胚培养有机会选择可能发育潜能最好的胚胎进行移植，因此能减少移植次数。大量研究数据表明单个囊胚移植与两个卵裂期胚胎移植的妊娠率相当，并且能显著性降低多胎妊娠。

703 为什么不是所有患者都适合囊胚培养？

囊胚培养和移植有其弊端和风险：① 在高龄、促排低反应和慢反应人群中是否能有效提高妊娠率还不清楚；② 发育正常的卵裂期胚胎继续行囊胚培养可能失败，导致没有胚胎移植，而这些胚胎如果直接移植有妊娠的可能；③ 单卵双胎的风险比卵裂期胚胎移植增加，虽然绝对风险较小；④ 囊胚移植后早产的风险可能较卵裂期胚胎高；⑤ 胚胎培养室要有很好的囊胚培养和冷冻技术；⑥ 囊胚培养需要更多的胚胎学家和培养箱，增加工作量。因此囊胚培养和移植有利有弊，要个体化选择。

704 为什么建议单胚移植？

多胎妊娠是辅助生殖技术最常见的并发症，其母婴并发症如妊娠期

高血压疾病、胎盘早剥、胎膜早破、羊水过多、产后出血、胎位异常、早产、流产、低出
生体重儿等发生率均较单胎妊娠高数倍，给母婴健康带来极大的威胁，也给家庭和
医疗体系带来了巨大的压力与经济负担。因此，单胎、足月、健康的婴儿出生才是
辅助生殖助孕的最终目标。单胚胎移植是避免多胎妊娠的最根本且有效的措施，
显著降低多胎妊娠率。目前上海规定首次胚胎移植只能移植1个胚胎。

705 新鲜胚胎移植与冷冻胚胎移植的区别？

新鲜胚胎移植是指在当前取卵的周期中移植发育到卵裂期或囊胚
期的胚胎，是大多数患者采用的方案。冷冻胚胎移植是指在先进行卵巢刺激和取
卵，将获得的优质胚胎冷冻起来，择期在适宜的身体状况下再进行胚胎复苏和移
植。例如，为了避免卵巢过度刺激综合征带来的不良后果，对于高风险患者会取消
鲜胚移植，而改为冻胚移植。此外，取卵前高孕酮水平，需行种植前遗传学检查，子
宫腔及内膜异常、输卵管积水等情况导致患者不能行新鲜胚胎移植，需将全部胚胎
冷冻。

706 为什么PCOS不孕患者首选冻胚移植而不是鲜胚移植？

PCOS是IVF常见并发症——卵巢过度刺激综合征（OHSS）的高危
因素。对于PCOS患者多应用拮抗剂方案+GnRHa扳机+全胚冷冻方案，可以有效
降低OHSS风险。全胚冷冻可以有效避免鲜胚移植妊娠后内源性HCG诱发或加重
OHSS的情况。而且在拮抗剂方案中，与鲜胚移植相比，全胚冷冻后冻胚移植不仅可
以有效降低PCOS患者的OHSS发生率，还可以显著降低流产率并提高活产率。

707 为什么PCOS不孕患者冻胚移植成功率高于鲜胚移植？

其机制与内膜容受性及胚胎与内膜同步性的改善有关，因为IVF治
疗采用超促排卵促进多卵泡和卵子发育和成熟，以增加优质胚胎数量和累计妊娠

率，但其所致的超生理水平的雌激素水平对卵子质量、胚胎种植及内膜容受性、子宫收缩频率及围产期结局都有不良影响，这些不良影响会降低新鲜胚胎移植的成功率，增加流产率，而冻胚移植使得患者的激素水平从超生理水平恢复到生理水平，内膜容受性改善，能提供有利于胚胎种植的环境。

708 冻胚移植用什么方案成功率高？

我们获得了优质的"种子"（胚胎），需要将其种在肥沃的"土壤"（内膜）里才能够生根发芽。子宫内膜的容受性对于冻胚移植周期成功率至关重要，因此移植前需要准备内膜，使内膜和胚胎发育同步化，提高内膜的容受性，以利于胚胎成功种植。冻胚移植的方案指的是内膜准备方案，后续的胚胎解冻、复苏和移植过程都一样。常用的方案有自然周期方案、人工周期方案和促排卵周期方案，适用人群不一样，移植后黄体支持用药也不同，但成功率没有差异。

709 PCOS不孕患者行冻胚移植时如何准备内膜呢？

对于月经周期规律的女性，可使用自然周期进行移植，即从月经第12天起B超监测卵泡及内膜生长情况，抽血查性激素水平，根据排卵时间确定移植日期。促排卵周期于月经第3～5天起使用促排卵药物，通过B超和抽血监测排卵，根据排卵时间确定移植日期。人工周期是从月经周期第2～3天开始，服用雌激素，10～14天后B超监测子宫内膜生长情况，待子宫内膜≥8 mm开始加用黄体酮转化内膜，根据冷冻胚胎时期确定解冻及移植日期。促排卵周期和人工周期都适用于月经周期不规律的患者，但是由于PCOS患者促排周期较长，不易控制，多采用人工周期准备内膜。

710 胚胎是如何移植到宫腔内的？

患者平躺移植床上，医生会用灭菌生理盐水清洁外阴，铺消毒巾，窥阴器暴露宫颈，用无菌纱布和棉签分别将阴道分泌物和宫颈黏液擦干净。移植导管是包括内、外导管的，先在腹部超声引导下将外导管插入至宫颈内口，胚胎由实验室的胚胎学家装载入连接注射器的内导管中，医生再将移植内导管经外导管送入宫腔，在超声定位下将胚胎注入宫腔。然后将移植导管送回胚胎室，胚胎学家在显微镜下观察，没有胚胎残留说明胚胎已被移植到宫腔内。

711 为什么胚胎移植后需要黄体功能支持？

IVF取卵周期中行垂体降调节会影响黄体功能；控制性促排卵所致的高雌激素水平可能会导致黄体期缩短；取卵时大部分颗粒细胞丢失，也会影响黄体功能；这些都导致孕激素分泌不足，无法维持正常妊娠，因此必须使用孕激素类药物进行黄体功能支持。使用人工周期准备内膜后移植冻胚者，缺乏黄体功能，也需要足量的黄体支持以维持妊娠。对于促排卵和自然周期方案移植冻胚的患者，有黄体功能不足的可能，可以进行黄体支持。

712 什么是卵巢过度刺激综合征？

卵巢过度刺激综合征（OHSS）是人工辅助生殖技术药物促排卵中常见的并发症之一，特征表现为卵巢囊性增大，全身血管通透性增加，体液向血管外转移。轻者仅表现为轻度腹胀、卵巢增大；重度可表现为大量腹水、胸腔积液、腹腔积液，导致血液浓缩、电解质紊乱，严重者可出现肝肾功能受损、重要脏器血栓形成和低血容量休克，甚至多器官功能衰竭危及患者生命。在接受促排卵治疗的患者中，约23%发生不同程度的卵巢过度刺激综合征。

713 为什么会发生卵巢过度刺激综合征？

OHSS的发生与外源性促性腺激素的刺激有关。OHSS的高危因素主要包括以下几个方面：年轻体瘦的患者；多囊卵巢综合征患者；使用大剂量促性腺激素药物患者；血清雌激素水平过高患者；既往有OHSS病史者；促排后优势卵泡以及获卵数目多；在促排及黄体支持中使用HCG等。OHSS是一种自限性疾病，如未妊娠通常数天内可自行缓解。一旦妊娠则OHSS发生率明显增加，病程延长，病情加重。轻中度OHSS患者可观察或门诊治疗，而重度OHSS患者则需住院治疗。

714 为什么PCOS不孕患者易发生卵巢过度刺激综合征？

大部分PCOS患者在进行IVF促排卵时，对促排卵药物十分敏感，呈现高反应，有多个小卵泡同时发育，导致卵泡生长数和获卵数过多，血雌激素过高，卵巢增大，血管通透性增加，进而增加OHSS的发生风险。同时PCOS患者体内的高雄激素环境会放大胰岛素样生长因子信号，使卵巢对内、外源性促性腺激素敏感性增加，直接协同促排卵药物刺激卵泡生长，增加卵泡募集，更易导致OHSS。

715 如何防止PCOS不孕患者发生卵巢过度刺激综合征？

预防手段主要如下。① 首选使用拮抗剂方案，由于内源性FSH未被抑制，因此拮抗剂方案所需的外源性促排卵药物剂量明显减少，并用曲普瑞林扳机，可避免OHSS发生。减少促排卵药物使用剂量，也是预防OHSS的一个重要环节。② 全胚胎冷冻：选择性的全胚冷冻可以避免因妊娠而引起的迟发型OHSS。③ 辅助药物：胰岛素增敏剂二甲双胍具有稳定血管的作用，可以明显减少OHSS发病率；小剂量阿司匹林可抑制血小板活性，调节毛细血管通透性，均可降低OHSS风险。

716 为什么PCOS不孕患者易发生多胎妊娠？

这种情况一般多见于排卵障碍的PCOS不孕患者在接受常规促排卵治疗之后，多个卵泡同时发育并排卵、受精，多个胚胎都着床后发生多胎妊娠。

PCOS患者对促排卵药物的反应具有阈值不确定的特点，这就导致药物剂量很难把握。在临床上，通常需要不断调整药物剂量以达到单一卵泡成熟的促排目的。当出现3个及以上卵泡成熟的情况，会有三胎及以上多胎妊娠的风险，建议患者取消该周期，严格避孕。

717 为什么PCOS不孕患者需要避免多胎妊娠的发生？

多胎妊娠对母婴安全造成极大影响，与不良妊娠结局有着明显的相关性。PCOS患者即使单胎妊娠孕产期并发症也明显高于正常妊娠人群，且PCOS不孕患者如发生双胎妊娠，不良妊娠结局的风险进一步增加，例如妊娠高血压、剖宫产、产后出血、早产率、胎儿生长受限和低出生体重儿等的风险增加。因此，为了降低多胎妊娠相关风险，三胎妊娠及以上者必须行减胎术。目前多胎妊娠减胎术已广泛应用于临床，是安全可行的。

718 什么是卵母细胞体外成熟？

卵母细胞体外成熟（IVM）是指，在未经促排卵药物刺激或者应用少量促性腺激素后，从患者卵巢中获取未成熟的卵母细胞，模拟体内卵母细胞成熟的环境进行培养至成熟阶段，使其具备与精子结合的能力，多采用卵细胞质内单精子注射（ICSI）技术使其受精并进行胚胎培养、移植或胚胎冷冻；或者直接进行卵母细胞冷冻以保存生育力。IVM的取卵时机相对灵活，不需要等待卵泡发育成熟，也可不考虑内膜的厚度，取卵过程是类似的，只是取卵针更细。

719 为什么部分PCOS不孕患者需进行IVM？

有部分PCOS患者卵巢对促排卵药物反应较差，大剂量药物作用下卵泡仍发育不佳。还有部分患者因卵泡发育不同步，经取卵获得的卵母细胞中部分由于未成熟而无法受精，这些未成熟的卵母细胞多被丢弃，造成了浪费。因此，这些PCOS患者可以选择进行IVM，可以不用等待卵泡长大，在小卵泡的阶段即可进行取卵，治疗时间短，使用促排卵药物时间和剂量均较少，亦可有效避免OHSS的发生。

720 为什么IVM不是PCOS不孕患者的IVF常规方案?

随着辅助生殖技术的发展和进步，IVM的临床妊娠率逐步提升。在PCOS人群中，IVM的临床妊娠率可达20%～40%，但仍显著低于传统试管婴儿的妊娠率，可能由于IVM技术涉及更多的体外操作，体外成熟的卵子质量仍不及体内成熟者，导致胚胎质量欠佳。该项技术尚未广泛应用于临床，对实验室的技术要求较高，IVM子代的安全性还需要随访观察。因此，并不推荐IVM作为PCOS患者的常规治疗方案，其他治疗手段无效时可以考虑。

721 这么多助孕方案,PCOS不孕患者要如何选择?

针对PCOS不孕患者的助孕有多种方案，医生会根据夫妻双方的年龄、不孕病史、身体状况、意愿和心态，以及经济等家庭状况，推荐最优的个体化治疗计划，很多情况下治疗方案不是唯一的，治疗计划更不是一成不变的。总的来说，首先选择接近自然妊娠及治疗干预少的方案，采用阶梯式循序渐进的策略，达到安全有效的目的。患者可以结合自身情况做出选择，并且在治疗过程中可以与医生不断沟通，调整治疗方案。

722 PCOS不孕患者行试管婴儿的成功率高吗?

大多数生殖中心统计的成功率是指临床妊娠率，即胚胎移植后可通过超声看到宫内孕囊或有胎芽及胎心的周期数，占移植周期总数的百分比。目前，一代和二代试管的临床妊娠率约40%～50%，三代试管临床妊娠率可达到70%左右。由于PCOS患者获卵数多，可用胚胎较多，每次取卵后可行多次移植，累计妊娠率高。但是和非 PCOS 患者相比，PCOS 患者 IVF 妊娠后流产、早产、妊娠高血压、妊娠糖尿病等的风险增加。足月活产才是真正的 IVF 治疗成功，因此 PCOS 不孕患者成功受孕后要加强孕期管理。

723 为什么年龄是影响辅助生殖技术成功与否的关键因素？

在 IVF 治疗过程中，年龄是对妊娠结局影响最大的因素，尤其是 35 岁以后 IVF 成功率每年下降约 5%。这是因为随着年龄的增加，卵巢储备能力下降，获卵数量减少，同时卵母细胞质量也明显下降，导致胚胎质量差，甚至无可用胚胎，形成的胚胎中染色体异常的比例随年龄增加逐年升高，导致妊娠率低及流产率高。而且高龄女性行 IVF 治疗后孕产期的并发症如早产、死胎等风险高，子代的近期和远期健康风险也增加。

724 为什么肥胖会影响辅助生殖的妊娠结局？

研究发现接受 IVF 的患者体质指数越高，着床率、临床妊娠率、活产率均呈显著降低，而流产率是明显增加的。可能的原因是肥胖者机体代谢紊乱，多存在高脂血症及胰岛素抵抗，影响卵子质量；卵巢对促排卵药物刺激的反应性降低，促排卵时间延长，高激素水平会影响子宫内膜的功能，从而影响胚胎着床与发育。肥胖还会增加取卵术后出血的风险。经 IVF 怀孕的肥胖女性患妊娠糖尿病、妊娠期高血压、早产、剖宫产及巨大儿等不良母儿结局的风险也更高。

725 为什么 PCOS 不孕患者验孕成功并不代表万事大吉？

验孕一般在排卵后或胚胎移植后 14 天左右进行，可以查血或尿 HCG，明确有无妊娠。然后在移植后 4 周左右行一超检查宫内是否见孕囊，以确定宫内妊娠，囊内见到胚芽及原始心管搏动则提示为正常妊娠。移植后 6 周左右行二超检查，如胚胎正常发育就从生殖科毕业了。验孕成功是一件非常值得高兴的事情，但是切不可放松，这只是闯过了怀孕的第一关，因为PCOS患者妊娠期母儿并发症的风险相对较高，整个孕期还有许多关卡等待着PCOS孕妈去闯越。

726 PCOS不孕患者怀孕后应该注意什么？

PCOS患者如果经辅助生殖成功怀孕，需要进行黄体功能支持，但是一定要在医生的指导下用药，切忌盲目保胎。定期检查血HCG及胎儿的B超情况，如果有腹痛和阴道出血等先兆流产的表现，要随时就诊。在生殖科毕业之后，可至产科建卡，根据产科医生的建议完成产检项目。PCOS患者的孕期营养和体重管理尤为重要，要坚持"总量控制、科学搭配、少食多餐、合理运动"。建议孕早期体重增长控制在 0.5～2 kg，有利于母儿的近远期健康。

727 为什么PCOS孕妇容易发生早期流产？

PCOS患者容易在妊娠12周前发生流产，即早期流产，主要原因如下。① 卵子质量欠佳，导致早期流产的发生。② 合并肥胖会显著增加流产风险。

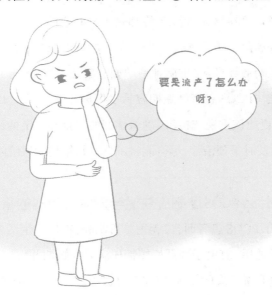

要是流产了怎么办呀？

③ PCOS 患者常伴有胰岛素抵抗，若孕前没有调理恢复正常，会影响胚胎发育以及胚胎植入等过程，从而导致流产的风险增高。④ 卵泡期高水平的 LH 也被认为与早期妊娠丢失有关。⑤ 内分泌失调会导致子宫内膜功能的异常，可能与胚胎种植失败、早期流产相关。⑥ 雄激素过高也会对卵子质量、宫腔环境产生不利影响。

728 如何避免 PCOS 孕妇发生早期流产？

首先要加强自我管理，孕前调节生活方式、减轻体重，对于改善胰岛素抵抗以逆转其对生育力的不良影响都是有帮助的，也是预防早期流产的有效措施。另外，服用二甲双胍也是常见的预防策略，理论上没有明显致畸作用，在整个妊娠期都可以使用。它可以提高外周组织对胰岛素的敏感性，改善胰岛素抵抗；还能够增加子宫的血流灌注；也可作用于卵巢，抑制胰岛素对甾体激素生成及卵泡发育的影响，降低雄激素和 LH 水平；在部分患者中有助于减轻体重。

729 为什么 PCOS 孕妇应重视产检？

对每一位孕妇来说，产检都是十分必要的，整个孕期一般要经历 10 次产检，有高危因素者，可能更频繁。规范的产检能够及早防治妊娠并发症和合并症，及时发现胎儿畸形等异常，准确评估孕妇和胎儿安危，确定分娩时机和分娩方式，保障母儿安全。PCOS 患者妊娠期容易发生母儿并发症，如妊娠糖尿病、妊娠高血压、早产等，更应该重视产检，以确保孕妇的安全和宝宝的健康发育。只有及时发现异样，才能及时干预治疗，尽可能将不良妊娠结局的风险降到最低。

730 为什么 PCOS 孕妇应注重孕期生活方式的管理？

对于 PCOS 患者而言，无论是否肥胖，都应将生活方式管理作为一线治疗，在孕期同样适用，有助于降低妊娠糖尿病等妊娠期并发症的风险，主要包括饮食、运动和行为干预。饮食方面，应控制总摄入量，膳食结构要合理，碳水化合物以低 GI 的食物为主，有适当的脂肪及充足的蛋白质摄入，并保证摄入丰富的维生素、膳食纤维和矿物质。运动方面，孕期不适宜开展跳跃、震动、球类、长时间站立等有风险的运动。行为干预，主要包括改变不良生活习惯及调节情绪等。

731 为什么 PCOS 孕妇要控制孕期体重增长？

孕期体重过度增长会进一步降低胰岛素敏感性并加重脂肪代谢异常。控制体重能够改善孕妇基础胰岛素敏感性和高血脂，预防妊娠糖尿病和妊娠高血压的发生或延缓病情进展。此外，孕期摄入营养过多，但运动消耗不足时，会引起胎儿体重过大，而导致产道撕裂、难产、产后出血、手术产概率增加等我们不希望发生的情况。另外，也可能会对胎儿的内分泌代谢及远期高血压、糖尿病等代谢性疾病的发生产生不利影响。

732 为什么 PCOS 孕妇易发生妊娠糖尿病？

由于 PCOS 患者肥胖、胰岛素抵抗、糖耐量异常甚至糖尿病的发生率较高，因此其妊娠糖尿病（GDM）的发生率也高于普通人群。尤其是到妊娠中晚期，孕妇体内拮抗胰岛素的物质增多，使孕妇对胰岛素的敏感性随孕周增加而下降，在孕期叠加效应下胰岛素抵抗更严重，出现 GDM 或原有糖尿病加重。大量的研究表明 PCOS 患者是妊娠糖尿病的高危人群，建议在备孕前或在行 IVF 治疗前行 OGTT 检查，尤其是超重或者肥胖的 PCOS 患者。

733 为什么 PCOS 孕妇在孕期要格外注意控制血糖？

因为血糖控制不佳对母儿影响极大，发生妊娠高血压的风险增高 2～4 倍，羊水过多的风险增高 10 倍，也更易发生感染；对胎儿来说，巨大儿和胎儿生长受限的发生率都明显增高，也易发生流产和早产，胎儿出生后易发生新生儿呼吸窘迫综合征、新生儿低血糖。因此，PCOS 患者孕早期便应开始进行饮食、运动、监测血糖等综合治疗，及时发现高血糖并指导治疗，如血糖控制不理想，需及时使用胰岛素，避免严重母儿并发症的发生。

734 为什么PCOS孕妇在孕期要加强血脂监测？

PCOS患者常合并脂代谢异常，主要表现为三酰甘油和低密度脂蛋白升高等。通常孕早期血脂改变不明显，到孕晚期三酰甘油可升高2～3倍，当空腹三酰甘油超过11.4 mmol/L，有发生高脂性胰腺炎的风险，严重者会导致早产甚至死胎、死产等不良妊娠事件的发生。妊娠期脂代谢异常会增加妊娠糖尿病和妊娠期高血压发生的风险。血脂升高还会提高血液黏稠度，容易发生血液凝聚，下肢静脉淤血，出现下肢静脉血栓形成的概率要高于正常。

735 为什么PCOS孕妇易发生妊娠高血压？

妊娠高血压是妊娠和血压升高并存的一组疾病，在PCOS患者中的发病率是普通女性的2～3倍。可能的机制有：胰岛素抵抗可促使血管平滑肌增生，导致血管腔狭窄、血管阻力增加，引起血压升高；氧化应激损伤血管内皮细胞，影响血管的舒缩调节，从而导致血管痉挛，血压升高；血管内皮受损还会激活血小板和凝血因子，加重高凝状态。这些因素共同导致了妊娠高血压的发生，并且病情可呈持续性进展，严重威胁母婴安全。

736 PCOS孕妇如何预防妊娠高血压的发生呢？

预防措施主要包括三个方面：① 药物预防，服用小剂量的阿司匹林，避免血液高凝；维生素E和维生素C作为抗氧化剂，可保护内皮细胞免受损伤；补充硒可以增强免疫功能，降低过氧化物的危害，对血管壁有保护作用。② 保持健康生活习惯，注意休息，保证良好的睡眠。饮食上要保证蛋白质及钙、镁、锌、硒等微量元素的摄入。③ 管理体重，由于肥胖是诱发疾病的重要因素，控制体重对于预防妊娠高血压同样重要。

---

737 为什么PCOS孕妇不良妊娠结局风险高？

因为不孕症本身及接受促排卵或者试管婴儿治疗都会增加妊娠期并发症的风险，加之PCOS患者自身的代谢紊乱也会使这些风险增加。例如妊娠糖尿病易导致胎儿过大，那么相应的难产、产道损伤、手术产的概率会增高，子宫肌纤维的过度拉伸及产程延长易引发产后出血，威胁产妇生命，新生儿则容易发生呼吸窘迫综合征、低血糖等，严重时会危及新生儿生命；当血糖控制特别差时，还会引起酮症酸中毒，危害母胎生命安全。

---

738 为什么PCOS孕妇易分娩体重过重或过轻的宝宝？

PCOS孕妇分娩巨大儿、大于胎龄儿的概率较高，同时发生胎儿生长受限的风险也较高，病因是比较复杂的。妊娠伴有肥胖、胰岛素抵抗以及GDM是发生巨大儿和大于胎龄儿的重要危险因素；合并微血管病变者，胎盘血供异常，会影响胎儿发育；母体的高雄激素状态也可能促使胎儿生长受限，当胎儿发育受到抑制的程度抵消了胰岛素所致的胎儿体重增加，就表现为胎儿体重过低；孕期合并妊娠高血压疾病也影响胎儿发育，导致出生体重低。

---

739 PCOS产妇哺乳期有哪些注意要点？

PCOS产妇建议母乳喂养1～2年，母乳喂养具有促进婴儿的生长发育、有助于子宫收缩和复旧、预防产后出血、促进产妇身体恢复、增进母子感情等优点。哺乳期合理饮食，注意控制体重，还要坚持运动，有利于机体复原。还要注意科学避孕，虽然PCOS及哺乳会导致排卵受到抑制，但仍有排卵的可能性。适用于产后哺乳女性的避孕方法有避孕套和宫内节育器（顺产后3个月可放置、剖宫产后半年可放置）。

740 为什么PCOS患者在产后还要进行血糖和血压监测?

因为PCOS患者2型糖尿病、心血管疾病及子宫内膜癌等慢性疾病的远期风险增加,所以对于PCOS患者产后要进行血糖、血压的追踪随访。在产后42天全面检查时,建议常规行OGTT检查,必要时转诊内分泌科及时干预治疗。合并妊娠高血压患者注意监测血压至产后3个月,低盐、低脂饮食,注意休息,保证睡眠,适当运动,控制体重,血压高者建议至心血管内科就诊进行治疗。

741 为什么PCOS患者要重视产后长期随访?

因为PCOS是一种终身性的疾病,远期慢性疾病的风险增加。所以,对产后PCOS女性要长期随访,关键在于保持良好的生活方式(包括饮食、运动、行为),维持机体正常的代谢状态,保持健康体重、体态和心态,停止哺乳之后月经的调整和子宫内膜的保护,以及为后续再次怀孕做好充分准备。如果有高雄激素的症状如痤疮、多毛、脱发等也要对症治疗。产后的长期随访既是为了解决当下的问题,提高生活质量,又是为了降低远期的危害。

742 患有PCOS会影响下一代的健康吗?

PCOS具有明显的家族聚集性,有一定的遗传因素,下一代的发病概率高于其他人群。由于遗传以及妊娠期宫内环境改变,PCOS患者子代的围产期结局可能不良,例如在孕早期易发生流产,孕晚期易早产,发生宫内发育不良、新生儿窒息、先天性异常等风险增加,而且可能对子代出生后的生长发育及代谢、神经精神、生殖等系统的发育有不利影响,即跨代遗传。因此PCOS患者备孕前及孕期应保持健康的状态,尽量减少对子代的影响。

743 为什么青春期的女孩也会得PCOS？

可能在大家的印象中，PCOS是成年女性才会得的疾病，怎么会找上青春期的小女孩呢？其实，虽然PCOS大多在患者成年后因月经异常或生育问题就诊时发现，但很多在青春期就已经起病了。关于青春期PCOS的发病，有胎儿起源学说，包括胎儿宫内发育迟缓和低出生体重；儿童期也会有蛛丝马迹，如肾上腺机能早现、阴毛提早出现。PCOS诊断标准的核心是排卵障碍和高雄激素，因此在月经来潮后才能逐渐确认，得以诊断。由于性腺轴的成熟有个过程，部分患者可能在青春期还无法明确诊断，需要继续随访。

744 青春期PCOS的患病率是多少？

根据世界卫生组织定义，青春期指年龄在10～19岁，是第二性征开始到性发育完全成熟，由儿童转变为成人的过渡阶段。PCOS是常见的妇科内分泌疾病，育龄期女性的患病率大约为6%～18%。关于青春期PCOS发病率的研究甚少。根据2003年鹿特丹诊断标准，我国青春期PCOS的患病率约为5.74%。国外根据不同的诊断标准和研究人群，青春期PCOS的患病率约为5.29%～22.6%。

745 为什么有宫内发育迟缓、低出生体重史的女孩容易得青春期PCOS？

宫内发育迟缓会导致出生体重降低。由于宫内营养不良，为保证在营养缺乏的环境中存活，胎儿体内会出现高胰岛素血症，同时影响胰岛β细胞功能和结构，导致胰岛素分泌能力受限、胰岛素敏感性降低。胎儿出生后即使营养充足，这种改变仍然持续存在，机体会分泌更多的胰岛素以代偿胰岛素敏感性降低，导致高胰岛素血症在儿童期持续，并在青春期逐渐加重。因此，有低出生体重史的女孩，其高胰岛素血症和PCOS的发病率也会增加，宫内发育迟缓和低出生体重可能是PCOS形成的最早危险因子。

746 为什么有肾上腺皮质机能早现病史的女孩容易得青春期PCOS？

肾上腺皮质功能早现（PMA）是指肾上腺源性雄激素水平过早升高，引起阴毛初现提前（女孩在8岁之前），但无其他性征发育。研究发现，PMA的主要特征如多毛、肥胖、高胰岛素血症、胰岛素抵抗等都与PCOS相似；PMA患者青春期后卵巢功能障碍和雄激素水平增高的发生率增加，青春期前后多毛症和PCOS发病率增加。PMA可能是PCOS的先兆，而PCOS可能是PMA过程的延续或PCOS自青春期即开始起病。因此，有PMA史的小女孩如果出现月经异常，需要警惕是否存在青春期PCOS。

747 为什么有阴毛提早出现病史的女孩容易得青春期PCOS？

女孩进入青春期后，由于卵巢发育分泌性激素，阴毛会随着激素水平的升高而出现。阴毛提早出现是指女孩在8岁之前耻骨联合区域出现毛发生长，是由于体内雄激素水平异常升高所致。阴毛早现可以是肾上腺皮质功能早现过程中的一部分表现，也可以独立存在。阴毛早现是青春期PCOS的早期征象之一，大约15%～20%的女孩会发展为PCOS。因此，有阴毛提早出现史的女孩如果在青春期出现月经不规律，需要警惕是否存在PCOS。

748 为什么胖女孩更容易得青春期PCOS？

尽管肥胖未纳入PCOS的诊断标准，但肥胖不仅是PCOS的临床表现，同时也是PCOS的高危因素之一。青春期体重过度增加可导致各种潜在的胰岛素抵抗和代偿性高胰岛素血症，两者是影响PCOS的独立危险因素。随着儿童期和青春期肥胖发生率的升高，青春期PCOS的发生率也有所增加。此外，肥胖和青春期PCOS的发生、发展以及转归明显相关。因此，如果肥胖的小女孩出现月经异常，需要警惕PCOS的发生。

749 妈妈是PCOS患者，她的女儿一定会得PCOS吗？

PCOS是一种有遗传倾向的疾病。它有种族倾向性、家族聚集性和孪生相似性（如双胞胎中一个得病，另一个也会得相似的病，或者说得病的风险比一般人高得多）。但PCOS不是那种典型的单基因病或染色体遗传性疾病，它和高血压、糖尿病、自身免疫性疾病一样，属于多基因病，这类疾病一般有多个基因位点的变化，通常单个基因位点的变化都不足以发病，但在多个基因位点的共同作用下，发病风险显著增加。PCOS母亲的女儿得这个病的概率比一般孩子要高，但是否发病，还有很多其他因素的参与，如后天的环境因素。

750 为什么父母有代谢性疾病的女孩需要重视月经情况？

PCOS患者的一级亲属如父母、兄弟姐妹等都具有PCOS代谢方面的特征，如胰岛素抵抗、糖耐量受损、血脂升高、心血管疾病风险等，且不具有性别特异性。PCOS患者父母的2型糖尿病发生率比健康女性父母的发生率高1.89倍，且胰岛素抵抗程度更严重。PCOS患者母亲的心血管事件发生率、血脂紊乱和代谢综合征的发生率也更高。因此，如果父母一方或双方患有代谢性疾病，小女孩出现月经异常时需要及时就诊，排除 PCOS。

751 父亲早秃和女儿发生 PCOS 有关吗？

临床上我们常碰到 PCOS 患者的母亲完全正常，但却有早秃的父亲，常染色体显性遗传的特点非常明显。一项关于 PCOS 患者父母的遗传表型分析显示，PCOS 患者父亲早秃的发生率为 19.4%，和对照组相比有显著差异。目前认为，父亲早秃是 PCOS 患者的遗传表型，并已经用于家系连锁分析时患者成员的认定。所以如果父亲有早秃，女孩需要留意自己的月经和痤疮情况，如果出现异常要尽早去医院筛查 PCOS。

752 为什么喜欢"三高"饮食的女孩更容易得 PCOS？

这里的"三高"饮食指的是高糖、高脂和高能量饮食。生活方式与人的心理和生理健康密切相关，也与许多疾病的发生发展相关。不恰当的饮食习惯如摄入过多的油腻和高糖食品、高纤维食品摄入不足会导致体重增加，甚至引发肥胖。尽管 PCOS 的诊断标准未涉及肥胖，但是它参与了 PCOS 发生和发展。肥胖会加重 PCOS 患者的胰岛素抵抗、代谢和生殖异常的临床表现。所以小女孩不能贪图一时的口腹之欲，经常吃油炸食品、喝奶茶，一不小心 PCOS 就会找上门来。

753 为什么女孩不爱运动会增加 PCOS 患病风险？

正常情况下，人体每日的能量摄入和消耗处于平衡状态。如果这个平衡被打破，能量摄入过多或消耗过少就会引起能量蓄积，造成肥胖。读书小女孩每天长时间坐在书桌前，越来越多的学生上下学都是私家车或公共交通出行，如果再不规律运动，一天中消耗的热量十分有限，最终导致体脂率过高甚至肥胖的发生。肥胖或者体脂过高会造成胰岛素抵抗，而胰岛素抵抗是PCOS的核心发病机制之一。所以为了避免PCOS找上门来，小女孩要养成爱运动的习惯，并且在日常生活中增加活动量。

754 情绪会影响月经吗？

很多青春期女孩参加中考、高考前后会出现月经量减少，停经甚至闭经。原因在于长期情绪过度紧张或波动较大刺激中枢神经系统及下丘脑、垂体，影响促性腺激素释放激素及促性腺激素的正常分泌，导致卵泡成熟和排卵功能发生障碍，引起月经紊乱，直至闭经。除了考试以外，重大的情感打击，长期的精神压抑、生气，生活环境、作息时间及气候变化都会影响月经周期。

755 减肥怎么把月经减没了？

现代社会以瘦为美，很多女孩通过节食，使用减肥药使体重快速下降，甚至一些本不胖的女孩，也一味地一减再减，结果月经量减少，甚至停经闭经。其中的原因主要是：① 下丘脑功能紊乱，快速减重、营养摄入不足会给下丘脑以错误的信息——能量不足、生命受到威胁，作为指挥部，它就会降低甚至关闭性腺轴功能以保证重要器官（心脏、大脑等）的运作，导致月经紊乱甚至闭经；② 身体脂肪组织含量不足，膳食摄入脂肪过少，脂肪组织能合成女性身体所需的雌激素，对于月经的形成至关重要；③ 滥用减肥药的副作用。

756 长期精神压力过大会导致女孩患PCOS吗？

下丘脑是调控人体内分泌和情感的中枢神经，所以精神高度紧张、外界应激事件刺激、情绪巨大起伏等都会影响内分泌系统的正常运作。应激可以通过神经内分泌异常影响到人体健康。遇到应激事件时人体的皮质醇、肾上腺素和去甲肾上腺素水平会上升，长期升高的应激相关激素水平在神经内分泌通路紊乱中起着重要作用，会加速PCOS的发生。青春期阶段的心理应激非常常见，比如学习紧张、压力大等，会导致神经激素（如抗米勒管激素、雄激素、雌激素、胰岛素和胃饥饿素）的表观遗传失调，影响下丘脑-垂体-卵巢轴功能，进而导致PCOS的发生。

757 女孩多大没有开始月经需要去看医生？

女孩月经初潮的年龄范围大约在12～14岁，初潮时间的早晚一般认为和遗传有很大关系。母亲的初潮年龄早，女儿的初潮年龄也会早；反之母亲的初潮年龄晚，女儿的初潮年龄也会晚。但这也并不是绝对的，初潮时间还会受其他因素如营养状况、饮食均衡状况、锻炼程度、家庭环境和社会环境等影响。如果女孩到了15岁仍没有月经来潮，或者乳房发育3年后月经仍未来潮，需要及时就诊，排除PCOS或者其他会导致原发性闭经的原因。

758 为什么月经初潮过早会影响孩子的身高和心理？

正常的月经初潮应该在11～16岁之间，这个时间段是孩子心理发育和生理发育的重要时间，孩子的最终身高一般在月经初潮后增加5～10 cm左右。月经初潮过早意味着孩子有性早熟的可能，造成骨骺线闭合，骨骼不再继续生长，孩子成年后身材肯定也会比较矮小。而且孩子的超前发育会让孩子看上去与同龄人有一些明显的差异，从而产生自卑、焦虑等心理负担，因而也会影响孩子的心理健康。营养过剩、肥胖、误食了含有激素的药物，或者吃了太多含有激素食物的孩子容易出现性早熟的情况。

759 青春期女孩月经初潮后就应该是每个月一次吗？

青春期女孩由于下丘脑-垂体-卵巢轴激素间的反馈调节还没有成熟，大脑中枢对雌激素的正反馈存在一定的缺陷，所以没有促发排卵的LH陡峰形成，无法建立规律的排卵。初潮后的月经不规律被称为无排卵性功能失调性子宫出血。因此青春期女孩来月经以后，并不是每个月一次有规律的来潮，初潮后1～2年内月经不准时很正常。但如果初潮2年后月经仍不规律，还伴有肥胖、痤疮、多毛等症状，就要及时至医院就诊，明确月经不规律的原因。

760 青春期女孩月经一阵规律，一阵不规律是正常现象吗？

处于青春期的女孩在生理上、心理上都会发生很大的变化，月经周期也会由于情绪波动、环境改变，以及学习紧张等因素而变得不准。如果是因为偶尔的情绪波动、考试紧张、学业压力大，导致月经在短期内不规律，但过了这段时间能很快恢复，则属于正常现象。女孩在平日里需要注意保持规律的生活作息，适当进行体育锻炼，释放情绪缓解压力。如果外界的应激解除后，仍然不能恢复规律月经，则需要警惕疾病潜在的可能，及时至医院就诊。

761 青春期女孩初潮以后多久月经还没规律就需要重视了？

初潮第1年大约85%女孩的月经都是无排卵性月经，但绝大部分在初潮后2年出现规律排卵，因此初潮2年后仍出现月经稀发或闭经应高度警惕PCOS的发生。国外指南认为，如果初潮1年后月经周期＞90天或＜21天，或初潮后1～3年月经周期＞45天，或初潮3年后月经周期＞35天，则考虑女孩存在"月经不规则"，需要来院就诊并做进一步评估。

762 青春期女孩长青春痘是生理现象吗？

我们常说的青春痘其实就是痤疮，是一种常见于青春期男孩女孩的毛囊皮脂腺的慢性炎症性皮肤疾病。青春期女孩痤疮的发病率高达90.6%。痤疮发生的主要原因有激素水平异常、皮脂分泌过多、毛囊周围角化异常和炎症反应。青少年处于人体生长发育阶段，体内性激素变化较活跃。青春期痤疮与雌激素降低、雄激素相对增多有关。随着年龄增加，卵巢功能发育完善，雄激素和雌激素达到平衡，痤疮便会好转或自愈。因此，青春期女孩出现痤疮是正常的生理现象，但如果痤疮非常严重，则需要进一步诊治。

763 什么样的青春痘需要来看内分泌科？

尽管轻度粉刺性痤疮在青春期女孩中很常见，且可能只是一过性现象，然而青春期早期中度或重度粉刺性痤疮（≥10处面部皮损）或初潮左右年龄出现中度至重度炎性痤疮并不常见，发生率小于5%，更可能和临床高雄激素相关。因此，如果出现中度或重度痤疮需要尽早就诊。青春期的女孩都爱漂亮，通过及时治疗可以避免在脸上留下"痘印"，同时也要进一步至内分泌科排除存在以高雄激素为表现的疾病，比如PCOS。

764 很多青春期女孩长有"小胡子"，这是正常的吗？

进入青春期后，有些女孩可能发现自己的唇边出现了一圈"小胡子"，看起来黑黑的，很不美观，这可能是由于青春期女孩体内的雌雄激素尚未达到平衡所致。雄性激素偏高会促进毛发生长，唇边容易长出小胡子。如果是细小的唇毛则不用太担心，但如果唇毛厚重，或是长出像男生胡须这样的粗硬毛发则要引起重视，尤其是同时合并月经紊乱或痤疮时需要至医院就诊。

765 有些女孩胳膊、小腿的毛发重是和雄激素有关吗？

毛发的浓密程度与人种、种族、家族遗传和用药相关，尤其是四肢毛发。雄激素导致的毛发增多通常表现为女人像男人一样长胡子和胸毛，阴毛浓密且向肚脐和大腿根部延伸，也就是毛发比正常女孩多，或是毛发出现在不该出现的地方。如果女孩出现胳膊小腿的毛发重，需要观察身体其他部位尤其是唇周、胸口和小腹中线有无发毛增多，如果同时存在月经周期紊乱，则需要至医院就诊。医生使用Ferrinan-Gallwey评分法可以判断女孩是否存在多毛症，并通过测定血雄激素水平来明确毛发增多是否和雄激素升高有关。

766 女孩脱发单纯是因为学习压力大？

脱发指头发异常或过度脱落，超过3个月连续每天脱发100～120根称为脱发。学习压力大确实会引起压力性脱发，但不是所有的脱发都单纯是由学习压力大所造成的。如果小女孩的脱发表现为仅头顶部毛发逐渐稀疏，如"圣诞树"样，不累及颞额部，则需要考虑雄激素性脱发。高雄激素血症导致的女性脱发常伴有头皮油脂分泌增加等其他高雄表现。因此，如果小女孩出现顶部弥漫性脱发，同时伴有月经紊乱，需要警惕青春期PCOS可能，尽早就诊筛查。

767 为什么青春期PCOS的诊断和成人PCOS诊断不同？

青春期是女孩一生中的特殊阶段，生殖系统逐渐发育成熟。从月经初潮到形成规律排卵和月经周期的过程中，女孩会出现无排卵性月经和月经不规则。此外，部分女孩会存在生理性卵巢多囊性变。月经不规则和卵巢多囊性变都属于成人PCOS的诊断标准，如果将此标准套用在青春期女孩上，会将一部分处于正常生理变化中的女孩纳入青春期PCOS患者中，造成过度诊断和治疗，加重生理和心理负担。

768 青春期PCOS的诊治面临更多挑战吗？

青春期PCOS的诊疗是一个难点。一方面，青春期是性腺启动到发育成熟的过渡期，本身月经周期和排卵可能不规律，同时还存在生理性胰岛素抵抗和高雄，给诊断带来很大挑战，给后续"治"还是"不治"带来抉择困难；另一方面，除了二甲双胍，很多药物，如吡格列酮、阿卡波糖、GLP-1RA等不能用于18岁以下人群，更多需要生活方式调整，需要家长督促。短效避孕药虽然可以使用，但是也要取得家长知情同意。对于没有达到诊断标准的可疑病例，也需要随访动态观察，并给予积极的生活方式管理。

769 为什么青春期PCOS的诊断十分困难？

PCOS的临床表现具有高度的异质性，成人PCOS的诊断标准尚未统一。而青春期是女孩生殖系统逐渐成熟的阶段，如前所述，在此过程中一些正常的生理变化如月经不规则、卵巢体积增大、卵巢多囊性改变与PCOS这一病理状态的临床表现有所重叠，因此青春期PCOS的诊断十分困难，临床中经常存在诊断不足、诊断延迟以及过度诊断和治疗。

770 为什么青春期判定是否存在高雄激素血症有点困难？

高雄激素血症分为临床高雄激素血症和生化高雄激素血症。青春期PCOS的高雄激素血症诊断主要根据多毛和血雄激素水平的测定。痤疮在青春期女孩中非常普遍，且可能只是一过性现象，而关于青春期脂溢性皮炎的研究较少，因此不推荐使用痤疮和脂溢性皮炎作为青春期PCOS高雄激素血症的诊断。多毛与高雄激素血症的相关性较高，临床上根据Ferriman-Gallwey评分判定多毛，不同种族人群的多毛评分切点值有差异，且目前中国大陆缺乏对青春期女性体毛评价的研究。生化高雄激素血症的判定需要通过使用高质量检测方法测定游离睾酮、游离睾酮指数和生物可利用睾酮水平，正常参考范围需要参考年龄并考虑其处于的青春期特定阶段。因此，青春期高雄激素血症的判定比较困难。

771 我国青春期PCOS的诊断标准是什么？

根据我国青春期PCOS诊治共识，青春期PCOS的诊断必须同时符合2003年鹿特丹诊断标准中的全部三个指标：① 高雄激素表现，主要指多毛症和血雄激素水平升高；② 初潮后月经稀发持续至少2年或闭经；③ 超声下卵巢体积增大（＞10 cm³）。同时应排除其他导致雄激素水平升高的病因（包括先天性肾上腺皮质增生、库欣综合征、分泌雄激素的肿瘤等）、其他引起排卵障碍的疾病（如高催乳素血症、卵巢早衰或下丘脑-垂体闭经，以及甲状腺功能异常）。

772 国外青春期 PCOS 的诊断标准是什么？

根据 2020 年 BMC Medicine 发布的《基于国际循证依据的青春期 PCOS 指南》，青春期 PCOS 的诊断标准为同时满足月经周期不规律和排卵障碍（① 初潮后＞1 年，任何一个周期＞90 天；② 初潮后 1～3 年，月经周期＜21 天或＞45 天；③ 初潮后＞3 年，月经周期＜21 天或＞35 天；④ 15 岁或乳房发育 3 年后月经仍未来潮）以及高雄表现（多毛症、严重痤疮和/或采用高质量检测方法证实的生化高雄激素血症）两条标准。同时需排除其他导致雄激素水平升高和排卵障碍这些"类似 PCOS 表现"的疾病。月经初潮 8 年内的盆腔超声结果不推荐作为青春期 PCOS 的诊断标准。

773 为什么国外不把超声结果纳入青春期 PCOS 的诊断标准？

因为生理性多卵泡卵巢在青春期这个阶段的发生率非常高，所以卵巢多囊性改变可能是青春期 PCOS 的临床表现之一，也可能是年轻女性的正常表现。正常青春期女孩和 PCOS 患者的单个卵巢卵泡数量具有重叠，因此在青春期阶段的卵巢多囊性变不一定是 PCOS；如果将成人卵巢多囊性变的超声下表现标准套用到青春期女孩上，可能会导致青春期 PCOS 的过度诊断。对于存在卵巢多囊性变的女孩，需要结合其他的临床表现和生化指标来评估，并随访卵巢形态随时间推移的变化。

774 为什么青春期女孩出现月经异常一定要做妇科超声检查？

妇科超声检查除了可以观察卵巢是否呈多囊性改变、体积是否增大以外，还可以检测其他子宫或卵巢异常。对于月经不规则或原发性闭经的青春期患者，妇科超声能够帮助排除卵巢囊肿或肿瘤、先天性子宫发育异常、子宫畸形等疾病，有助于月经异常的病因诊断。因此青春期女孩出现月经异常一定要做妇科超声检查。

775 为什么医生要求我做经直肠的妇科超声，经腹的超声不可以吗？

大约40%～50%的PCOS患者同时合并超重或者肥胖，经腹盆腔超声检查因受到腹部皮下较厚的脂肪层、肠道气体等影响难以清楚显示卵巢结构。经阴道超声检查因显像清晰、操作方便、价格较低，是观察卵巢形态的首选检查，但是没有性生活经验的青少年不能行该项检查，则可以用经直肠的妇科超声代替。

776 实在不想做经直肠的妇科超声，做核磁共振可以吗？

很多青春期女孩对于经直肠的妇科超声检查十分抗拒，这时可以用盆腔磁共振（MRI）检查来替代。MRI检查，尤其是T2W1序列，在评估卵巢体积、卵泡计数、中央间质突起和卵泡分布这些方面与经阴道超声相当甚至优于经阴道超声。但MRI检查也有它的缺点，如检查费用较高，检查耗时较长；卵泡数量、卵巢体积等数据的提取需要有经验的影像科医生，且耗时较久。

777 为什么抗米勒管激素不能作为青春期PCOS的诊断标准？

抗米勒管激素（AMH）是一种多肽，属于转化因子β家族，由颗粒细胞和小的窦卵泡分泌。从青春期开始，血清AMH水平随时间慢慢降低，到更年期基本无法测到。PCOS患者卵巢中有更多的窦前卵泡和窦卵泡，因此其血清中的AMH含量显著高于非PCOS女性。尽管青春期和成人PCOS患者的血清AMH水平显著升高，但目前为止还不能使用AMH作为评估卵巢多囊形态的替代方法，也不能单凭AMH水平来诊断PCOS。随着AMH检测方法更加标准化，以及在不同年龄和种族的大样本人群中验证获得切点值，AMH检测评估卵巢多囊形态会更加准确。

778 青春期PCOS女孩都是胖女孩吗？

尽管肥胖和PCOS的发生发展密切相关，但并不是所有PCOS患者都合并肥胖，青春期PCOS女孩也并不都是胖妹妹。临床上我们会碰到一些女孩，看上去黑黑瘦瘦的，但存在月经紊乱，高雄激素血症，胰岛素抵抗甚至合并黑棘皮病，她们仍然符合青春期PCOS诊断。需要注意的是，我们常说的"肥胖"是依据BMI水平判断的；有些女孩虽然BMI水平尚在正常范围，但她们呈苹果型身材，腰围超标，我们依然可以认为她们属于肥胖患者，即"腹型肥胖"，其PCOS和代谢性疾病的风险明显升高。因此，判断是否肥胖不仅要看BMI，还要看腰围，甚至后者更为重要，千万不要觉得自己BMI达标就放松警惕。

779 为什么青春期PCOS患者也要做口服葡萄糖耐量试验？

通过口服葡萄糖耐量试验（OGTT）可以明确患者是否存在糖调节异常。即使是青春期PCOS患者，糖耐量异常和2型糖尿病的发生率都高于同龄非PCOS人群。所以在确诊PCOS的同时需要评估糖代谢情况，建议完善OGTT、空腹血糖或糖化血红蛋白检查，其中OGTT为首选检查。此外，不少青春期PCOS患者尽管还未发展为糖代谢异常，但已经存在胰岛素分泌高峰延迟、高胰岛素血症等胰岛素分泌异常的情况，通过OGTT检查可以早发现早干预，避免发展为糖代谢异常。

780 代谢异常在青春期PCOS女孩中多见吗？

青春期PCOS女孩通常存在代谢异常，如胰岛素抵抗、糖耐量受损、肥胖、血脂异常和代谢综合征等。大约1/4以上的肥胖青春期PCOS患者患有高血压。青春期PCOS患者的代谢综合征风险显著增加,发生率约为40%～52%。一半以上的青春期PCOS患者合并超重或肥胖,体重超过标准范围会增加青春期PCOS和代谢紊乱的发生。不同表型的青春期PCOS患者的代谢紊乱程度不同,患者的表型越复杂(即同时存在稀发排卵或无排卵、高雄和卵巢多囊性变),代谢紊乱也越严重。

781 青春期PCOS女孩中非酒精性脂肪性肝病的发生率高吗?

肝脂肪变性在青春期PCOS患者中较常见,尤其是合并肥胖的患者。临床上可通过B超或磁共振检查来测量肝脏的脂肪定量,明确是否存在非酒精性脂肪性肝病(NAFLD)。NAFLD的患病率和严重程度与BMI呈正相关,青春期超重PCOS患者的NAFLD患病率为49%,而青春期肥胖患者中的NAFLD患病率高达83.8%。此外,PCOS是独立于肥胖的NAFLD危险因素。因此,青春期女孩在诊断为PCOS时需要筛查NAFLD,尤其是合并超重或肥胖的患者。

782 青春期PCOS患者可以暂时不治疗吗?

青春期女孩一旦确诊PCOS,需要根据患者的主诉、需求及代谢变化采取规范化和个体化的对症治疗,治疗目的是改善临床症状,治疗代谢紊乱,降低远期代谢、心血管和生殖并发症的发生。青春期PCOS的治疗方式包括调整生活方式、调整月经周期、治疗高雄激素血症和高雄症状、改善代谢异常和心理治疗等。治疗时需考虑患者的年龄、生理特征以及青春期女孩的社会心理因素。

783 为什么调整生活方式是青春期PCOS的首选治疗方案?

调整生活方式是所有青春期PCOS患者的首选治疗方法,尤其是合并肥胖或超重，以及胰岛素抵抗的患者。青春期PCOS患者年龄偏低，而许多适用于成人的改善胰岛素敏感性、降糖和减重药物在小于18岁的人群中禁用，或者国内暂时未列入适应证。调整生活方式治疗可以减轻体重，降低雄激素水平和胰岛素抵抗。对于青春期患者来说，养成良好的生活方式可以终身受益。推荐多元化的生活方式干预，包括饮食控制、减少久坐行为、运动、行为干预和减重。调整生活方式治疗对于青春期PCOS患者防止体重过度增加非常重要，避免等到发展至肥胖时再进行干预。

784 青春期孩子控制饮食会导致营养不良吗？

女孩在青春期确诊PCOS后，医生通常会要求控制饮食，但是孩子和家长常常担心控制饮食会导致营养不良，影响生长发育。其实，医生要求的"控制饮食"并非盲目地减少进食量，而是指饮食结构合理，碳水化合物、脂肪和蛋白质的比例适当，避免进食油炸食品和含糖量高的饮料、甜食，适当增加纤维素含量高的食物摄入，且总的热量与孩子的体重和活动强度匹配。因此，恰当的饮食控制不仅不会导致营养不良，还能对PCOS的治疗起到积极作用。

785 体重控制越快对青春期PCOS女孩的月经恢复越好吗？

对于超重和肥胖的青春期PCOS患者，将体重控制在正常范围十分重要，有助于改善胰岛素抵抗、恢复排卵和降低雄激素水平。但是体重减轻的速度和幅度也有讲究。有些女孩为了控制体重，每天吃得很少，体重确实减得非常快，但是因为降低了基础代谢率，导致一旦恢复正常饮食，体重蹭蹭往上窜，甚至比之前的体重还要高。有些女孩还会因为体重减轻过快、下降幅度过大，反而引起跌磅性闭经。因此，体重控制不宜过快，要有个循序渐进的过程，保证青春期女孩生长发育的需要，超重或者肥胖的患者在6个月内体重减轻5%～10%是比较合适的。

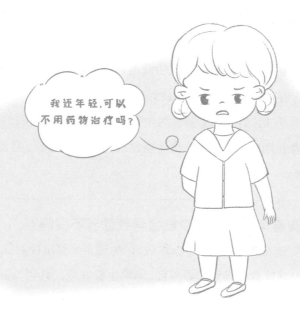

786 为什么女孩没有糖尿病,医生却也让她吃二甲双胍?

胰岛素抵抗和高胰岛素血症是PCOS的发病机制之一,它们与高雄激素血症、卵泡发育异常等PCOS的主要异常表现都有密切联系,因此对于存在胰岛素抵抗和高胰岛素血症的患者,改善胰岛素敏感性是核心治疗手段。二甲双胍是临床最常用的胰岛素增敏剂,它可以增加脂肪、肌肉对葡萄糖的利用率,抑制糖异生和肝糖原输出,延缓小肠对葡萄糖的吸收;还可以帮助控制体重、改善高雄激素血症,具有诱导卵泡发育成熟、规律月经的作用。

787 成人PCOS患者用的二甲双胍可以给女孩用吗?剂量一样吗?

尽管PCOS尚未列入二甲双胍的适应证,但是二甲双胍具有增加胰岛素素敏感性、减轻体重、降低雄激素水平和使月经规律等作用,用于PCOS患者的治疗已经有多年且较为肯定的经验,积累了大量的证据,安全性也很好,因此处于青春期的PCOS患者也是可以使用的。关于青春期PCOS患者使用二甲双胍的剂量目前没有具体推荐,临床上一般采用的剂量为1 500 mg/d。研究显示,每日2 550 mg二甲双胍治疗对体重减轻的作用并不优于每日1 500 mg。

788　青春期PCOS女孩合并肥胖能使用减肥药吗?

奥利司他通过抑制胃肠脂肪酶,能够降低食物中30%脂肪的吸收,是儿童和青春期肥胖的二线治疗方法,常见副作用有腹泻、轻度腹痛、脂肪粪便及不自主排便,脂溶性维生素缺乏等。2003年奥利司他被美国食品药品监督管理局批准用于治疗12～16岁青少年的肥胖。青春期肥胖患者在改变生活方式的基础上使用奥利司他,可以显著降低体重,减少腰围,且副作用轻微。目前奥利司他已应用于青春期肥胖PCOS患者,但该药物在青春期PCOS人群中的有效性和安全性仍有待评估。

789　合并代谢异常的PCOS女孩能用成人的药物来控制吗?

噻唑烷二酮类的胰岛素增敏剂如罗格列酮、吡格列酮,已用于成人PCOS患者的治疗。罗格列酮单药治疗,或联合二甲双胍/螺内酯可显著改善PCOS患者的月经周期、多毛症和胰岛素抵抗。罗格列酮和螺内酯联合使用能增强抗雄激素作用,并减少水钠潴留的副作用;罗格列酮和二甲双胍联合使用可进一步增强胰岛素敏感性,同时能降低体重。罗格列酮在青春期PCOS中的应用较少,有待进一步研究。一项在青春期PCOS患者中的研究显示,相比于口服短效避孕药,罗格列酮治疗组患者的内脏脂肪明显降低,肝脏和外周胰岛素敏感性更高,糖耐量检查时空腹和激发后的胰岛素水平更低,三酰甘油水平也更低。

790　为什么有些青春期女孩月经失调需要治疗?

月经初潮后很多女孩月经失调。正常情况下,青春期建立规律月经,需要大约两年左右的时间,在这两年内,大多数的青春少女逐渐从月经不规律变为日趋规律,下丘脑垂体性腺轴和生殖内分泌腺逐渐成熟,所以月经失调如果只表现为月经周期不稳定,比如30～60天内来一次,持续时间在1周内,不需要治疗。但也有部分青春期孩子月经失调比较严重,十几天来一次,或3～6个月不来,月经持续时间在1周、2周甚至30天不干净,而且月经量非常多,引起明显的贫血现象,此类患者需要及时进行相关治疗。

791 什么样的青春期PCOS患者适合孕激素治疗?

由于不排卵或稀发排卵,青春期PCOS患者体内缺乏孕激素或孕激素水平不足,子宫内膜受单一雌激素作用而发生过度增生,因此需要周期性使用孕激素来对抗雌激素作用。单纯孕激素治疗的优点在于对性腺轴发育的抑制作用较低,且对代谢影响小;但不能降低雄激素水平,无治疗多毛和痤疮的作用。因此,孕激素治疗适用于无高雄激素血症、多毛、痤疮症状以及无胰岛素抵抗的青春期PCOS患者。用药方法一般为每个月经周期使用10～14天,可选用地屈孕酮（10～20 mg/d）或微粒化黄体酮（100～200 mg/d）。

792 为什么PCOS患者还是小女孩,医生却开了避孕药?

对于青春期PCOS患者来说,月经紊乱和高雄激素血症是患者的两个主要临床表现,也是她们来就诊的主要诉求。在老百姓眼中,可能避孕药仅仅只有避孕的作用,但其实,避孕药能够纠正月经紊乱,重新建立规律的月经周期;通过抑制过高的黄体生成素、降低雄激素水平,减轻痤疮和多毛等症状。故复方口服避孕药对于有月经紊乱、高雄激素血症或高雄表现的青春期女孩是可以使用的。复方口服避孕药在有些人身上会有一些不良反应,医生在处方这类药物时会详细询问病史,并做相应的检查,看适不适合用,并会告知相应的注意事项和随访检查。

793 女孩已经很胖了，吃避孕药会更胖吗？

可能大家会觉得避孕药是一种"激素"，服用后会引起发胖。但其实短效口服避孕药的主要成分是雌激素与孕激素，和大家口中常说的糖皮质"激素"不是一回事。长期服用大量糖皮质激素是可能会导致肥胖、水肿、糖尿病等不良后果。而避孕药中雌孕激素的作用与人体自身分泌的激素是一致的，属于性激素，虽然是人工合成的，但它们也可以像人体内的天然激素一样代谢，并不会在体内蓄积，而且剂量很低，在公认的安全范围。部分患者服用口服避孕药后可能会体重增加，但这不是真正意义上的"肥胖"，而是体内多余的水分未能排出体外造成的。但仍须注意的是，服用避孕药确实会增加食欲，所以患者要注意控制自己的饮食，切忌大吃大喝。

794 除了口服避孕药，青春期PCOS患者还能使用哪些药物来降低雄激素水平？

如果PCOS患者使用口服短效避孕药治疗6～9个月后高雄仍未改善，或者有避孕药使用的禁忌证或不能耐受，则可考虑其他抗雄激素治疗。降低雄激素药物包括雄激素受体拮抗剂如螺内酯、氟他胺，以及5α-还原酶抑制剂非那雄胺，通过抑制雄激素合成、在组织中与雄激素受体结合来改善痤疮症状。螺内酯是青春期PCOS患者最常使用的抗雄激素药物，一般剂量为50～200 mg/d，推荐剂量为100 mg/d，至少使用6个月见效。总体来说螺内酯是一种安全的抗雄激素药物，但治疗时需严格避孕，并监测血钾。

795 青春期PCOS患者的多毛症可以采用局部治疗吗？

青春期PCOS女孩的多毛症状会影响患者的外在形象，容易使女孩产生负面情绪，因此可以选用物理方法来直接去除不需要的毛发，包括脱毛、激光或者电解法除毛。这些物理手段通常都能被女孩接受，且能明显改善女孩的生活质量评分。由于抗雄激素药物治疗可能需要6～9个月才能开始见效,在药物见效前可通过局部治疗如激光、电解除毛,蜜蜡脱毛和毛发漂白来过渡。对于中度至重度多毛症女孩,推荐联合使用美容和抗雄激素药物治疗。

796 青春期PCOS患者可以采用中药治疗吗?

中医理论认为,PCOS的发生原理归于肾、肝、脾三脏功能失调,主要采用中医辨证分型,中药序贯周期疗法或经方、验方治疗,在改善PCOS患者的临床症状上有一定优势,但缺乏客观观察指标,用药作用机理不够明确,仍需高级别的循证医学证据支持。青春期PCOS患者以气虚质、血瘀质及湿热质多见。不同证型青春期PCOS患者的临床体征和生化指标存在差异,临床诊治过程中如能结合中医辨证论治的精髓,将中医的"辨证论治"与西医的"辨病"理论结合互补,有助于取得更好的疗效。

797 对青春期女孩的PCOS诊断经常无法确定吗?

近年来,青春期PCOS的患病率逐渐升高,发病年龄逐渐提前,患者多因月经稀发、不规则阴道出血、多毛以及肥胖等原因就诊。青春期是女性生理和心理的过渡时期,正处于女性性腺发育阶段,各器官系统功能尚处于发育完善阶段,下丘脑-垂体-卵巢轴功能的不稳定导致激素及月经模式的变化,而这些变化与成人PCOS的诊断依据互相重叠,有些患者虽然有月经不调,但短时间内诊断无法明确,需要密切随访,谨慎诊断。

798 为什么青春期PCOS患者一定要重视随访?

不同年龄段的PCOS患者临床表现存在差异,青春期女孩更多是为月经紊乱、脸上长痘和肥胖而烦恼。青春期PCOS患者虽然学习任务繁重,但仍然要抽出时间来院随访,通过随访一方面可以评估医师给予的治疗方法是不是有效，患者能不能很好地遵循医嘱，药物服用后是否有不适，并且能及时沟通治疗中遇到的问题和困惑；另一方面可以了解患者病情目前的状态，胰岛素抵抗、糖代谢异常是否有改善，高脂血症、高尿酸血症是否持续存在，雄激素水平是否较前下降。因此青春期PCOS患者一定要重视随访，才能够将疾病对身体的危害降到最低。

799 医生怎样辨识青春期PCOS高风险人群？

2020年，BMC Medicine发布的《基于国际循证依据的青春期PCOS指南》中首次提出"PCOS高风险状态"这一概念。PCOS高风险状态是指具有PCOS特征但不符合PCOS诊断标准的青春期女孩，如仅有月经周期不规律，或仅存在高雄激素血症和（或）痤疮、多毛等高雄激素水平的临床表现。

800 为什么青春期PCOS高风险人群也需要干预？

临床上会遇到这样一群患者，她们具有部分PCOS特征，比如仅有月经不规则，或仅有高雄的表现如多毛、痤疮，但还不符合青春期PCOS的诊断标准，这部分人群被称为"青春期PCOS高风险人群"。对这部分患者也需要进行对症干预，避免症状体征进一步加重。超重或者肥胖的患者可以给予生活方式改善治疗，减轻体重；存在胰岛素抵抗或高胰岛素血症的患者，可以在生活方式改善的基础上加用胰岛素增敏剂如二甲双胍；存在高雄激素血症或高雄表现，或者月经紊乱的患者，可以给予短效口服避孕药降雄、规律月经周期治疗。

801 为什么青春期PCOS高风险人群需要重视随访和再评估？

PCOS高风险人群指的是具有PCOS特征但不符合诊断标准的青春期女孩。这些女孩可能会有两种转归，一部分女孩的月经逐渐变得规则，雄激素趋于正常，高雄激素表现消失，变成"健康女孩"；而另一部分女孩的症状体征会逐渐向典型的PCOS靠拢，成为符合PCOS诊断的患者。所以，青春期PCOS高风险人群需要重视随访和再评估，以及时发现病情变化。月经周期的重新评估可在初潮3年后进行；卵巢多囊形态的评估可在初潮8年后行妇科超声检查。再次评估对于持续存在PCOS特征和青春期体重显著增加的女孩来说尤为重要。

802 青春期PCOS女孩中心理健康问题多吗？

青春期是女孩身心巨变的一个时期，多毛症、肥胖和痤疮会对青春期PCOS女孩的心理产生负面影响。成人PCOS患者中，中、重度焦虑和抑郁症状发生率很高，在青春期PCOS患者中的发生率可能进一步升高。因此，所有青春期PCOS患者在诊断时要常规筛查焦虑和抑郁症状，如果筛查结果阳性，需要转诊至心理科或精神科行进一步评估。有研究提示，成人PCOS患者中进食障碍的患病率明显升高，青春期PCOS患者中是否存在同样情况仍有待研究，但需要引起临床医生的重视和评估。

803 心理问题对青春期PCOS女孩的其他临床问题有影响吗？

青春期是女孩生理发育和心理发育的双重过渡期。青春期PCOS不仅会影响女孩的身体健康，还会引发情绪障碍。青春期PCOS常伴有体型肥胖、痤疮和多毛，这些负面形象容易使女孩感到自卑；月经紊乱也会引发女孩焦虑、烦躁的消极情绪。患者可能会通过暴饮暴食来宣泄这些负面情绪，不健康的饮食习惯会进一步加重PCOS的临床症状。有些患者甚至会自暴自弃，不配合医生治疗。可见，青春期PCOS女孩的心理问题会对病情控制产生不利影响，需要积极采取措施来应对。

804 如果怀疑青春期 PCOS 女孩有心理问题，该如何做？

当怀疑青春期 PCOS 女孩存在焦虑或抑郁时，应遵循专业领域的规范评估和治疗，所以需转诊至心理科或精神科就诊。如果明确诊断焦虑或抑郁状态，可以根据诊疗指南进行相关治疗。需要注意的是，精神类药物可能会导致体重增加，对于超重或者肥胖的 PCOS 女孩应谨慎使用，并监测体重的变化情况。认知行为治疗可能对减轻青春期 PCOS 患者的焦虑、抑郁症状有帮助。胰岛素抵抗和抑郁之间可能存在相关性，在不进行抗抑郁药物治疗的情况下，二甲双胍可能有助于改善青春期 PCOS 患者的情绪障碍。

805 如果青春期 PCOS 女孩出现心理问题，周围的人可以怎样帮助她呢？

青春期 PCOS 的治疗可能是一个长期反复的过程。除了专科医生对患者的诊疗和情绪状态评估，良好的社会家庭环境有助于维持患者良好的情绪及心理状态，有利于患者配合治疗，并能促进患者身心健康发展。家人、朋友的理解和关心可以给女孩一个宽松的外部环境，使其身心放松；通过和女孩交流、沟通和正面引导，疏导其不良情绪。家长和老师也应该多关注女孩的心理状态，多聆听她的心声，多关注她在学校学习、同学之间交往的情况，以便及时发现心理问题，给予帮助。

806 PCOS 难道不是年轻人才有的疾病吗？

PCOS 是伴随女性一生的终身性疾病，对患者健康的危害贯穿了从胚胎到老年的整个生命历程，事关女性一生的"幸福"。另一方面，PCOS 对患者健康的影响涉及多器官、多系统，更是全身代谢异常的表现之一。除了伴随不孕、子宫内膜癌高发外，PCOS 和超重／肥胖、高血压、糖尿病、高脂血症、高尿酸血症和非酒精性脂肪性肝病等相当于是"一家人"。因此，目前广泛认为 PCOS 是一种"慢性病",患者应进行长期甚至终身的跟踪随访。然而,现状却不尽如人意,许多患者对 PCOS 认识不清,存在许多不解甚至是误区,导致失访,延误了疾病治疗的最佳时间,造成了不可挽回的后果。

807 为什么快绝经了,PCOS还没好?

PCOS 患者进入绝经期后,PCOS 症状可持续存在,同时也可能会出现绝经症状。绝经是由于女性体内雌激素和孕激素的分泌逐渐减少所致,导致绝经的雌孕激素的减少并不能纠正 PCOS 的激素异常,即雄激素分泌过多。绝经后 PCOS 患者的睾酮水平逐渐下降,但直到绝经后 20 年体内的睾酮水平才能降至正常,这也是为什么绝经并不能阻止 PCOS 症状发生的原因。

808 为什么正常绝经过渡期和 PCOS 难以区分?

绝经过渡期是一种正常的生理过程,随着年龄增加,女性体内的雌激素水平会逐渐降低,一旦性激素水平足够低,就会停止排卵,继而停经。在此过渡期中,女性会出现月经紊乱,表现为月经周期缩短或延长,以及月经量的改变。稀发排卵或不排卵导致的月经周期异常是 PCOS 的典型表现,临床上很难将围绝经期的正常生理现象与由 PCOS 引起的异常状况区分开来。

809 围绝经期 PCOS 诊断难点在哪里?

典型的 PCOS 表现为稀发排卵、雄激素分泌过多、卵巢多囊性变和(或)卵巢体积增大。随着年龄增长,患者进入围绝经期以后,由于卵巢功能衰退,窦卵泡数量明显下降,卵巢体积明显减小,卵巢多囊性变得到改善;抑制素 B 和促卵泡生成素水平发生变化,月经周期变得规则;且由于年龄增加导致肾上腺功能减退,体内的雄激素水平降低,高雄表现会改善。因此,进入围绝经期以后,PCOS 特征会向"好"的一方面发展,根据育龄期 PCOS 诊断标准,围绝经期的患者可能会打不上PCOS诊断，所以广泛应用于PCOS的诊断标准并不一定适用于围绝经期的患者。

---

810 为什么围绝经期PCOS的诊断有争议？

由于PCOS的临床和生化表现会随着年龄的不同而发生变化，处于围绝经期PCOS患者的表型也是不确定的，所以围绝经期PCOS的诊断存在争议。2013年美国内分泌协会首次对围绝经期和绝经后PCOS诊断给出了建议：育龄期有长期月经稀发和高雄激素表现可作为围绝经期和绝经后PCOS的诊断依据；尽管超声提示卵巢多囊性改变在绝经后女性中很少出现，但其可作为PCOS的额外支持性证据。2018年多囊卵巢综合征中国诊疗指南中围绝经期PCOS采用育龄期PCOS的诊断标准。

---

811 围绝经期症状和PCOS症状的异同在哪里？

围绝经期和PCOS相同的症状有月经不调或停经、不孕、情绪变化、失眠、头发稀疏、面部或胸部长出毛发、体重增加。PCOS特有但不发生在围绝经期的症状包括痤疮和皮肤问题、头痛、骨盆痛。围绝经期特有而不发生在PCOS的症状包括性欲改变、潮热、盗汗、性交疼痛或不舒服、漏尿、阴道和尿道感染、阴道组织干燥或变薄。当PCOS患者进入围绝经期，PCOS症状可能持续存在，但也会出现围绝经期症状。

---

812 PCOS患者进入围绝经期后还会有明显高雄激素表现吗？

女性体内的雄激素分为卵巢来源和肾上腺来源。育龄期PCOS患者升高的雄激素主要来自卵巢间质细胞分泌的睾酮。女性进入围绝经期后，卵巢功能减退会升高促黄体生成素水平，刺激卵巢间质细胞分泌睾酮，因此绝经后的卵巢仍具有持续分泌睾酮的能力。所以，PCOS女性进入围绝经期后，高雄激素表现可持续存在，但由于体内总的雄激素水平降低，患者的高雄激素症状会有所缓解。

---

813 为什么围绝经期的PCOS患者高雄会有所缓解？

卵巢和肾上腺功能会随着年龄增加而衰退，肾上腺源性的雄激素水平尤其下降明显。脱氢表雄酮及其硫酸盐（硫酸脱氢表雄酮）在肾上腺合成，女性体内两者的浓度主要与年龄相关，硫酸脱氢表雄酮水平在15～24岁达到高峰后随年龄逐渐下降。卵巢合成的雄烯二酮主要来源于生长中的卵泡；进入围绝经期后，由于卵泡耗竭、卵泡发育不良，卵巢合成的雄烯二酮逐渐减少，绝经后的雄烯二酮水平约为绝经前一半。PCOS患者进入围绝经期后，尽管卵巢可持续分泌睾酮，但雄烯二酮水平降低，卵巢外雄烯二酮向睾酮转化减少，因此总睾酮水平与绝经前基本相似或呈下降趋势。由于体内总的雄激素水平会逐渐下降，雄激素过高导致的相关症状和体征如痤疮、多毛等会有所缓解。

---

814 为什么绝经后女性突然出现高雄激素症状，需要排除其他疾病吗？

女性在绝经后，体内的雄激素水平会逐渐下降；因此，如果绝经后女性新出现雄激素水平升高或者高雄激素血症的临床表现加重，需要引起重视，进一步排查是否存在产生雄激素的肿瘤（如卵巢肿瘤、肾上腺腺瘤或皮质癌、小丘脑和垂体肿瘤等）及卵巢滤泡膜细胞增生症。可完善皮质醇水平测定、妇科B超、肾上腺或垂体影像学检查明确诊断。

---

815 为什么PCOS患者到了围绝经期月经不规则会得到改善？

稀发排卵或不排卵是PCOS患者的特征之一，患者通常存在月经紊乱。但PCOS患者进入围绝经期后，月经周期反而会变得规则，可能与抑制素B

和促卵泡生成素（FSH）达到新的平衡有关。抑制素 B 由小的窦卵泡分泌；在早卵泡期，抑制素 B 和 FSH 平行同步升高，在 FSH 到达高峰 4 天后，抑制素 B 分泌达到最高值。PCOS 患者由于窦卵泡数目明显增加，基线抑制素 B 水平较正常人升高，而 FSH 水平相对较低，造成优势卵泡选择过程停滞，卵泡发育受限，进而导致月经周期紊乱。PCOS 女性进入围绝经期后，窦卵泡数量明显减少，抑制素 B 分泌减少，致使 FSH 水平相对升高，促进卵泡发育和自发排卵，因此，月经不规则得到改善。

816 PCOS 患者绝经后就不用继续随访了吗？

育龄期 PCOS 患者的主要临床表现是月经紊乱、不孕、痤疮和多毛。患者绝经后没有月经紊乱的烦恼，也没有生育要求；痤疮和多毛这些高雄激素表现也随着绝经后体内雄激素水平的下降而有所缓解。尽管 PCOS 患者绝经后临床症状和体征会好转，但这些患者仍然是代谢紊乱、心血管疾病和子宫内膜癌的高风险人群，因此需要继续规律随访。随访的主要内容包括体重的控制情况，血糖血脂尿酸等代谢指标，颈动脉斑块和子宫内膜癌等肿瘤的筛查。

817 为什么围绝经期 PCOS 患者要控制体重增加？

女性进入围绝经期后，由于雌激素水平下降，会有不同程度的体重增加，也就是我们常说的中年"发福"。当体重上升后，人体内整体脂肪含量与内脏脂肪组织中的脂肪含量都会上升，腰围增加，胰岛素抵抗程度加重。体重增加会导致 2 型糖尿病、脂代谢紊乱、高尿酸血症、脂肪肝等代谢紊乱的发生率增加；PCOS 患者的心血管疾病风险本身就比同龄的非 PCOS 患者更高，而代谢紊乱则会进一步提高心血管疾病风险。因此，控制体重增加对于围绝经期 PCOS 患者十分重要。

818 为什么绝经后PCOS女性子宫内膜癌的风险升高?

PCOS患者子宫内膜癌的发病率是健康女性的3倍以上,19%～25%年龄较小的子宫内膜癌患者患有PCOS。子宫内膜癌的高危因素与PCOS临床特征之间有许多相似之处。持续无排卵会导致子宫内膜长期暴露于无孕激素拮抗的高雌激素环境中,致使内膜出现不同程度增生,内膜细胞有丝分裂活跃、突变率增加。雄激素参与子宫内膜上皮的许多调控过程,且与子宫内膜癌存在明显相关性。胰岛素抵抗和高胰岛素血症通过促进细胞增殖、抑制细胞凋亡,导致子宫内膜细胞过度增殖甚至恶变。此外,肥胖、慢性炎症、肿瘤坏死因子和瘦素等都参与了子宫内膜癌的发生。因此,绝经后PCOS患者需要定期筛查子宫内膜癌。

819 为什么绝经后的PCOS女性心血管疾病风险更高?

绝经是心血管疾病的危险因素之一,与同龄非绝经女性相比,绝经后女性的冠心病发生率增加2～3倍。PCOS患者代谢紊乱和心血管疾病的患病风险比正常人明显增加。心血管疾病风险的替代指标也显示PCOS患者存在相关风险因素,如内皮功能障碍、血小板功能异常、低度炎症加重、冠状动脉钙化和动脉硬化程度加重,以及颈动脉内膜中层厚度增加。与其他绝经后女性相比,患有PCOS的绝经后女性具有更高的冠状动脉疾病的发病率。在绝经后的女性中,心血管疾病与许多PCOS的特征呈正相关。因此,PCOS女性在绝经后会增加心血管疾病的患病风险,可能预示着心血管疾病发病的长期风险和死亡率会增加,所以需要定期评估,以预防心血管疾病的发生发展。

820 围绝经期和绝经后PCOS患者可能有哪些问题需要继续治疗?

对于围绝经期和绝经后PCOS患者,仍然需要生活方式改善治疗,通过饮食控制和适当运动，将体重控制在合理范围。PCOS患者代谢紊乱和心血管疾病的发生风险高，尤其是绝经后患者，因此，需要对糖代谢异常、高脂血症、高尿酸血症等进行相关治疗，改善代谢水平，进而延缓心血管疾病的发生。对于已经出现冠心病、脑梗等心血管疾病的患者，需要行抗血小板、稳定斑块等对症治疗，以降低心血管事件的发生。

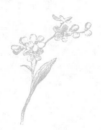

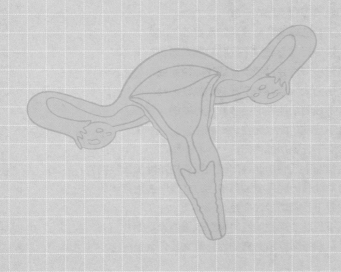

篇三

生殖内分泌的
其他常见问题

821 什么是月经不调？

正常月经的周期、持续时间和经量有明显的规律性和自限性，当任何一点出现异常即为月经不调。一般月经周期为21～35日，平均28日，月经周期小于21天或大于35天为月经周期频率异常。月经持续时间又称经期，一般为4～6日，经期大于7天及小于3天为月经长度异常。经量为一次月经的总失血量，正常月经量为20～60 mL，超过80 mL为月经过多，小于5 mL为月经过少。月经周期与卵巢功能密切相关，月经周期频率异常可能提示排卵障碍；经量、经期异常可能提示内膜异常。因此，当育龄期女性出现月经不调时，需要及时就医。

822 什么是异常子宫出血？

异常子宫出血（AUB）是妇科常见的症状和体征，是一种总的术语，以往常被称作月经失调、月经不调、月经紊乱等。导致AUB的原因比较复杂，可以是单一因素也可以是多因素并存，有时还存在原发病导致的其他临床表现。按照病因可分为两大类9个类型，存在结构性改变的类型有子宫内膜息肉、子宫腺肌病、子宫平滑肌瘤、子宫内膜恶变和不典型增生所致AUB；无子宫结构性改变的类型有排卵障碍、子宫内膜局部异常、全身凝血相关疾病、医源性、未分类的AUB。

823 为什么月经不调不能不管？

月经不调往往是不同疾病的间接反映，若没有及时治疗可能会影响生育，甚至导致更严重的疾病。例如，清宫术后经量减少，可能提示宫腔粘连，如严重的宫腔粘连没有行粘连分解，可能影响怀孕，甚至增加宫外孕的发生风险。PCOS常有月经稀发甚至闭经，子宫内膜癌的风险会明显增加，因此需适时药物控制使月经来潮，降低子宫内膜病变的风险。也有些人是由于常常月经推迟发现催乳素增高，进而经头颅磁共振检查发现了垂体瘤，甚至有些需要手术干预。因此，月经不调需要重视。

824 为什么体重过轻会导致月经不调？

正常成年人体质指数（体重/身高的平方）为 $18 \sim 24 \, kg/m^2$。过瘦会导致排卵障碍，表现为月经紊乱，同时流产风险也可能增加。这是由于规律的月经与规律的排卵密切相关，而排卵的发生是由下丘脑-垂体-卵巢轴控制的，下丘脑是控制排卵的"司令官"。当体重过轻时，身体优先保护对生存更关键的器官，如心脏等，而生育能力优先级较为靠后，下丘脑-垂体-卵巢轴可能无法正常工作，无法完成规律的排卵。因此从生育角度而言，体重过低是一种非常不健康的状态。

825 为什么排卵正常的情况下也会出现异常子宫出血？

排卵性异常子宫出血多发生在生育年龄的女性，有时也出现在更年期。患者有周期性排卵，有可辨认的月经周期，分为黄体功能不全和子宫内膜不规则脱落两种。黄体功能不全表现为月经周期缩短，是由黄体期孕激素分泌不足或黄体过早衰退所致；子宫内膜不规则脱落则表现为月经周期正常但经期延长，长达9～10天，且出血量多，可能由于内分泌调节功能紊乱，或溶黄体机制失常，引起黄体萎缩不全,内膜持续受孕激素影响,不能如期脱落。

826 为什么月经会变少? 月经过少怎么办?

如果既往经量正常,近期出现持续性经量减少的情况,要考虑两方面因素。一方面,子宫内膜本身有异常可能会出现月经量减少,例如反复流产可能会导致宫腔粘连,影响内膜的生长,使经量减少,严重者可能在流产术后减少一半以上。另一方面,工作压力过大、作息不规律等也可能导致经量减少,与中枢内分泌调节异常有关。因此,一方面需要学会压力自我调节、情绪适当释放;另一方面,当身体出现这些异常信号的时候也需要及时就医,排除一些常见的生殖系统疾病。

827 为什么月经周期会变短? 需要治疗吗?

月经周期变短(指周期小于21天)主要分为卵泡期变短和黄体期变短。以28天的月经周期为例,前14天是卵泡期,后14天是黄体期。卵泡期变短常见于卵巢功能下降,黄体期变短提示黄体功能不全。如何判断是哪种情况呢? 简单的方法是监测基础体温,通过体温升高的时间来判断卵泡期和黄体期的时间。更精准的方法是到医院做卵泡监测加抽血查性激素水平。对于卵巢功能下降的人群,应尽早备孕,必要时行辅助生殖治疗。对于黄体功能不全的患者,可于排卵后进行黄体支持治疗。

828 什么是闭经?

闭经是一种常见的妇科症状,表现为从未来过月经或月经周期建立后又停止,分为原发性闭经和继发性闭经。原发性闭经是指年龄超过14岁还没有乳房等第二性征发育,或者年龄超过16岁月经还未来潮。继发性闭经指以前有规律的月经,现在月经停止6个月或按自身周期计算月经停止3个周期以上。闭经又分为生理性和病理性；生理性闭经属于正常现象，包括妊娠期、哺乳期及绝经后期；而病理性闭经是异常情况，由不同的病因所致，根据病变部位分为下丘脑、垂体、卵巢、子宫及下生殖道发育异常所致闭经。

829 什么原因会导致闭经？

常见的原因有：① 精神因素如精神压抑、紧张、焦虑、过度劳累、情感变化、环境变化等；这些因素解除后月经恢复正常。② 不良生活方式如体重过轻或者肥胖、过度锻炼；恢复正常生活方式后月经恢复正常。③ 药物因素如抗抑郁药、抗组胺药、阿片类药物、降压药、抗精神病药等；一般停药 3 个月后月经恢复正常。④ 疾病因素，包括下丘脑疾病如感染（如脑膜炎）、脑外伤、肿瘤等，垂体疾病如肿瘤、催乳素瘤、席汉综合征等，卵巢疾病如性腺发育不全、卵巢功能下降、多囊卵巢综合征及肿瘤等，子宫疾病如宫腔粘连，下生殖道疾病如处女膜闭锁、阴道横隔等，内分泌疾病如甲状腺疾病和肾上腺疾病等；这些疾病需要治疗。

830 为什么发生闭经时要重视？

除去妊娠、哺乳和绝经，闭经的发生率约为 3%～4%，是一个非常常见的妇科内分泌疾病。闭经不仅仅是月经不来以及随之而来的抑郁、焦虑等心境障碍，背后可能潜藏复杂的致病因素，比如真假两性畸形、女性男性化等性腺相关疾病，下丘脑垂体疾病、肾上腺甲状腺疾病等，远期还可能增加不孕风险，损害骨骼系统、心血管系统、神经系统等。早发现、早就诊，有利于查找病因、对因治疗。部分原因导致的闭经在去除病因后可恢复正常月经，从而减少远期并发症的发生。

831 为什么闭经常有内分泌激素的分泌异常？

不同类型的闭经往往伴随着不同的内分泌异常情况。下丘脑性闭经的特点是，下丘脑合成和分泌促性腺激素释放激素（GnRH）缺陷或下降，导致垂体促性腺激素（Gn）即卵泡刺激素（FSH）和黄体生成素（LH），特别是LH的分泌功能低下，属低Gn性闭经。垂体性闭经是由于垂体病变致使Gn分泌降低而引起的闭经，也属于低Gn性闭经。卵巢性闭经多由先天性性腺发育不全、酶缺陷、卵巢抵抗综合征及后天各种原因引起卵巢功能减退造成，卵巢的上游"指挥部"——下丘脑－垂体分泌的促激素水平会代偿性升高。其他内分泌疾病，如甲亢、库欣综合征等导致的闭经则有相应的甲状腺激素、肾上腺皮质激素水平的异常升高。

832 为什么闭经可能需要多科室协作排查原因？

闭经病因复杂，涉及包括内分泌系统及生殖系统在内的多个系统和器官，因此就诊时一般需要内分泌科、妇科、影像科、超声科等多科室共同协作查找病因。存在下丘脑－垂体肿瘤指向性的患者还需要肿瘤科或神经外科共同参与；存在药物因素或心血管系统并发症的患者需要肾内科或心血管内科共同诊疗；存在明显精神环境病因的患者，则建议同时于心理科就诊。

833 闭经时应该怎么办？

出现闭经，应及时就诊。首先查血HCG排除妊娠，然后医生通过询问病史、体检、实验室检查以及影像学检查等诊断。多数发育异常可以通过体格检查发现；实验室检查包括性激素、染色体核型等；B超观察是否有子宫以及其他的生殖器官结构异常；CT或磁共振帮助诊断垂体以及下丘脑病变；此外还有药物撤退试验和兴奋试验等功能试验。明确病因后，对因治疗，例如心理减压、保持健康体重，雌孕激素治疗。对于有生育要求的人可以采取促排卵以及辅助生殖技术治疗。对于生殖器畸形以及肿瘤可以采取手术治疗。

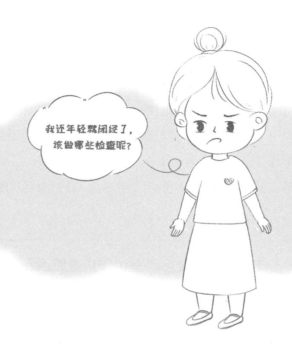

834 为什么闭经就诊时医生要开很多检查？

明确病因对闭经的治疗至关重要。因为闭经的病因复杂，涉及生理、病理、环境和药物等多种因素，尤其以下丘脑-垂体-性腺轴、甲状腺轴、肾上腺轴等的功能最为相关，因此要进行全面的病因筛查。此外，为了后续安全、合理地用药，还需筛查有无用药禁忌，比如高凝状态、乳腺肿瘤等。最后，还要评估患者是否存在相关并发症，比如骨骼和血管的健康状况等。

835 为什么查性激素不能"随来随查"？

性激素水平易受月经周期、药物、食物等的影响，因此检测性激素时有诸多注意事项，主要包括：① 一般要求抽血时间为月经开始的第2～5天（最佳是2～3天）；如停经已经超过45天了，则随时可进行性激素检测；如果是已经在用药调经治疗中,也是月经第2～5天抽血,但是要注明用的药物及使用时间,包括中药。② 建议检测前一天晚8点以后不进食,保证良好的睡眠,不喝浓茶、咖啡等兴奋性饮品,次日空腹9点前完成抽血检测,抽血前最好静坐15～20 min,避免剧烈运动和情绪激动。

836 为什么抽血测性激素要求在月经第2～5天?

事实上,性激素在月经周期的不同阶段都可以查,但阶段不同,意义也不一样,这也就是为什么我们看到性激素检测化验单上每个激素后面的参考范围都有四个范围,分别代表卵泡期、排卵期、黄体期和绝经期,医生有的时候也会根据患者的检测结果倒推可能她处于月经的哪个时期。但是,如果时检查卵巢的基础功能,我们就会选择在月经来潮的第2～5天抽血检查性激素,这个阶段属于卵泡早期,可以反映垂体-卵巢轴的基础分泌状态。

837 为什么查闭经原因只抽性激素六项是不够的?

性激素水平的检测仅能部分反映垂体、卵巢的功能,但闭经的病因包括原发性和继发性的因素,继发性因素往往涉及下丘脑-垂体轴、卵巢、子宫、生殖道、甲状腺、肾上腺等的器质性和功能性病变,因此只查性激素对于闭经的病因筛查是远远不够的。临床上常用的检查手段还包括:① 其他相关内分泌腺功能评估,包括甲状腺激素、肾上腺激素、垂体激素等;② 子宫和卵巢形态学检查,包括子宫附件超声,必要时可行宫腔镜、阴道及宫颈黏液结晶检查等;③ 排卵状况检查,包括基础体温测定、排卵试纸、卵泡监测B超等;④ 激素的动态试验,比如孕激素试验、GnRH兴奋试验等;⑤ 特殊检查,包括必要时行垂体MRI、染色体检查等。

838 为什么医生开妇科超声前要询问性生活史?

妇科超声通常包括经腹、经肛、经阴三种。经腹超声适用于所有女性，但对膀胱的充盈程度有一定的要求，也就是"要憋尿"，易受患者腹部脂肪层、腹部瘢痕等的影响；经阴道超声适用于有过性生活史的女性，无需充盈膀胱，更清晰，特别适用于子宫、内膜、附件的小病变的诊断；经肛超声与经阴超声相似，主要适用于没有性生活史的女性，可以更清晰的观察病变，尤其是适用于怀疑有多囊卵巢综合征的微胖的小姑娘。所以，医生在开具妇科超声前一定会询问性生活史，以选择最适合患者的检查方式。

839 为什么妇科超声不是什么时候做都一样？

妇科超声与其他超声最大的不同就在于随着月经周期的不同，观察到的卵巢和子宫情况也会有所不同。月经周期的第5～6天，处于月经周期的早中卵泡期，子宫内膜较薄，比较容易看清楚宫腔内病变，也是观察卵巢是否存在多囊病变的最佳时期；而在月经的中后期，内膜可能会增厚，会有生理性的囊肿和息肉生成，可能会影响医生的判断，而中后期观察卵巢时往往更多的是了解卵泡发育和排卵情况。

840 闭经患者做孕激素试验是要了解什么？

孕激素试验是闭经患者明确诊断的第一步。给闭经患者口服或肌注黄体酮，连续5天，停药后一周内有撤退后出血者，为Ⅰ度闭经，说明体内有一定水平的内源性雌激素，闭经原因主要是缺乏孕激素导致内膜无法转化脱落，患者可能存在卵泡成熟障碍；停药后无撤退性出血者，排除妊娠，则为Ⅱ度闭经，可能是内源性雌激素水平低下导致子宫内膜没有足够的增生或子宫内膜病变导致对雌激素反应不良所致的闭经，需要进一步行雌孕激素试验。

841 闭经患者做雌孕激素试验是要了解什么？

当孕激素试验失败后，可进一步通过雌孕激素试验来判断是雌激素不足还是内膜病变导致的闭经。具体方法是给患者服用雌激素后再加用孕激素的序贯疗法一个周期,停药后如有撤退性出血者可排除子宫性闭经,停药后无撤退性出血者可确定子宫性闭经。

842 为什么诊断原发性闭经需要先看第二性征?

原发性闭经的患者要首先观察第二性征,无明显第二性征者需要测定血FSH、LH,若LH < 5 U/L或FSH和LH正常,则考虑下丘脑-垂体性闭经;若FSH > 40 U/L,则考虑卵巢性闭经,需要进一步核型分析。有第二性征的患者需要进行妇科检查+盆腔超声检查,明确有无子宫及子宫内膜的异常情况;若存在子宫缺如或伴内外生殖道畸形,则需进行染色体核型分析;若存在生殖道阻塞,则需进一步明确有无处女膜闭锁或阴道隔等。

843 为什么继发性闭经要首先排除怀孕?

继发性闭经者可以是最初有规律的月经,之后突然出现闭经,也可以是月经一直不规律,逐渐出现闭经。无论是哪种情况,只要闭经前有过性生活,都需要首先排除怀孕。大部分PCOS患者存在稀发排卵的情况,前两个月没排卵没来月经,第三个月排卵了,卵子又正好配到了"小蝌蚪",于是怀孕了,月经继续没来,但是此时的闭经已经和前两个月的闭经完全不同了。因此,对于有性生活的育龄女性,只要出现闭经(无论是第几次出现)都首先要排除怀孕,以防误做有伤害性的检查或误用不该用的药。

844 继发性闭经患者排除怀孕后,还要做哪些检查?

排除怀孕后,继发性闭经患者需要检测血TSH和PRL水平。若PRL升高、TSH正常,则需MRI检查明确是否存在头颅和蝶鞍部位的肿瘤;若PRL和TSH均升高,则考虑甲减所致闭经;若PRL和TSH均正常,则需进行孕激素试验,有撤退性出血者测定血 LH、FSH，无撤退性出血者进行雌、孕激素试验，再根据有无撤退性出血诊断子宫性闭经或进一步检测血 LH 和 FSH，根据 LH 和 FSH 水平再进一步划分病因。

845 为什么闭经从病因源头治疗很重要?

部分闭经患者去除病因源头后可恢复月经，可见于以下情况：① 神经、精神应激导致闭经的患者经过有效的心理疏导去除了精神神经因素；② 体重过低、过度节食、过度运动所致闭经者经过调整饮食、加强营养、适当减少运动量和强度；③ 下丘脑、垂体、卵巢肿瘤引起的闭经通过手术去除了肿瘤，恢复了相应器官正常的激素分泌能力；④ 含 Y 染色体的高 Gn 性闭经经过了性腺切除术。

846 治疗闭经有哪些手段?

① 雌激素和（或）孕激素治疗：对青春期性幼稚及成人低雌激素血症所致的闭经，首先需要补充雌激素。小剂量雌激素对于青春期女孩可以促进第二性征和子宫的发育，以及骨骼的健康，待子宫发育完全，再根据子宫内膜增殖情况加用孕激素，形成人工周期；雌激素补充同样可以促进和维持低雌的成年女性的全身健康，同样根据子宫内膜增殖程度定期加用孕激素或采用雌孕激素序贯周期疗法。② 内分泌治疗：根据闭经的病因及其病理、生理机制，采用有针对性的内分泌药物治疗以纠正体内紊乱的激素水平（比如高 PRL、皮质醇分泌过多等），从而达到治疗目的。

847 为什么下丘脑功能紊乱会导致闭经?

下丘脑功能性闭经是最常见的下丘脑性闭经原因，通常影像学上没有异常的表现，常由于精神紧张、恐惧、忧虑、环境改变、地区迁移、体重下降、剧烈活动以及寒冷刺激等因素导致下丘脑功能紊乱，下丘脑 GnRH 分泌受到抑制，它的下游靶腺——垂体和卵巢因接受不到正确"指令"无法分泌正常水平的激素，子宫内膜在失去规律的雌孕激素的作用后不能周期脱落导致闭经。

848 为什么过度运动会导致下丘脑功能性闭经？

过度运动会导致身体脂肪减少，而女性需要最低限度的脂肪量才能维持月经的运作。在过度运动的闭经患者中出现：高水平的皮质醇和胃饥饿素，低水平的瘦素，伴有低水平的LH；在黄体-卵泡期过渡期，FSH的上升不足，这可能会引起排卵障碍，导致接下来的黄体期缺陷（即黄体期时孕酮分泌不足）；神经肽YY和其他脂肪因子异常。这些激素变化是可利用能量降低的结果，可以直接影响HPO轴，导致下丘脑分泌GnRH功能异常和性腺轴的受损或抑制，从而扰乱月经规律。

849 为什么过度节食会导致下丘脑功能性闭经？

很多年轻女性通过过度节食保持身材，甚至导致神经性厌食。神经性厌食是一种与精神疾病高度相关的进食障碍性疾病，多见于年轻女性，近年来发病率呈上升趋势，发病机制复杂。主要特征为异常的进食模式、严重的营养不良和显著的低体质量，还多伴有闭经或月经稀发等突出表现。异常的进食模式和严重的营养不良导致机体能量负平衡，能量摄入状态和生殖功能之间的稳态被打破。过度的节食可导致下丘脑-垂体-性腺轴功能减退，从而引起下丘脑功能性闭经，这种改变是机体对长期饥饿的反馈，对女性的全身健康危害极大。

850 为什么压力太大会导致下丘脑功能性闭经？

压力是导致女性生殖异常最常见却未被充分认识的原因之一，心理压力能够减少卵巢活动，导致低雌激素血症，继而引发闭经。精神应激性闭经是由于突然或长期精神压抑、环境改变、情感变化等引起神经内分泌障碍而导致的闭经,其机制可能与应激状态下下丘脑分泌的促肾上腺皮质激素释放激素和皮质激素分泌增加,进而刺激内源性阿片肽分泌,抑制下丘脑分泌GnRH和垂体分泌Gn有关。

851 为什么下丘脑功能性闭经多数是可逆的?

下丘脑功能性闭经属于功能性闭经,其发生与多种因素相关,但没有器质性疾病的基础,如果能尽早找到引起闭经的病因可针对性治疗,取得良好的治疗效果,多数人可以恢复正常月经。对于由精神应激、环境改变、过度运动、过度节食等原因导致的闭经,在改变生活方式或解除应激因素后,下丘脑-垂体-卵巢轴的功能开始"苏醒",LH、FSH及E_2的水平逐渐恢复正常,月经也就随之恢复了。

852 为什么下丘脑功能性闭经会影响生育?

有研究表明,下丘脑功能性闭经患者或有下丘脑功能性闭经病史的女性怀孕后,发生流产和早产的概率较健康女性增加,且发生产科并发症的风险较高。下丘脑-垂体-卵巢轴功能受损导致无排卵和低雌激素,雌二醇和孕酮浓度缺乏周期性改变,子宫内膜周期性变化也随之消失,增加了患者发生不孕症的风险。

853 如何诊断下丘脑功能性闭经?

下丘脑功能性闭经的诊断是一个定位和定性诊断的过程。首先是采集病史,了解月经史、发育史、婚育史、服药史、子宫手术史、家族史以及发病的可能起因和伴随症状。然后进行体格检查,主要关注智力、身高、体质量、营养状况、发育情况,尤其是第二性征的发育、内外生殖器的发育,有无缺陷、畸形、占位,有无乳房溢乳,有无甲状腺肿大等。之后进一步完善卵巢功能检查、超声检查、基础体温测定、内镜检查、鞍区影像学检查,病理检查及染色体检查等。

854 为什么诊断下丘脑功能性闭经前需要先排除器质性病变?

所谓"器质性病变"一词来形容的闭经,是指那些表现为不合理的低促性激素激素水平,有明显病理性病因存在的病例(也可能出现促性腺激素水平在实验室参考范围内的情况)。在这些病例中,必须进行充分的鉴别诊断,以确定排除了可能导致为闭经的潜在病因,以免漏诊。

855 为什么功能性闭经患者调整生活方式是一线治疗手段?

精神紧张、焦虑、抑郁、环境改变、体重骤降、过度运动等都是造成下丘脑功能失调性闭经的重要因素,如果尽早去除这些因素,有利于正常月经周期的恢复。日常生活中需要注意的是:① 调整生活方式,坚持适当身体锻炼,避免暴饮暴食、过度节食、过度运动等不良习惯;② 保持身心愉悦、劳逸结合,避免精神刺激;③ 避免重体力劳动,不要过度劳累;④ 加强营养,少吃生冷刺激食品,多食用肉类、禽蛋类、牛奶等;⑤ 如果月经逐步恢复正常,留心记录月经周期的变化情况;⑥ 如有不适,及时就医,避免乱服药。

856 如何治疗下丘脑功能性闭经?

(1) 增重和合理运动:身体脂肪含量对恢复排卵和月经是必要的,增加能量摄入和(或)减少剧烈运动可帮助月经恢复。

(2) 药物治疗:GnRH脉冲治疗和Gn诱导排卵治疗是治疗下丘脑功能性闭经患者不孕的一种方法。

(3) 认知行为疗法(CBT):虽然激素替代疗法可以恢复生殖能力,但单纯外源性给药的益处有限,它们不仅不能逆转内分泌环境的改变,特别是肾上腺轴的激活和甲状腺轴的抑制,反而会增加不良妊娠结局和新生儿并发症的发生风险。

857 为什么下丘脑功能性闭经时需要改善能量平衡？

临床指南表明通过纠正能量失衡状态可以改善下丘脑-垂体-卵巢轴（HPO）功能。改善能量平衡的方法包括增加热量消耗，改善营养供给，减少运动。通过增加体重或减少运动能够恢复HPO轴功能是确切的。临床医生有必要将患者转诊给饮食专家或营养师，以提供个性化的饮食指导，优化热量摄入，以及维生素D、钙和其他营养成分的摄入。恢复月经所需增加的体重是在发生停经时的体重基础之上增加2.0 kg，而月经恢复需要体重稳定至少6～12个月。

858 什么是认知行为疗法？它的治疗意义是什么？

认知行为疗法是通过为患者提供压力管理、情感支持、放松训练和心理教育等非药物干预手段消除病因，从而充分恢复卵巢功能及其所伴随的神经内分泌的改变。一方面情绪、压力、环境改变等应激因素以及运动、营养、饮食等是导致下丘脑功能性闭经最常见最重要的因素，另一方面下丘脑功能性闭经患者更易出现抑郁、焦虑和两性问题。此外，虽然激素替代疗法可以恢复生殖能力，但单纯外源性给药的益处有限，它们不仅不能逆转内分泌环境的改变，特别是肾上腺轴的激活和甲状腺轴的抑制，反而会增加不良妊娠结局和新生儿并发症的发生风险。因此，认知行为治疗可能是下丘脑功能性闭经治疗方法中最合适的一种因果疗法。

859 为什么不建议急于用复方口服避孕药恢复月经？

复方口服避孕药的治疗效果并不是恢复正常月经，正常月经的内源性激素是有规律地波动的，而复方口服避孕药可以调节内源性激素水平并抑制卵巢功能。对于下丘脑功能性闭经患者，复方口服避孕药可能会掩盖自发性月经恢复；另外，如果发病的诱因没有去除，口服避孕药恢复月经反而会增加患者的能量消耗，更加不利于下丘脑-垂体-卵巢轴的恢复。

860 为什么下丘脑功能性闭经患者需要定期随访？

对于下丘脑功能性闭经患者，定期随访可以评估患者的月经周期是否恢复正常，症状体征有无改善，情绪状态是否稳定，有无排卵，性激素、TSH、PRL水平，子宫内膜变化等情况，以及是否出现骨骼系统、心血管系统并发症，以评估治疗效果和指导治疗方案的调整。此外，使用外源性促性腺激素治疗的患者需要定期临床监测是否出现卵巢高反应。

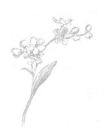

861 为什么女性会发生卵巢功能下降？

卵巢功能下降一般是卵巢衰老的表现。卵巢和身体的其他器官一样，都会随着年龄增长而功能衰退。年龄是最主要的因素，一般到40岁后卵巢上的原始卵泡会明显减少，表现为AMH下降，促卵泡素升高，窦卵泡数减少，就是卵巢储备功能下降了。除了和年龄相关的卵巢功能下降，还有一部分卵巢功能下降并非年龄导致的，而可能是某些疾病有关，例如一些染色体异常疾病导致原发性卵巢发育不良。放疗、化疗、卵巢手术等也会影响卵巢的储备功能。有些患者卵巢功能下降的原因不明。

862 为什么子宫内膜异位症会引起卵巢功能下降？

子宫内膜异位症好发于育龄期女性，主要表现是痛经和不孕。这种疾病的具体发生机制还不十分清楚，可能和盆腔的自身免疫、慢性炎症有关。子宫内膜异位症常发生于卵巢，形成卵巢巧克力样囊肿，患者常常会发生卵巢储备功能下降，可能是炎症增加了卵泡的消耗。如果进行了卵巢囊肿的手术治疗，会进一步加重卵巢功能的损害，术后卵巢储备功能会进一步下降。这是因为手术时会剥除一部分正常的卵巢组织，而术中使用电刀也会伤害正常的卵巢组织。

863 为什么卵巢功能下降会对怀孕产生影响?

在卵巢功能的下降早期,卵泡发育加速,常常在月经前启动,使得月经期就有优势卵泡的生长,月经干净后即排卵,导致月经周期缩短或者不规律,使备孕夫妻容易错过在排卵前同房的时机。在卵巢功能的下降后期,卵泡发育迟缓,甚至无成熟卵泡发育,使得月经周期逐渐延长直至停经。当卵泡耗竭时,将无法排卵与怀孕。卵巢功能下降往往与年龄有关,而高龄女性卵子质量下降,这也是不孕发生的原因之一。因此卵巢功能下降会使怀孕的窗口期缩短,影响怀孕。

864 为什么卵巢功能下降依然可以自然怀孕?

尽管卵巢功能下降,无论年龄大小,只要没有绝经,都有可能自然受孕。常常有卵巢功能下降患者准备做试管婴儿了,但突然怀孕了;也有一些高龄女性,认为自己不能生育了,但也意外怀孕了。虽然卵巢功能下降会让患者产生急迫感,但依然可以尝试自然受孕,但这个备孕的过程不宜过久。试孕的时间应个体化,一般35岁以下不超过1年,35岁以上不超过半年。经过尝试依然没能自然受孕,应及时就诊。如果卵巢功能下降,同时输卵管不通畅或者精液质量不佳,就不要盲目尝试自然怀孕了。

865 为什么建议卵巢功能下降者自然怀孕失败后应尽早通过辅助生育助孕?

卵巢储备功能下降意味着留给女性生育的窗口变窄了,如果不积极的辅助生育,一旦绝经将没有机会怀孕。辅助生育包括人工授精和试管婴儿。其中试管婴儿是主要治疗手段,通过促排卵可以在一个月经周期获得更多的卵子,增加排卵和形成胚胎的效率;通过体外授精,胚胎学家辅助精子和卵子受精,这是强有力的助攻,提高了精卵结合的效率;最后医生将优质胚胎直接移植入子宫腔,增加胚胎着床的效率。卵巢储备功能下降者要和时间赛跑,通过辅助生育助孕效率更高。

866 为什么AMH值只有0.1也不代表就没机会通过辅助生殖怀孕？

AMH在成年初期达到峰值水平，之后随着年龄的增加而逐渐降低，至原始卵泡耗竭即绝经前5年内降到无法检测到的低水平。AMH值反应卵巢的卵泡库存量的多或少，即卵巢的储备功能。AMH对于预测IVF患者的卵巢反应是有用的，AMH很低的患者取卵的个数都很少，但是AMH不能预测卵子的质量，对预测是否能够妊娠的价值不大。即使AMH极低，只要能够取到卵子，得到可用胚胎，仍然是有机会怀孕的。所以不能将AMH极低患者排除在辅助生殖治疗之外。

867 为什么卵巢功能下降不能预测绝经时间？

目前评价卵巢储备功能常用的一个指标是AMH。研究发现AMH水平与绝经年龄密切相关，血清AMH水平在绝经前5年逐渐降低，接近绝经期时，AMH便渐趋于零，直到绝经后将无法测出。但AMH的测定方法不统一，缺乏国际化的标准。不同的实验室得出的结果可能会有较大的差异，因此很难准确的判断卵巢储备功能，也无法准确的预测具体的绝经时间。有些患者可能维持卵巢低储备状态很久才绝经，但是一旦进入下行通道，卵巢功能将一骑绝尘而去，不可能逆势上扬。

868 为什么卵巢功能下降不能预防和逆转？

很多女性非常关心如何让自己的卵巢永葆青春，怎么样才能晚点绝经。这种心情非常能理解，但目前认为女性的卵巢储备在出生前就开始持续降低，因此卵巢功能的下降是不可逆转的生理过程，是卵巢衰老的表现，无法进行有效的预防。有些卵巢功能下降是基因或者染色体异常等先天性原因造成的，无法治疗。虽然卵巢功能下降是自然规律，无法避免，但可以通过保持健康生活方式和避免不良环境因素影响等来减缓卵巢功能下降，比如不吸烟、不酗酒、不乱用药物等。

869 为什么不建议卵巢功能下降者进行单纯的促排卵治疗?

不孕女性发现卵巢储备功能下降后,要慎重进行促排卵治疗,因为单纯促排卵后自然妊娠的妊娠率只有15%～20%,是低效率的助孕方式。效率最高的助孕方式是试管婴儿,其次是人工授精。一般每移植一个胚胎大约有30%的成功率。对于输卵管通畅、男方精液正常的情况,可以监测患者自然周期的排卵或者促排卵,进行人工授精治疗;如果2～3个周期的人工授精未成功则做试管婴儿治疗。对于输卵管不通畅或者男方精液不达标的情况,直接做试管婴儿治疗。

870 为什么卵巢功能下降合并输卵管不通首选试管婴儿?

卵巢功能下降合并输卵管不通的患者不适合腹腔镜手术疏通输卵管,因为术后自然妊娠率较低。患者付出了经济代价,承受了手术的风险和痛苦,术后仍需要充足的时间尝试自然受孕,增加了时间成本。一年后,如果未孕,可能卵巢功能又下一个台阶了,自然受孕更困难,而试管婴儿的难度也增加,成功率更低。试管婴儿技术已经非常成熟,成功率高于自然受孕,可以减少时间成本,对于卵巢功能下降合并输卵管堵塞的患者,应该首选试管婴儿治疗,争取尽早怀孕。

871 为什么建议卵巢巧克力囊肿(简称巧囊)合并卵巢功能下降者先取卵?

需要IVF助孕的卵巢巧囊合并卵巢功能下降的患者会面临这样的问题:卵巢上的巧囊到底要不要手术剥除? 从疾病的角度,当卵巢囊肿大到一定程度时应该进行腹腔镜治疗。从怀孕的角度,囊肿过大,可能影响卵泡的发育,影响取卵操作。如果必须手术治疗建议先取卵后手术,因为囊肿剥除术后卵巢的储备功能会受损,增加促排卵的困难,从而降低IVF的成功率,应在有足够的优质胚胎后再进行腹腔镜手术。当然在试管婴儿治疗过程中,要监测囊肿的变化。

872 为什么不建议卵巢功能下降者 IVF 时使用超长方案?

超长方案先对垂体进行深度降调节,使用的降调节药物也是治疗子宫内膜异位症的一线药物,因此这种方案常用于有子宫内膜异位症或者子宫腺肌症的患者。而卵巢功能下降的患者常在促排卵过程中对促排卵的药物不敏感,卵泡生长慢。深度降调节会让卵巢对促排卵药物反应差,用药量更多,甚至因无卵泡发育取消周期,增加了患者的时间成本和经济负担。对于卵巢功能下降者,可考虑常用的其他方案如拮抗剂方案和微刺激方案,要个体化选择。

873 什么是卵巢早衰?

随着女性年龄的增加,出现生理性的卵巢储备功能降低,尤其是在35 岁以后,下降幅度陡然增大。我国平均绝经年龄约50 岁。绝经之后,女性失去雌性激素的滋养,逐渐进入衰老阶段。卵巢早衰(POI)的全称为早发性卵巢功能衰退,是指女性在40 岁之前便出现卵巢功能衰竭,主要表现为闭经4 个月以上,血清 FSH 升高(间隔数周的两次 FSH 均大于40 IU/L),以及血清 E_2 降低。

874 POI 的临床表现有哪些?

随着对这一疾病认识的增加,大家逐渐意识到卵巢功能衰竭是一组临床表现多样、病因复杂且进行性发展的疾病。POI 的患者常先出现月经周期改变,如月经稀发或停经,也可出现潮热、盗汗、睡眠不佳、情绪不稳、注意力不能集中;有的有阴道干涩、性交不适和性欲低下等雌激素缺乏症状。临床症状多样、轻重不一,年轻患者症状较轻,有些患者甚至没有任何症状。注意,POI 和每月行经的经量多少关系不大。

875 为什么卵巢早衰患者要关注骨健康?

雌激素对骨质疏松的保护作用已是共识,大家也都知道绝经后女性要关注骨健康。POI同样存在雌激素的不足，雌激素缺乏时可因骨丢失而引起骨量减少、骨质疏松。雌激素缺乏早期骨丢失每年为2%～3%。即使POI的患者年龄多小于正常绝经后女性，但骨丢失的风险一样严重。研究发现有些POI患者可以多年无症状，直到骨折发生时才被发现。如果能早期发现，适当进行激素替代治疗，同时进行生活方式调整，必要时补充维生素D和钙剂，可以很好地降低骨质疏松风险，防止骨折的发生。

876 为什么卵巢早衰患者要关注心血管问题？

大家都知道，女性绝经后代谢性疾病的发生风险显著增加。有研究显示POI的女性早期发生心血管疾病的风险较高。所以对POI的患者要早期进行代谢评估和心血管风险的筛查，如至少每年检测血压、体质量、血脂、血糖和糖化血红蛋白。在防治上，根据绝经相关的研究表明，绝经早期的健康女性使用激素替代治疗的风险更小，获益更大，有助于改善血脂、血压、胰岛素抵抗、血管内皮功能等。同时建议配合改善生活方式，如戒烟、行定期负重运动、保持适宜的体质量。

877 为什么卵巢早衰患者要关注神经功能相关的问题？

POI的神经精神问题多见于染色体病（如45, X和47, XXX），常表现为情绪识别、学习障碍、注意力、语言和运动能力的障碍。治疗上，雌激素在一定程度上可以预防自发性POI患者的认知功能减退或认知功能低下，但是对特纳综合征患者，尽管给予足量雌激素治疗，效果依然较差。对于手术绝经的女性如不行激素的替代治疗，认知能力会明显下降，以后患痴呆和帕金森病的风险也增加。

878 为什么卵巢早衰患者要关注泌尿生殖相关的疾病？

随着性腺功能的下降，持续的低雌激素可引起外阴阴道萎缩，分泌减少而干涩。但是关于POI患者的泌尿生殖综合征的发生率目前没有报道。临床全身和局部运用激素替代治疗对缓解泌尿生殖综合征有效。欧美等国的相关指南均推荐雌激素用于治疗阴道干涩。对于有雌激素替代治疗禁忌证者，局部使用阴道保湿或润滑剂可以用来缓解阴道干涩和性交不适等症状。

879 为什么卵巢早衰需要及时激素替代治疗？

激素替代治疗除了能改善雌激素不足的相关症状，也对心血管疾病和骨质疏松起到一级预防的作用。POI患者比正常绝经的女性要年轻，激素替代获益更多，风险更小。所以一旦明确有雌激素缺乏的问题，筛查无禁忌证者，即可开始激素替代治疗。常用的药物有雌激素和孕激素，药物选择天然的或接近天然的更好，如戊酸雌二醇、结合雌激素等天然雌激素，微粒化黄体酮和地屈孕酮。关于选择单独使用雌激素、复方口服避孕药（COC）还是雌孕激素序贯，视具体患者而定。

880 卵巢早衰激素替代治疗以外还有哪些辅助手段？

对于使用激素替代治疗有禁忌证或不愿使用的患者，也可以考虑植物类药物，如黑升麻异丙醇萃取物、升麻乙醇萃取物。中医药在缓解绝经相关症状方面有一定的效果。配合按摩理疗、药膳、针灸及耳穴贴压等起到更好的辅助治疗的作用。此外，选择性5-羟色胺再摄取抑制剂、选择性5-羟色胺和去甲肾上腺素双重再摄取抑制剂、加巴喷丁等对缓解绝经相关症状有一定的效果，但在实际使用中要注意适应证和不良反应，不能作为雌孕激素的替代方案。

881 口服避孕药是否可以用于治疗卵巢早衰？

卵巢早衰（POI）系高促性腺素性卵巢功能减退，卵泡已全部闭锁消失，目前无有效疗法使其逆转。偶有报道服用口服避孕药而使卵巢早衰患者怀孕的案例，原因是服用口服避孕药后抑制促性腺激素，使之降至正常范围，其受体得以恢复，停药后能对机体分泌的促性腺素起反应，而这些卵巢早衰患者仍有极少的残留卵泡，这些卵泡发育排卵后有怀孕可能。但这种方法对绝大多数卵巢早衰患者是无效的，因为她们的卵泡已经耗竭。

882 什么是子宫内膜息肉?

子宫内膜息肉是妇科的常见病，是局部的子宫内膜腺体和间质以及伴随的血管过度生长，突入到子宫腔内，表现为突出于子宫腔内的单个或多个光滑肿物。育龄期和绝经后的女性都是高发人群，以超声诊断为主，超声造影敏感性更高，内膜组织的病理检查是金标准。单发较小的子宫内膜息肉常无临床症状，部分患者可见月经过多及经期延长。大型息肉或突入颈管的息肉，易继发感染、坏死，而引起不规则出血及恶臭的血性分泌物。

883 为什么会长子宫内膜息肉?

子宫内膜息肉的原因尚不明确。首先认为与雌孕激素分泌失调有关，雌激素可促使子宫内膜增生，因而子宫内膜息肉的形成与雌激素水平持续过高密切相关。PCOS患者由于不排卵，导致长期受雌激素刺激而缺乏孕激素的保护，使内膜增生增厚，容易形成内膜息肉。另外长期妇科炎症刺激、宫腔内异物（如避孕环）刺激、分娩、流产、产褥期感染、手术操作或机械刺激，都可能引起子宫内膜息肉，且长期的炎症刺激会使息肉越来越大。其他原因如年龄增长、高血压、肥胖、糖尿病、乳腺癌术后长期应用他莫昔芬等，都是子宫内膜息肉的高发因素。

884 为什么子宫内膜息肉不能置之不理?

虽然绝大多数子宫内膜息肉是良性的，但少数可发生恶变，不能置之不理。对于小的、无症状的息肉，可暂时不加干预，定期随访，有部分息肉可自发消退，不推荐使用药物治疗子宫内膜息肉。有明显月经延长或月经量增多的患者，或者宫腔内赘生物无法完全排除恶性可能性的患者，均建议宫腔镜手术治疗，赘生物摘除后送病理检查，可以明确诊断。另外有生育要求的患者或者准备行IVF助孕的患者，如发现子宫内膜息肉，也建议宫腔镜手术，因为内膜息肉可能会影响到受精卵着床从而影响怀孕。

885 为什么会发生宫腔粘连？

正常情况下宫腔前后壁紧贴，随着卵巢的周期变化，子宫内膜也呈周期性变化，在月经期出现功能层剥脱，基底层会重新生长修复，不会发生宫腔粘连。如果子宫内膜的基底层被破坏，不能重新生长，使宫腔内肌层裸露，就会发生宫腔粘连。宫腔粘连通常发生于与妊娠有关的宫腔手术，如人流术，或者是发生于一些妇科手术后，如子宫纵隔切除术。反复多次的刮宫引起的宫腔粘连最多见，因此育龄女性要落实好避孕措施，避免手术，以避免宫腔粘连导致继发不孕。

886 为什么宫腔粘连需要治疗？应该怎么治疗？

宫腔粘连造成宫腔全部或部分闭塞，导致一系列症状，如闭经、月经过少、痛经、反复流产及不孕等。临床上怀疑宫腔粘连的患者，对于没有临床症状且没有生育要求的，不需要进行手术治疗。对于不孕症、反复流产、月经过少、闭经患者等，如果有生育要求，宫腔镜下宫腔粘连分离手术是首选治疗手段，不仅可以明确诊断同时还可以进行治疗。根据病情需要，术中可能在宫腔内放置球囊、节育环等，预防再次粘连。术后需要口服雌激素，促进内膜生长，预防粘连复发。

887 为什么宫腔粘连分解术后要尽快备孕？

宫腔粘连分解术后还是有可能再次粘连的，所以术后一定要预防感染，注意个人卫生，一个月内不要进行阴道冲洗，禁同房2周。术后应用雌激素和孕激素周期治疗，促进子宫内膜的修复，一旦月经复潮，可以尽快备孕。宫腔粘连根据粘连的程度表现也不一样，如果完全粘连，并且分离困难，术后上环1～3个月，以避免再次粘连。取环时少数患者宫腔镜复查发现宫腔仍有粘连，则需要再次行粘连分解术。个别宫腔粘连严重的患者需要行多次粘连分解术。

888 子宫内膜薄有什么好的治疗办法？

子宫内膜是胚胎着床的地方。子宫内膜厚度薄、血流量不足及激素分泌缺乏，胚胎就不容易着床，可导致妊娠率下降甚至不孕。一般认为排卵前雌激素达峰值时的内膜厚度低于8 mm为薄型子宫内膜。子宫内膜薄首先要检查原因，可以使用宫腔镜检查排除一下是否有宫腔粘连，如果有宫腔粘连需要宫腔镜下行粘连分解手术，术后给予雌孕激素序贯治疗促进内膜生长。还可以给予大剂量雌激素口服，或者阴道塞雌激素栓等措施，促进内膜生长。当然如果没有生育要求，或者子宫内膜薄但不影响怀孕，也不需要处理。子宫内膜薄不是一定会影响到妊娠的。

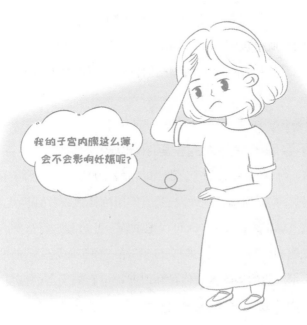

889 为什么子宫内膜异位症会影响怀孕？

子宫内膜异位症是子宫内膜生长在子宫腔以外部位所引起的疾病，卵巢巧克力囊肿最为常见。约25%～50%的不孕女性合并子宫内膜异位症，30%～50%子宫内膜异位症患者合并不孕。子宫内膜异位症可导致盆腔粘连，干扰卵巢排卵及输卵管拾卵及转运。盆腔炎症影响输卵管的蠕动及节律收缩，还对精子运动及精子形态有损害作用。而且常存在内分泌异常，包括卵泡发育异常、未破裂卵泡黄素化综合征、黄体功能不全等。该类患者的胚胎发育速度较慢，胚胎着床率低。所以说子宫内膜异位症是全方位影响怀孕。

890 子宫肌瘤对怀孕有没有影响？

子宫肌瘤是育龄期女性最常见的一种妇科良性肿瘤。按照和子宫肌层的关系分为三种，分别是肌壁间肌瘤、浆膜下肌瘤和黏膜下肌瘤。对于浆膜下肌瘤而言，肌瘤凸向子宫外，往往对怀孕没有影响，但是当子宫肌瘤过大引起压迫症状时，如尿频、尿急、便秘等，需结合实际情况考虑是否进行手术治疗。对于肌壁间肌瘤而言，肌瘤被肌层包围，多数不影响怀孕，但是当肌瘤压迫宫腔时，可能会影响胚胎的着床。对于黏膜下肌瘤，肌瘤凸向宫腔，犹如异物占据着宫腔环境，可能会影响怀孕。

891 不孕患者合并大的子宫肌瘤怎么治疗？

不孕患者合并大的子宫肌瘤非常多，如果肌瘤不影响怀孕，不需要手术，直接辅助生殖。如果肌瘤特别大、压迫宫腔影响怀孕或者引起异常的子宫出血、月经过多等症状者，需要手术治疗。可以把试管婴儿过程进行分解，在子宫肌瘤剥除术前或术后先取卵，等一年后再进行胚胎移植。如肌瘤剥除术前取卵，可以攒足胚胎后再考虑手术。肌瘤剥除术后促排和取卵均不影响子宫的恢复。医生建议子宫肌瘤剥除术后避孕，是让子宫充分的休息恢复，防止怀孕过程中子宫切口破裂。

892　为什么女性得了恶性肿瘤不一定做不成妈妈？

目前女性肿瘤患者生殖力保存有三种方法：胚胎冷冻、卵母细胞冷冻和卵巢组织冷冻。胚胎冷冻是目前为止最成熟的技术，适用于已婚的女性，其促排卵过程需要将抗肿瘤治疗推迟 2～4 周，不适合于对激素刺激有禁忌的肿瘤患者。卵母细胞冷冻适用于未婚的女性，刺激卵巢使其产生多个卵子，冷冻保存在液氮中，待肿瘤缓解后取出冷冻的卵子进行解冻，再行体外授精和胚胎移植。卵巢组织冷冻不需要卵巢刺激，不会延误患者的放化疗，等肿瘤稳定后再行卵巢皮质自体移植，可以恢复患者的生殖内分泌功能。所以女性得了恶性肿瘤，通过生育力保存，待肿瘤治疗后仍然有生育的机会。

893　为什么有些宫颈癌患者术后可以保存生育功能？

宫颈癌是妇科恶性肿瘤的第一位，而且现在有年轻化的趋势，40 岁以下的女性占到了 20%。有生育需求的女性得了宫颈癌，大部分还是要选择保留生育功能的。治疗指南建议对于 I 期的宫颈癌，肿瘤小于 2 cm，患者年轻，没有其他部位的转移，肿瘤仅局限在宫颈，可以保留生育功能。早期的宫颈癌可以行宫颈的广泛切除加盆腔淋巴结清扫，这样子宫体就可以保留下来，以后就有可能再生育孩子。所以宫颈癌术后保留生育功能是可行的，当然病例的选择相当重要。

894　为什么有些患者子宫内膜癌治疗后还能生育？

子宫内膜癌的患者群近年来有年轻化的趋势。早期子宫内膜癌具有肿瘤分化程度好、病变局限和孕激素治疗有效等特点，保留生育功能的治疗方式因此逐渐受到重视。一般选择 40 岁以下尚未生育或有较强烈生育愿望、肝肾功能正常且对药物治疗无过敏反应的患者；子宫内膜癌恶性程度不高，同时孕激素受体阳性者以及分期较早的患者。保留生育功能时主要治疗方式是口服孕激素治疗，也可采用宫腔镜切除肿瘤联合口服孕激素治疗。这些患者生育后要重新评估病情,必要时需尽快通过手术或其他方式治疗。

---

895 为什么部分卵巢癌患者有机会保存生育功能?

卵巢癌是女性生殖器官常见的恶性肿瘤,其发病率次于宫颈癌和内膜癌,位列第三,但死亡率却占妇科肿瘤的首位。卵巢癌可以分为几个常见的类型,即上皮性、生殖细胞、性腺间质等,在少数情况下可以保留子宫和对侧卵巢,从而保留生育功能。例如早期上皮性卵巢癌局限在卵巢内,生殖细胞和性腺间质肿瘤局限于单侧卵巢。卵巢交界性肿瘤(介于良性和恶性之间),只要局限于单侧附件,也是可以保留生育功能的。但是保留生育功能的患者术后如果需要化疗要积极地进行化疗,在完成生育以后通常需要将子宫和对侧卵巢切除。

---

896 乳腺癌术后女性如何获得妊娠机会?

对于有生育愿望的乳腺癌患者,医生会根据患者情况选择对生育力影响比较小的化疗方案。尽量减少烷化剂的用量及化疗的周期数,将患者的卵巢功能影响降到最低。另外乳腺癌术后行放化疗前,也可以通过卵子冷冻或胚胎冷冻保存生育力。乳腺癌治疗结束后如自然妊娠不成功,建议尽早行IVF助孕。对于要求生育的乳腺癌术后女性,应根据癌肿的病理类型、病程早晚、转移情况及全身的整体情况,结合科学和人文因素综合考虑后备孕,怀孕时间可以考虑在手术治疗两年后。

---

897 为什么定义35岁以上女性是高龄女性?

世界卫生组织规定大于等于35岁的分娩的产妇叫高龄产妇。其依据是当女性年龄超过35岁,身体的功能会发生变化,不孕症的发生率更高、流产率更高、胎儿染色体异常的发生率更高、孕期并发症发生率也远远高于年轻女性,因此提出这样一个定义,作为警戒线,让女性在考虑生育的时候,能提高预防意识,提早计划。"高龄女性"仅仅是指在生育方面处于不利阶段,在人生的其他方面35岁还正当年。

898 为什么高龄女性的备孕期是半年?

对于35岁以上的女性,建议备孕时间为半年,超过半年未孕就应该做相关的检查,尤其是进行卵巢储备功能评估。原因就是高龄女性可能存在卵巢功能的下降,需要积极进行治疗,必要时借助辅助生育技术助孕。如果卵巢储备功能正常,要监测排卵情况,必要时进行促排卵治疗。全球的数据都表明35岁以下的女性IVF的成功率基本稳定,而35岁以上的女性IVF成功率呈明显的断崖式下降,年龄每增加1岁,其成功率约下降5%。因此对高龄女性备孕半年后未孕应积极检查及助孕。

899 为什么高龄女性更容易发生流产和胎停?

胎停和自然流产是在孕早期就终止了妊娠,无法等到一个健康胎儿。发生这种情况可以说是一种优胜劣汰,约50%是由于胚胎染色体异常造成的。女性年龄越大发生染色体异常的概率越高,机制很复杂,其本质是卵子的老化。高龄孕妇常合并一些代谢性及免疫性疾病,不利于胚胎发育,与流产密切相关。此外,高龄孕妇的卵巢黄体功能不全,或有宫腔异常、子宫内膜炎及子宫腺肌症等,也会造成胚胎的停育。所以为了降低流产和胎停的发生率,建议早生育,避免高龄生育。

900 为什么高龄女性怀孕建议做羊水穿刺?

35岁以上的高龄女性发生胎儿染色体异常的概率增高,医生会建议进行羊水穿刺。羊水穿刺是一项产前诊断技术,抽取羊水进行化验。羊水中有胎儿表皮脱落细胞,携带着胎儿的遗传信息,通过染色体检查和基因检查可以诊断胎儿是否患有染色体疾病或者基因疾病，避免造成家庭和社会的严重负担。临床上常用的另一种方法即无创DNA筛查没有羊水穿刺检查准确，选择做无创DNA检查，需要承担一定的风险。因此，高龄女性怀孕更建议做羊水穿刺。

901 为什么高龄女性需要辅助生殖治疗时可以做三代试管？

第三代试管婴儿是胚胎移植前遗传学筛查的俗称，常用于夫妻双方染色体异常或有单基因病时。当胚胎培养成功后，在移植前先对胚胎染色体或者基因进行检查，目的就是要筛查所有胚胎是否携带致病基因。高龄女性由于卵子的老化，胚胎染色体非整倍体异常的概率较高，会导致胚胎种植失败、流产或者胎儿异常。为了降低不良结局发生率，国内专家指南建议高龄不孕女性（≥38岁）可以考虑第三代试管婴儿治疗。

902 如何知道输卵管是否通畅呢？

常用的方法如下。① 子宫输卵管碘水造影：最常用的检查手段，可以清楚地了解子宫、输卵管形态，有无积水或阻塞等；② 宫腔镜下输卵管通液术：宫腔镜可直视观察到宫腔全貌，通过向双侧输卵管口注入亚甲蓝液体判断其通畅度，能够同时处理内膜病变；③ 子宫输卵管超声造影：是在超声监测下行输卵管通液，常用于碘过敏患者；④ 宫腹腔镜联合输卵管通液术：在腹腔镜直视下可观察子宫、输卵管、卵巢以及周围腹膜的外观形态，同时宫腔镜下通液，通过腹腔镜可观察到输卵管的通畅情况，进行诊断和治疗。

903 为什么输卵管造影后不要立即备孕？

输卵管造影是通过导管将造影剂注入子宫腔内，通过X线监测造影剂从输卵管流到子宫腔的情况，了解子宫腔形态和输卵管是否阻塞以及阻塞程度和部位等。一般造影选择在月经完全干净后3～7天进行，术前3天禁性生活。造影管通过阴道进入宫腔的过程，有可能把阴道里面的细菌带入宫腔，造成宫腔感染，同时这些细菌也可通过输卵管带入盆腔，引起盆腔炎。所以造影术后口服两天抗生素预防感染。此外，2周内不能性生活和盆浴，否则容易造成感染，引起子宫内膜炎或盆腔炎。

904 为什么拍X线片不影响备孕和怀孕？

美国妇产协会指南指出，影响孕期的胎儿风险和畸形因素包括胎龄及射线辐射剂量，具体风险如下：① 妊娠0～2周影响胚胎发育的剂量阈值为50～100 mSv，超过此值可造成胎儿死亡；② 妊娠2～8周导致畸形剂量阈值为200 mSv，超过此值可造成先天畸形；③ 妊娠8～15周阈值为60～310 mSv，超过此值可影响智力、畸形；④ 妊娠16～25周阈值为250～280 mSv，超过此值主要可影响智力。人体接受辐射达到一定程度才会引起危害，但一般拍一次X线片接受剂量为0.02～0.05 mSv，与上述有害剂量阈值相差较大，不会影响备孕及孕期的胎儿。怀孕期间，头部、颈部、胸部和肢体的X线片几乎不会扩散到胎儿部位。但为了优生优育，建议做好腹部保护措施再拍片。

905 为什么短期备孕未成功无需过度紧张？

正常夫妻每个月怀孕的概率约20%，备孕6个月怀孕的概率约60%，备孕1年怀孕的概率约85%，而备孕2年怀孕的概率约95%，由此可见生育能力有很大的个体差异。因此短期备孕1～3个月未成功很常见，继续正常备孕。情绪也是一个重要因素，精神过于紧张反而会降低自然受孕成功概率，甚至男方心理压力过大导致勃起障碍影响怀孕。男方禁欲时间长排出的精子活力差也影响怀孕。因此备孕期间要保持良好的心情和健康的生活方式，应尽量增加性生活的频率，每周3～4次受孕率最高。

906 为什么HCG阳性也不一定就是怀孕?

测到尿HCG阳性多数情况是怀孕了,但还有可能是其他滋养细胞疾病引起的,如葡萄胎、恶性葡萄胎、绒毛膜癌等。某些卵巢的胚胎性肿瘤如内胚窦瘤等,尿中也可以测到HCG阳性。如果是明显的阳性,还要注意是否是宫内妊娠。总之,发现HCG阳性后,最好动态监测血液中HCG的增长情况,同时结合超声以确定是否是正常怀孕,排除异位妊娠。足月产、流产、宫外孕及滋养细胞疾病都需要监测血液中HCG值转阴。

907 为什么孕早期用HCG的增长来评估妊娠状况?

HCG称为人绒毛膜促性腺激素,一般受精后第6天胎盘滋养层细胞开始微量分泌HCG,受精后第7日就能在孕妇的血中测出HCG,之后HCG水平迅速升高,在孕8～10周时达到高峰,然后缓慢降低,至妊娠中晚期血清浓度仅为峰值的10%左右,持续至分娩,产后2周恢复至正常月经周期水平。监测HCG的动态变化,有助于妊娠的诊断和预后判断。多胎妊娠、葡萄胎、绒毛膜上皮癌患者血HCG的浓度均较正常妊娠女性高。孕早期血HCG值低或呈下降趋势,提示妊娠预后不良,如果每48 h血HCG值升高不足66%,有异位妊娠和流产可能。

908 怀孕后孕酮也是随孕周增长的吗?

在整个怀孕过程中,孕酮一般是稳步略微上升的。在孕5～6周时,体内的孕酮主要是由卵巢分泌,可能会达到5～10 ng/mL,一般不会超过20 ng/mL;到孕7～8周以后,此时胎盘组织形成开始分泌大量的孕酮,主要作用是支持胎儿的发育,一般会超过20 ng/mL;到了中晚孕期,孕酮可能会上百。不能仅凭单次的孕酮数值判断胎儿发育情况,因为孕酮一天当中不同时间段的波动性比较大。在试管助孕过程中,所用的黄体支持药物不同,孕酮血值也会差别很大。有些黄体酮药物并不能通过抽血化验得到的孕酮数值反映出来。

909 怀孕期间感冒发烧可以用药吗?

怀孕期间分为孕早期、孕中期、孕晚期。孕早期是对药物特别敏感的一个时期,所以用药更加谨慎。如果感冒的症状并不严重,可以多喝水,多吃新鲜蔬菜、水果等;如果感冒症状比较严重,咨询下医生如何用药。如果咳嗽厉害,可以加上雾化吸入等物理方法,有助于缓解感冒症状。如果有高烧等严重症状,可以服用适当的退烧药来缓解症状,持续的高热对胚胎发育非常不利。孕中期和孕晚期,胚胎对药物毒性的敏感性下降,如果需要可以酌情选择对胚胎影响小的药物进行治疗。

910 为什么会发生宫外孕?

异位妊娠是指种植于子宫体腔以外的妊娠,发生率约占所有妊娠的2%,最常见的为输卵管妊娠。输卵管炎症是主要原因,常造成输卵管周围粘连,输卵管扭曲,管腔狭窄,蠕动减弱,影响受精卵运行。除此之外,输卵管妊娠史或手术史、输卵管发育不良或功能异常、辅助生殖技术、避孕失败等也会造成输卵管妊娠。其他因素如子宫肌瘤或卵巢肿瘤可以影响输卵管的通畅性,使受精卵运行受阻;盆腔子宫内膜异位也可增加受精卵着床于输卵管的可能性。

911 什么是复发性流产?

复发性流产英文缩写为RSA,不同国家和地区对RSA的定义不完全一致。目前我国关于RSA的定义是发生3次或以上的妊娠28周前的妊娠丢失,不过目前多数生殖医学专家认为,发生2次妊娠丢失就应当引起重视,倾向于把发生2次及以上的流产定义为RSA。胚胎染色体异常仍然是导致RSA的最常见原因。在母体因素中,自身免疫因素占比第一(约30%),血栓前状态占比第二(15%~20%),还有生殖道解剖异常、内分泌异常及感染因素等。此外,仍有40%左右的RSA患者流产原因不明。

912 为什么复发性流产需要夫妻双方共同查原因？

导致复发性流产的原因，可能是胚胎染色体异常、母体因素和环境因素，其中占比最高的原因仍是胚胎染色异常。在检测胚胎染色体的同时，一方面，女方需要进行染色体、内分泌、子宫形态等系统性检查，明确有无可能与流产相关的因素；另一方面，胚胎包含的遗传物质有来自父亲的一半，因此男方的染色体和精液检查也很重要，如精液中精子DNA碎片率较高，也提示了流产风险可能会增加。因此，复发性流产需要针对夫妻双方来进行原因的检查。

913 为什么复发性流产需要查夫妻双方的染色体？

染色体结构的异常例如染色体平衡易位和罗伯逊易位，并不影响人的生长发育、健康状态及寿命等等，但是却和生育息息相关。例如平衡易位最常见的是两条染色体中各有一部分的遗传物质发生了交换，在这种情况下，由于发生染色体结构异常的男性或女性本身遗传物质并没有多或者少，因此他／她本人是健康的，但是精子和卵子形成时候需要将遗传物质分配一半出来，在遗传物质分配过程中就极易发生错误，导致精子／卵子染色体一条或一段的异常，从而导致胚胎染色体异常，进而导致胚胎停育。因此在复发性流产的人群当中，夫妻双方均需做染色体的核型分析。

914 为什么人工流产和药物流产不是随意选的？

人工流产和药物流产都是避孕失败的补救措施。药物流产通过口服药物，使宫腔蜕膜自行脱落，适应于妊娠时间≤49天的情况。药物流产成功率大约80%，如药流失败或残留，需进一步行人工流产术终止妊娠。药物流产有一些禁忌证：肾上腺疾病、血管栓塞病史等；青光眼、心血管疾病、哮喘等；带器妊娠、异位妊娠等。如果患者为胚胎停育，需要检测胚胎染色体的建议进行人工流产术。人工流产术包括负压吸宫术（妊娠＜10周）和钳刮术（妊娠10～14周）。

915 为什么药物流产后部分患者会出现月经不规律?

如果药物流产后出现月经不规律,首先通过查血β-HCG明确是否转阴,排除妊娠滋养细胞疾病。通过超声检查明确是否存在妊娠物残留,必要时行清宫术。如果患者月经量减少还存在宫腔粘连可能。此外可通过超声监测卵泡发育和排卵情况,可以明确是否存在排卵障碍。经上述检查发现异常则需要治疗。少数患者是因为流产相关的精神心理因素导致短期的内分泌失调及月经不规律,能自然恢复,不用治疗。

916 为什么会发生卵泡未破裂黄素化?

未破裂卵泡黄素化是引起不孕的一个重要原因。目前其病因尚不十分明了。多数认为可能与中枢内分泌紊乱(如LH峰状分泌水平不够、LH受体数量下降、催乳素过高等等原因),局部障碍(如子宫内膜异位症、卵巢手术导致的盆腔粘连、卵巢炎症导致卵巢表皮增厚等原因)及精神心理等因素有关。有研究表明,药物促排卵或超促排卵周期中,未破裂卵泡黄素化的发生率明显高过自然周期,表明在促排卵过程中卵泡的发育及排卵与自然周期有差异。

917 POI会影响寿命吗?

由于POI增加代谢紊乱和心血管疾病的风险,有研究结果也显示未经治疗的POI患者的寿命缩短,激素替代治疗可能降低风险。此外,戒烟、健康饮食、规律运动、维持合适的体重也有帮助。对于幸福感而言,雌激素治疗可改善POI患者的生命质量已基本得到认可,但联合雄激素治疗是否可进一步改善总体幸福感仍需要进一步明确。

918 POI患者需要调整哪些生活方式?

一旦诊断POI后,就要调整好心态接受这个结果,生活方式上作出相应的改变,尽量减少POI带来的危害,如POI可能增加骨质疏松的风险,日常就要注意锻炼,适当的负重训练、补充维生素D和钙,维持合适的骨量;对于代谢紊乱和心血管的风险,要戒烟戒酒、平衡膳食、合理运动、控制体重,尤其是腹部脂肪,控制好血糖、血脂、血压等,定期检查。

919 如何诊断黄体功能不全?

黄体功能不全是指卵巢排卵后形成的黄体分泌的孕激素不足,导致子宫内膜分泌转化不良,不利于受精卵着床,可引起黄体期出血、不孕、流产等。黄体功能不全的病因目前尚不明确,可能与卵泡发育不良、子宫内膜孕激素受体异常有关。这类患者的基础体温呈双相,但是上升缓慢,上升幅度小于0.3℃,持续少于11天;排卵后7天连续三天血清孕酮水平低于10 ng/mL;超声监测发现卵泡发育缓慢;黄体中期,内膜活检病理结果提示内膜发育延迟2天以上。

920 为什么高龄女性备孕有必要评估卵巢功能?

卵巢储备功能与自然受孕成功率和试管婴儿成功率有非常大的关系。评估卵巢储备功能的常用指标是卵巢上小卵泡的数量和血清AMH水平。有研究表明女性AMH的水平可以预测卵巢的反应性,根据AMH数值来判断使用促排卵药物的用量。高龄女性发生卵巢储备功能下降的概率更高,评估卵巢储备功能可以帮助患者了解自身情况,有助于对计划备孕做出决策,对IVF的结局做出正确预期,且能够帮助医生制定更好的助孕方案。

921 为什么人工授精前要做输卵管造影检查？

人工授精需要在输卵管至少一侧通畅的情况下才能实施，实施才有意义。如果没有做输卵管造影盲目进行人工授精，说明手术指征掌握不严格，会造成医疗资源的浪费，也会增加患者的经济成本和时间成本。造影不需要麻醉，检查时间短，检查后第二个月就可以怀孕了。造影使用的造影剂本身也有疏通作用，有研究报道造影后6个月内有约三分之一的患者能自然怀孕。所以输卵管造影对提高人工授精的成功率也有帮助。

922 为什么输卵管造影显示双侧通畅，却还无法怀孕？

正常受孕需要输卵管能在排卵后拾卵，通过蠕动将受精后的胚胎运送至宫腔。造影能检测输卵管是否通畅，但不能检测输卵管的拾卵和运输功能。如果输卵管有炎症粘连，丧失功能，即使管腔通畅也没法怀孕。要判断输卵管是否有粘连，需要做腹腔镜手术才能明确。如果不是输卵管因素导致不孕，得考虑其他因素，例如受精障碍、胚胎质量差或者发育停滞、内膜容受性差等异常情况。

923　为什么明明输卵管造影提示不通畅但又突然自然怀孕了？

输卵管造影是一种影像学诊断，并不是诊断输卵管通畅度的金标准，因为无创、费用低而被广泛采用。当造影诊断输卵管通畅或有输卵管积液时，一般是准确的。但当诊断输卵管不通畅、通而不畅时，其准确性会打折扣，因为输卵管造影有假阳性的可能，与部分患者造影剂充盈宫腔后疼痛引起输卵管痉挛有关。这些患者复行宫腔镜通液或者腹腔镜检查时可发现，其中有部分患者输卵管完全通畅。

924　如何治疗输卵管不通畅？

输卵管不通畅导致不孕怎么办？疏通输卵管有几种办法：输卵管通液、腹腔镜下输卵管通液、宫腔镜或者 X 线下导丝疏通、宫腔镜下输卵管通液。输卵管通液是非常传统的手段，几乎被摒弃。腹腔镜手术进行输卵管通液是效果最好的手术治疗方法。导丝疏通也叫介入治疗，只对输卵管近端堵塞有效，而近端堵塞的发生率只有 10%～20%。宫腔镜下通液常常被患者选用。宫腔镜技术不仅可以诊断和治疗宫腔内的疾病，通过宫腔镜下插管通液还可以对输卵管造影提示的输卵管近端梗阻进行确认和排除。

925　为什么患者和丈夫检查都没有问题，可就是怀不上？

不明原因性不孕的发生率约占不孕症的 10%。目前常用的诊断标准是：① 夫妻双方同居有正常性生活，超过 1 年未避孕未孕；② 月经规律，小卵泡数和基础内分泌均在正常范围，超声检测有排卵证据；③ 输卵管碘油造影或者宫腹腔镜证实双侧输卵管通畅，无盆腔及宫腔异常证据；④ 男方精液检查符合世界卫生组织的正常标准。不明原因性不孕可能与免疫因素、延迟受孕、年龄因素和卵巢储备能力低下、精神和心理因素、精卵结合障碍等因素有关。

926 患者和前男友怀孕流产过，为什么和现男友怀不上了呢？

受孕是一个复杂的生理过程，必须具备以下条件：卵巢排出正常的卵子；精液中的精子达标；卵子和精子能够在输卵管内相遇并结合成为受精卵；受精卵发育成囊胚后被运送进入子宫腔；子宫内膜适合于胚胎着床；着床后胚胎发育正常。任何环节出现问题都能阻碍受孕。上述问题有两种可能性；其一，有可能是男方精液的问题；其二，可能女方在流产后输卵管因继发的炎症导致输卵管堵塞，阻碍卵子和精子相遇受精，或者人工流产损伤了子宫内膜，引起宫腔粘连，影响胚胎着床。

927 为什么会发生精子卵子不结合？

精子要进入卵子内部，与卵子结合才能发育成一个新的生命。如果男方患有严重的少弱精子症，那么无论在体内还是体外都无法完成精子进入卵子的过程。一般说需要200个左右的精子合力打开卵子的外壳，其中一枚精子钻进去。精子进入卵子，如果发生了融合，胚胎学家会在显微镜下看到受精卵发生的变化。没有发生相应的变化，说明没有真正的完成受精的过程。为什么精子进入卵子内部还不能成功受精，机制非常的复杂，至今尚未能完全揭示其原理。

928 为什么做试管婴儿前有些患者要先行宫腔镜检查？

子宫环境是影响试管成功率的关键因素之一，如果子宫出现异常，试管成功率必然受影响，所以在移植胚胎前，评估子宫环境是很重要的。在试管婴儿前行子宫输卵管造影或阴道超声提示子宫腔有异常回声，提示宫腔内膜息肉、子宫黏膜下肌瘤、子宫纵膈畸形、子宫内膜结核或炎症等各种情况，则需要先行宫腔镜检查和治疗。宫腔镜是探查子宫环境最好的方法，它直观、全面、准确，检查的同时还能起到治疗的作用。

929 为什么助孕时医生建议提前检查甲状腺功能？

甲状腺是调节机体代谢的重要内分泌器官，当女性出现甲状腺功能异常时易发生月经不调、怀孕率下降，可能会对妊娠结局和后代健康产生不良影响。因此助孕时医生一般会同时常规检查甲状腺功能。除了临床甲亢或临床甲减外，部分患者的甲状腺检查结果还没达到临床诊断指标，此时称为亚临床甲亢或亚临床甲减。轻度甲亢的患者一般不用抗甲状腺药物治疗，病情较重者要在医生指导下服用丙基硫氧嘧啶，病情控制后逐渐减量。

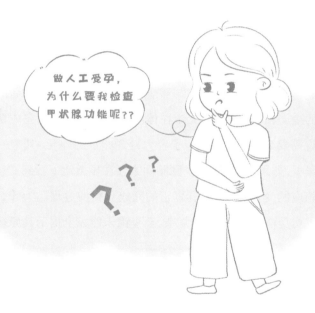

930 如何治疗孕前的甲状腺功能异常？

由于妊娠时 HCG 可以与促甲状腺素（TSH）受体结合并影响 TSH 值，因此妊娠前 3 个月的正常上限为 2.5 mIU/L。对于甲减患者，需服用左旋甲状腺素治疗。对于亚临床甲减患者，治疗建议如下：① 对于 TSH 大于 4.0 mIU/L 的备孕女性，用左旋甲状腺素治疗可改善妊娠率和流产率，但没有足够的证据表明

TSH 在 2.5 ～ 4 mIU/L 的女性进行治疗能改善妊娠率和流产率；② IVF 助孕时强烈推荐左旋甲状腺素治疗；③ 对于仅甲状腺自身抗体 TPO 阳性但甲状腺功能正常的不孕女性，不推荐左旋甲状腺素治疗；④ 在妊娠的前 3 个月，当 TSH 大于 2.5 mIU/L 时可采取治疗，如果同时有 TPO 抗体阳性，强烈推荐治疗。

931　患有乳腺结节可以做试管婴儿吗？

不孕女性常常有乳腺小叶增生，超声报告乳腺结节 Ⅱ 级或 Ⅲ 级占 80% ～ 90%，均为良性病变，向乳腺科医生咨询，一般不影响做试管婴儿。对于有些性质不明的结节，乳腺科医生可能建议做穿刺了解结节的性质，若病理为良性结节，可以不用特殊处理。对于少数经穿刺病理为恶性的乳腺结节，就要先转乳腺科手术治疗。患者做试管婴儿的过程中，促排卵后雌激素水平升高，可能造成乳腺结节加重，医生在用药时会根据情况考虑用药剂量，建议 3 ～ 6 个月复查乳腺超声，观察乳腺结节的变化情况。

932　取精困难的患者在接受 IVF 治疗前应该做何准备？

取精困难的原因有多种，包括心理、环境因素的改变；不习惯于手淫的方式；或者本身患有勃起功能障碍。进入人工助孕周期前后，男方应当戒烟酒，健康饮食，规律生活，适当运动，提高机体免疫力。然后做好心理调节，术前可以提前查看下取精室的环境，了解取精的注意事项与流程，减少相应的心理负担。必要时可以向男科医生求助，借助药物以及心理咨询帮助成功取精。若上述取精办法仍没奏效，可借助附睾或睾丸穿刺取精术来获得精子。

933　为什么不建议为做试管婴儿而辞职？

试管婴儿全程都不需要住院。整个试管婴儿治疗过程如果顺利一般在 2 ～ 3 个月左右，其中女方需要来院的次数 10 ～ 15 次左右，每次最多半天时间,男方需要来院的次数会更少一些,大约在 3 ~ 5 次。所以做试管婴儿并不会对上班族的时间产生太大的影响。做试管婴儿治疗是可以兼顾治疗和工作的,不建议为了做试管婴儿辞职。另外适当的工作,也可以分散患者治疗期间的注意力,有助于减轻思想压力,创造更轻松的氛围,更有利于试管婴儿的成功。

934 人工授精妊娠率低,为什么医生还建议我做?

人工授精的妊娠率虽然没有试管婴儿高,可是对于不孕的患者来说,人工授精的妊娠率是明显高于自然试孕的,而且人工授精还有以下优点:精子和卵子在体内自然受精,最接近自然妊娠;手术简单、用药少、对患者基本无损伤;费用较低,可以反复尝试(一般建议 3 次人工授精仍未孕的患者改 IVF 治疗)。对于女方有排卵障碍、宫颈解剖异常或黏液异常造成精子无法通过宫颈、阴道畸形或狭窄等,男方因素如轻度少弱精子症、非严重畸形精子症以及性功能障碍等因素,可以考虑人工授精助孕治疗。

935 如何选择人工授精或者试管婴儿?

人工授精和试管婴儿都属于辅助生育的办法。但人工授精创伤更小、费用更低,试管婴儿需要促排卵和取卵,而取卵是有创的,有出血和感染等风险,当然费用也更高。人工授精更接近自然怀孕的过程,因此对双方的怀孕条件要求更高。首先男性的精液要基本正常,前向运动的精子总数需要达到 1 000 万以上。其次女方的输卵管至少有一侧是通畅的。而达不到这两项标准,都无法进行人工授精,只能进行试管婴儿。

936 一代、二代、三代试管婴儿有何区别?

一代、二代和三代"试管婴儿"是俗称,便于交流,但不是专业的说法。所谓一代是指常规的体外授精(IVF):卵子在体外与精子受精,属于自然结合，好比"自由恋爱"。所谓二代是指卵胞浆内单精子注射（ICSI）：将单个精子注射入卵母细胞胞质内，在人工辅助下受精，好比"包办婚姻"。所谓三代是指胚胎植入前遗传学检测（PGT）：检测早期胚胎是否存在遗传异常，再将正常的胚胎移植入体内。简单来说，精子达标采用一代，精子不达标采用二代，有遗传问题采用三代治疗。

937 为什么做三代试管，必须要用二代试管的方式来授精？

做三代试管的时候，需要从第5天或者第3天胚胎中取出1个或几个细胞做检测，其所含的DNA量非常少，需要进行复制扩展，使DNA的量呈指数级上升，这样才有足够量的DNA产物进行测序分析。在做三代试管时，通过显微镜下卵细胞质内单精子注射（ICSI）技术，强制性只让1条精子与卵子结合，可以避免常规受精时透明带中隐藏的精子可能带来的父源性DNA的污染；另一方面，ICSI操作中，"剥卵"的过程也减少了卵丘细胞带来的母源性的污染，从而使结果更加准确。

938 为什么不能认为试管婴儿技术的代数越高越好呢？

一代试管即常规IVF是让卵子和精子在体外自然受精，主要适合于输卵管不通等女方因素为主的人群；二代试管（ICSI）是显微镜下将精子注入卵子的细胞质内来授精，主要适合于严重少弱精症等男方因素；三代试管（PGT）要通过ICSI技术获得胚胎，在显微镜下取出1～2个细胞进行遗传学检查，用于预防遗传病的发生。这三种是完全不同的技术，适用于不同情况的人群，主要是看患者的情况适合哪种技术。

939 为什么"三代试管"不能完全确保婴儿健康？

所谓的"第三代试管婴儿"技术，实际上就是加入了胚胎显微操作活检及分子遗传学等技术，该方法可以直接筛除、淘汰有问题的胚胎，挑选遗传物质正常的胚胎植入子宫，从而提高妊娠率、降低流产率、防止单基因病和染色体异常患儿的出生，达到优生优育的目的。目前，"三代试管"技术也有无法筛查出来的遗传疾病，因此，建议做三代试管婴儿的夫妻，要在怀孕前就做好准备工作，进行一些必要的遗传类项目的孕前检查，从而真正做到计划妊娠、安全妊娠。

940 为什么三代试管不是想做就能做的？

三代试管在植入前对胚胎进行染色体或特定基因检测，以选择没有携带遗传缺陷的胚胎植入子宫。所以三代试管仅仅适用于遗传疾病高危的妊娠，也就是夫妻一方或双方有染色体或者基因的遗传，有较高生育染色体异常疾患儿或者单基因疾患儿的风险。随着体外受精技术的成熟，运用PGT技术来预防胚胎染色体异常成为常规临床项目。此外，PGT还可应用于HLA配型、迟发性或易感性遗传病的预防。除了这些情况之外，对于没有遗传风险的夫妻，是没有必要选择三代试管的。

941 为什么反复发生流产的夫妻建议做三代试管婴儿？

如果发生大于等于三次流产，或者两次自然流产（包括胚胎停育），其中有一次胚胎染色体异常，可以进行第三代试管婴儿。自然流产的原因很多，最常见的原因是胚胎染色体的异常，占50%以上。如果反复发生不明原因流产，应该考虑胚胎染色体异常的因素，可采用第三代试管婴儿技术，确保移植染色体合格的胚胎，提高妊娠成功率。减少女性反复流产的痛苦和流产带来的子宫内膜损害。

942 为什么患有遗传病也可以通过试管婴儿生出健康孩子？

有些家庭有家族遗传性疾病，比如血友病、色盲、多囊肾、骨发育不良等等，孩子出生就不健康。这些疾病有明确的致病基因，可以通过第三代试管婴儿进行基因筛查，将没有致病基因的胚胎进行移植，这样就阻断了致病基因的遗传。当然这样的技术也是有限制的，首先要明确家族内或者至少夫妻双方携带已经报道过的致病基因；其次这种基因所致疾病确实严重影响健康甚至影响生命，才可进行基因筛查的。

943 为什么试管婴儿时取卵的数量会比超声上看到的少？

试管婴儿治疗中一个重要的过程就是打针监测排卵，每一次做B超医生都会测量卵泡大小，数卵泡的数量，卵泡大小达标后就该取卵了。取卵多，配成胚胎的机会就多，就有更多的移植和成功怀孕的机会。但取卵后发现实际取到的卵的数量比超声单上记录的卵泡数量要少，主要原因是超声看到中等卵泡的卵子不成熟没有取到卵，有些超声上看到的卵泡是空卵，没有卵子，还有可能在取卵前提前排卵。这些综合原因造成实际的获卵数少于超声单记录的数量。

944 为什么试管婴儿取卵数目不是越多越好？

大量研究显示行试管婴儿理想的结果是取到10～15个的卵子，然后经过1次新鲜胚胎移植，2次冻胚移植，能获得70%左右的累计成功率。许多患者总希望取到尽可能多的卵子，实际上过多的卵泡生长意味着卵巢对药物反应过于敏感或药物剂量偏大，可能会产生严重的并发症如取卵术后出血及卵巢过度刺激的风险，严重时需要住院治疗，甚至危及生命。同时卵子的数量多，质量不一定好，从而导致胚胎质量差，移植成功率降低。所以说超促排卵适度就是最好的。

945 女方取卵日当天男方精液中没有找到精子怎么办？

很多做试管婴儿的患者往往关注卵子，而忽略取精可能发生的意外情况。其实在现实生活中还是有许多关于精子的突发事件，比如采卵日取不到精子。如果男方通过手淫获得的精液中无精子，可以紧急通过睾丸/附睾手术显微穿刺取精，还可以同时冻存含有精子的附睾液或者睾丸组织，或者挑拣活动的精子进行微量冷冻,避免反复穿刺操作带来的损伤。若依旧无精子,可先行卵子冷冻,待男方获得精液后,再解冻卵子,配胚胎。

946 为什么有些人取卵后不能移植新鲜胚胎?

当打夜针时发现雌激素水平高、成熟的卵泡太多、术后有腹水或胸水,预示卵巢过度刺激高风险,移植新鲜胚胎会增加患者的健康风险,而选择冻胚移植更安全。当夜针日抽血提示孕酮水平增高,也不适合移植新鲜胚胎,因为内膜的容受性发生改变,不利于胚胎着床。此外,准备移植时发现子宫内膜太薄、宫腔有积液、输卵管积液、阴道炎,也会影响胚胎的着床而取消移植。另外,三代试管、需要积攒胚胎、黄体期促排方案、取卵术后发生了腹腔内出血等并发症等等情况,要取消鲜胚移植。

947 为什么做试管促排卵期间饮食调理也很重要?

首先注意叶酸和维生素 E 的补充。维生素 E 的功效非常多,对人的身体健康也很有好处。富含维生素 E 的食物有:果蔬、坚果、瘦肉、乳类、蛋类等。促排卵期间要注意蛋白质的补充,蛋白质对于女性卵子的发育和成熟能够起到促进的作用;另外,促排卵的过程中,由于促排卵药物的使用,血管通透性增加,血液中的液体渗出到组织间隙,重者导致胸水腹水,摄入较多量的蛋白质,可以提高血液中的渗透液,防止水分过度地从血液漏出。

948 试管用药及取卵手术会增加肿瘤的发生风险吗?

辅助生殖常用药包括促性腺激素释放激素类似物及拮抗剂、促性腺激素(Gn)、克罗米芬(CC)、HCG、雌激素、孕酮等。一般认为 Gn、雌激素和雄激素是卵巢肿瘤的促癌因子,而孕激素则是卵巢肿瘤的抑癌因子。目前大量的研究显示,女性接受 IVF 治疗不会增加肿瘤如卵巢癌、乳腺癌或子宫内膜癌的发生风险,也不增加交界性卵巢肿瘤发生的风险。但是仍需要更长时间的随访，以更好地评估该治疗的安全性。

949 试管婴儿促排卵会排出很多卵子，会不会导致提前衰老呢？

对于正常年轻女性来讲，每个月约有20～30个左右的卵泡启动进入生长轨道，但最后只有一个优势卵泡发育成熟并排卵，其他的卵泡就自动闭锁凋亡并被机体清除，原因是生理情况下机体分泌的卵泡生长激素FSH较低，不足以刺激大部分卵泡发育。控制性超促排卵是在人为控制下，通过增加FSH的剂量刺激大部分的卵泡持续生长，使得原本即将闭锁的卵泡继续发育成熟，进而可以取出体外。因此促排卵治疗并不影响卵巢的卵子数量和功能储备，不会导致卵巢早衰。

950 什么是卵子冷冻？

卵子冷冻是保存生育力的一种方法，即将女性的卵子取出进行冷冻，阻止卵子随人体年龄增加而衰老，待想生育时取出冷冻的卵子，进行解冻，通过体外受精形成胚胎，移植入子宫内。目前来说，卵子冷冻在我国适用于以下两种情况，第一是试管婴儿治疗过程中行取卵手术的患者，取卵日丈夫取不到精子，可以将卵子冷冻；第二种情况是年轻的肿瘤患者，在化放疗前可以选择先将卵子冷冻保存起来，保存生育功能，待肿瘤治愈后可以选择将保存的卵子解冻，从而实现生育的目的。

951 卵子冷冻的方法有哪些？

冷冻过程中冰晶形成导致细胞损伤，而冷冻保护剂可以减少细胞损伤。卵子冷冻主要分两种方式。① 程序化冷冻：又称慢速冷冻，是早期常用的方法，即在低温、低浓度冷冻保护剂的作用下，借助程序化冷冻仪进行缓慢降温，使细胞在冷冻时充分脱水,减少细胞内冰晶的形成。② 玻璃化冷冻:目前常用的冷冻卵子方式,卵子首先置于低浓度冷冻保护剂中平衡,然后再将胚胎置于高浓度冷冻保护剂中短暂平衡后投入液氮,快速降温使细胞内外环境均达到玻璃化状态,没有冰晶的形成。

952 什么是胚胎冷冻?

胚胎冷冻是人类辅助生育治疗中的一项基本技术,将通过体外受精技术得到的优质胚胎,保存于−196℃的液氮中,得到长时间冷冻保存,待以后自然周期或人工周期解冻后植入子宫腔内。做试管婴儿治疗时,需要将剩余的胚胎冷冻保存;对于可能发生严重卵巢过度刺激综合征的患者,不宜在治疗周期移植胚胎,可将胚胎冷冻;此外,对于有可能丧失卵巢功能的肿瘤患者,也可以选择冷冻胚胎来保存其生育能力,待肿瘤缓解后再考虑解冻胚胎进行移植,以达到生育的目的。

953 为什么医生建议要优先冷冻胚胎,而不是冷冻卵子?

冷冻胚胎和冷冻卵子都属于生育力保存。在有精子的情况下,建议优先冷冻胚胎,而不是冷冻卵子。因为卵子是人体最大的生殖细胞,本身水分含量多,冷冻起来很容易形成小冰晶,从而影响卵子质量,冷冻卵子后再解冻会有一定的折损。据统计,冷冻卵子的解冻复苏率大约是90%,冷冻胚胎解冻复苏率可达99%及以上。而且复苏后卵子的受精率、优质胚胎率也会受影响,所以冷冻卵子后试管婴儿的成功率比冷冻胚胎后试管婴儿的成功率低。

954 为什么精子质量有好有差?如何评价呢?

精子质量的好坏通过外观通常是难以判断的。一般要通过精液常规的检测来进行准确的分析,具体如下:① 精液量 ≥ 2 mL,精液一般呈乳白色,均质半流体状的液体，液化时间在 60 min 以内；② 精子的密度需要大于 2 000 万 / mL，或者精子总数大于 4 000 万个；③ 精子的活力，A级精子大于 25%，或者 A+B 级精子大于 50%，精子的活动率 ≥ 60%，正常精子形态的百分率 ≥ 15%，精子的存活率 ≥ 75%。以上这些指标都与生育直接相关，影响怀孕的概率。

955　为什么精子DNA碎片高影响胚胎质量？碎片多是怎么回事？

精子DNA碎片是指由于精子在生成和成熟的过程中，受到其他一些有害因素的影响，导致精子DNA完整性受到破坏，从而产生断裂的碎片。正常情况下男性的精子DNA碎片率不应该高于 20%。一旦超过 30%，可能会影响男性的生育能力，而且会影响胚胎的发育，增加胚胎停滞的概率，从而导致流产的发生。精子DNA碎片率偏高多与生殖系统感染、睾丸温度升高、精索静脉曲张、抽烟喝酒以及环境污染等因素有关。

956　为什么IVF授精前要给精子"洗澡"？

精液是由精子、精浆和其他细胞成分（包括白细胞、生皮细胞等）组成的。如果患者处于炎症等特殊情况下，精液中还可能存在红细胞。IVF授精前的"洗精"是一个非常重要的步骤，在保证获得尽量多的活动精子、不造成精子损失或对分离出的精子造成非生理性改变的情况下，尽可能去除精浆、死精子、微生物和白细胞等，最终从精液中获得正常形态、活动能力好的精子，避免在体外授精和培养时培养液和胚胎的污染。而且通过"洗精"的处理，精子才能获得授精能力。

957　为什么一起取出的卵子成熟度却不同？如何评判？

通常来讲，卵母细胞的成熟主要包括细胞核的成熟与细胞质的成熟。自然周期中，卵母细胞的细胞核与细胞质成熟通常是同步发生的。但是，促排卵治疗中，激素的使用可能引起卵泡周围生化环境的变化，从而导致细胞核和细胞质发育的不同步。当卵细胞与透明带之间出现间隙，第一极体在卵周隙释放，便预示着卵母细胞核的成熟，即卵母细胞进入 M Ⅱ 期，处于这个时期的卵母细胞便可与精子受精了。同时，细胞质的成熟也非常重要，细胞质成熟后，卵母细胞便呈现出颗粒细胞排列稀疏，放射冠半透明的形态学特征。

958 为什么医生说卵子透明带异常？透明带是什么？

人卵母细胞和早期胚胎周围包裹的厚 13～15 μm 的非细胞均质性结构称为透明带，由糖蛋白、碳水化合物和透明带特异蛋白构成。通俗来说就像蛋壳一样。透明带具双层结构，外层较厚，内层较薄且有弹性。透明带结构和功能的正常是精卵结合和胚胎植入前生长发育的重要保障。透明带既经特异性受体参与精子接受，感应顶体反应，促进精子与卵母细胞的融合，又通过受精后质地改变，阻止其他精子的进入，防止多精受精的发生，还通过机械包裹作用防止卵母细胞质扩散，确保卵子胚胎的结构完整性及其在输卵管中得安全转运。

959 透明带会影响胚胎的着床吗？

当胚胎生长进入囊胚期时，胚胎和子宫均会释放细胞溶解酶，辅助透明带软化变薄。当胚胎达到孵化前期，扩张期的囊胚会经历周期性的收缩和扩张，进一步消减透明带厚度，直到局部透明带发生开口，滋养层细胞从透明带中孵出，与子宫内膜细胞相互作用，直至着床发生。因此，一个具有弹性和适当厚度的透明带是胚胎成功孵化、植入成功的先决条件。部分患者因为透明带硬化胚胎不能孵出导致不孕。针对透明带的异常，可采用辅助孵化的技术，帮助胚胎着床。

960 卵子如何保证只与一个精子结合受精?

精子与卵子受精的过程中,女性生殖道中的免疫细胞、黏稠度和pH
值会影响精子的通过。当精子找到卵子时,就会迫不及待地想要跟卵子结合,这个
时候两者会发生顶体反应,这个时候就要看谁的力气大先进入卵胞膜了。先进入
的精子会与暴露在卵胞膜上的对接蛋白相结合并引发卵细胞的皮质反应,使得卵
细胞的外层变硬变厚,从而阻止其他的精子进入。因此,一个正常的卵子只能跟一
条精子受精。

961 为什么卵子在体外受精还会有受精失败?

IVF的全部卵细胞在授精后的16～20 h,未观察到原核释放,称为
完全受精失败。如果受精卵占卵细胞的比例小于25%,称为部分受精失败。受精
失败在IVF周期发生的比例大约为10%～15%。精子与卵母细胞的透明带结合和
穿透异常是受精失败发生的主要原因。透明带的基因变异和透明带增厚,也影响
皮质颗粒释放,影响精子穿透。卵子核和胞浆的共同成熟是卵母细胞受精的必要
条件。卵母细胞的质量关乎受精与妊娠结局。此外,受精失败还可能与促排卵过
程药物的使用和常规体外受精过程中的技术操作有关。

962 为什么显微授精把精子送到卵子里还会受精失败?

在不同的生殖中心,所用胚胎培养系统不同,操作人员经验及操
作方式不同,所用仪器不同,ICSI的受精结果不尽相同。一般ICSI的受精率为
50%～70%之间。影响ICSI受精的因素包括:① 是否有活精子是影响ICSI受
精率的关键。② 显微操作过程中不同环节的处理也是导致精卵受精与否的关
键。③ 显微注射损伤卵子结构,最终可能发生卵子死亡。一般报道发生率为
7%～14%,这可能是由注射卵子膜性结构或超微结构,减数分裂的纺锤体的破坏,
或(和)卵浆从针眼的外漏引起的。

963 为什么体外受精会出现多精受精的现象？

在体外受精的实验室操作中，原核期出现多原核合子是一种常见现象，发生率报道不一。其中多个精子穿透卵母细胞导致的多原核合子被称为多精受精。多精受精作为一种主要的异常受精形式，在自然受孕时很少发生。可以明确的是人工助孕技术的使用增加了多精受精的发生率。导致多精受精的因素众多，可能与卵母细胞的成熟状态、授精精子密度、皮质反应、卵子募集过程中造成的透明带损伤或先天透明带缺损、卵泡液中高激素水平等相关。少数患者的某些周期可见高比例的多精受精。

964 受精失败的患者如何在下一周期尝试早期补救 ICSI？

受精一旦失败，可能没有胚胎移植，患者将被迫放弃周期。因此，对于前一 IVF 周期出现受精失败（包括完全和部分受精失败）的患者，建议在新的 IVF 周期进行短时授精＋补救 ICSI，即在加精后 6 h，通过对第二极体释放的观察判断受精与否，仅见单极体的卵子行早期补救，补救后受精与临床结果均有明显提高。早期受精的判断时机，判断依据，以及早期受精失败补救标准的确立，将有助于该类患者临床结局的改善。早补救 ICSI 除及早发现受精失败的优势以外，还包括短时授精的优势，可早期获得卵子成熟度的判断，减少精子因素 ICSI 比例等。

965 什么是卵子激活？

在正常受精过程中，精子进入卵子后，会导致卵母细胞内的钙离子浓度发生持续数小时的周期性短暂升高，这个过程被称为卵子的"钙振荡"。卵子钙振荡会引发大量生化反应事件，代谢活动重新活跃起来，这个过程称为卵子激活。激活后的卵子会发生一系列的变化，包括皮质反应，透明带反应等，卵子完成第二次减数分裂，排出第二极体，开启后续的胚胎发育过程。在自然生理条件下，卵子接受了精子后，卵子就会被激活，从而启动受精过程。在试管过程中，精子和卵子虽然在体外相遇，但大多数精子仍可激活卵子，不需要进行卵子人工激活。

966 什么情况下要进行卵子的人工激活？

在受精前，卵子如同一个"睡美人"一样停留在减数分裂第二次分裂的中期，此时的代谢水平相对较低。多数情况下，精子穿透卵子便可激活卵子，但是在某些情况下，需对卵子进行人工激活。包括：① IVF 周期受精失败后，行 ICSI 周期仍为完全受精失败的患者；② ICSI 受精率低于 30% 的低受精率患者；③ 男方为圆头精子的患者；④ 卵子质量差导致的异常受精或异常卵裂患者。卵子人工激活目前尚处于科研阶段，子代的远期健康还需要观察。

967 为什么不是所有的卵子都能发育成胚胎？

取卵手术后，胚胎学家立刻就会在显微镜下检查获卵数，患者也会第一时间知道自己取卵的数量。但过一周来看胚胎培养结果的时候，会有点失望，胚胎数量比卵子数量又少了几枚。原因有几个：① 取出的卵子并不是都成熟了，没有成熟的卵不能受精发育成胚胎。② 精子没有那么给力，没有让所有的成熟卵子都受精。如果受精率非常低，将来再取卵时医生会考虑二代试管。③ 卵子也不是都正常，不正常的卵也无法发育成优质的胚胎。④ 此外，大多数没有发育成优质的胚胎，原因也不清楚，可能和基因有关。

968 为什么胚胎形成和发育需要在低氧环境？

正常生理状态下，精子和卵子受精过程是在输卵管中发生的。受精后的早期胚胎发育发生在输卵管和子宫腔两个部位，输卵管内氧气浓度约 2%～8%（大气中氧气含量为 21%），宫腔内氧气浓度约为 2%。因此在进行体外胚胎培养时，胚胎学家也将胚胎置于模拟输卵管和子宫腔的低氧环境（培养箱）中培养。研究表明低氧环境能够提高胚胎正常受精率、优质胚胎率和可利用胚胎率，可以显著提高囊胚形成率。

969 什么是胚胎碎片？

胚胎碎片是胚胎体外培养过程中的常见现象。所谓碎片就是细胞外膜包裹的胞质结构，不同于卵裂球。Johansson等将碎片与卵裂球在直径上做了区分，将碎片定义为在第二天胚胎中直径小于45 μm，第三天胚胎中直径小于40 μm的细胞质结构。碎片的程度和类型决定了胚胎的发育潜能。现将第三天胚胎的碎片分为5种类型。1型的碎片少于5%，位置局限。2型碎片＞5%，伴有5个或5个以上形态均匀的卵裂球，大多局限在某一位置。3型碎片散在分布，体积相近。4型碎片面积大而分散，大小不均，而卵裂球数目少。5型碎片分散，细胞边界不清，常伴胞质收缩和颗粒化。种植潜能最好的是1型和2型碎片。

970 为什么胚胎发育过程中会产生碎片？

现认为，胚胎碎片多可能是胚胎发育不好所致。胚胎碎片的产生与母体因素、精子以及卵子及质量、培养环境及操作有关。当母体有子宫内膜炎或是输卵管积水等情况时，产生的胚胎碎片就多。质量差的精子和卵子也会导致胚胎碎片的增多，可能会导致胚胎停止发育。温度不适合或是培养方式异常，以及工作人员的操作过程不准确，都会导致胚胎碎片增多。移植时常规选择碎片少的优质胚胎。

971 胚胎质量的评价方法有哪些？

理想的胚胎质量评估系统应该是简便易行、具有较高的可靠性，并具有耗时短，非侵入性操作，不损害胚胎质量等特点。如何评估呢？① 形态学评估：根据胚胎形态将其分级，等级越高胚胎质量越差，是目前最常用的方法。② 植入前遗传学检测，可用于确定胚胎染色体倍性，避免非整倍体胚胎所致的妊娠丢失。③ 胚胎代谢组学：通过检测胚胎代谢产物、细胞因子、培养基或囊胚腔中游离的 DNA 分子等来评估胚胎的发育潜能，具有非侵入性及低风险的优点，但目前相关技术尚不完善，有待进一步发展。

972 胚胎形态是如何评分的？

胚胎发育是一个动态的过程，因此筛选优质胚胎进行移植需要结合多个时间节点来对胚胎的形态进行评估：① 受精后 18 ～ 19 h（原核期）：双原核对称；相同数量的核仁；双极体。② 受精后 25 ～ 26 h：胚胎发育至 2 细胞或者原核融合。③ 受精后 42 ～ 44 h：卵裂球数目不小于 4，碎片＜ 20%，无多核。④ 受精后 66 ～ 68 h：卵裂球数目不小于 8，碎片＜ 20%，无多核。上述为理想的筛选标准，未达到前两项标准的胚胎也可在第 5 天形成优质囊胚。对于胚胎数量少的患者优先以第 2 天或第 3 天的评分标准来筛选胚胎进行移植或冷冻。

973 囊胚是如何发育的？

胚胎发育至第 4 天，卵裂胚胎开始发生紧密化，卵裂球间出现连接。到第 5 天，胚胎在中央区域逐渐形成一个空腔而形成囊胚。囊胚期的胚胎细胞已分化成滋养层细胞和内细胞团：滋养外胚层细胞形成外部单层上皮，与透明带邻接；内细胞团位于滋养层内，聚集在囊腔的一侧。滋养层和内细胞团分别形成胚胎外结构和胚胎本身结构。在最初，囊胚大小与分裂早期胚胎相似，但随着囊胚腔内液体的聚积，囊胚的体积明显增大而成为扩展囊胚，完全扩展的囊胚的体积是卵裂胚胎体积的 2 倍，透明带因囊胚的扩张而变薄，最后透明带出现破口，囊胚孵出。

974 囊胚形态是如何分级的？

囊胚的评估也多用形态学描述的方法。根据囊胚的扩展程度分为

1～6级：1级（囊胚腔体积＜囊胚总体积的一半），2级（囊胚体积＞囊胚总体积的一半），3级（囊胚腔占据整个囊胚），4级（囊胚腔体积较早期囊胚明显扩大，透明带变薄），5级（囊胚正在从透明带破裂口孵出），6级（囊胚完全从透明带中孵化）。根据细胞数量和细胞黏结程度，将内细胞团和滋养细胞分为A～C级。内细胞团：A（细胞数目多，结合紧密），B（细胞数目较少，结合较松散），C（细胞数目极少）；滋养细胞：A（细胞数目多，囊胚四周均有细胞分布），B（细胞数目较少，较松散），C（细胞数目极少）。理想的囊胚应在第5天发育为4AA，第6天的评分应该＞5AA。

975 囊胚移植有哪些优点？

① 更符合生理情况：生理情况下，胚胎在输卵管内发育至第5天或第6天，成为桑葚胚或囊胚才移行入子宫。② 有利于选择高发育潜能胚胎：2～8细胞期的胚胎基因组尚未开始转录，难以选择高发育潜能的胚胎，只有当胚胎的基因组开始转录并发展为囊胚时，才能与无发育潜能或发育潜能低下的胚胎加以区别。③ 有效避免多胎妊娠：可选择更有活力的囊胚，通过单囊胚移植，既能保证良好的妊娠率，又能确切消除多胎妊娠的风险。④ 自然淘汰染色体或基因组异常的胚胎：通过自然选择机制，染色体或基因组异常的胚胎可在囊胚培养过程中发育终止而自然淘汰。

976 囊胚移植存在哪些风险？

囊胚移植在提高胚胎的植入率的同时，也存在一些风险：① 部分患者，尤其是获卵数低下的个人，囊胚培养过程中存在胚胎体外发育停滞，无可移植胚胎的风险。据统计卵裂期移植无胚胎可供移植的发生率为2.9%，而该指标在囊胚移植时会升高到6.7%。② 囊胚培养移植的另一个缺点是延长的体外培养时间使胚胎更易受培养基组分批间差异的影响。有学者认为囊胚培养存在胚胎DNA表观遗传学异常增高的风险。

977 为什么做三代试管时胚胎活检大多选择在囊胚期进行?

对于需要做三代试管的患者,在囊胚期的滋养外胚层上取几个细胞做基因检测,根据检测结果判断囊胚是否正常,这就是囊胚活检。在胚胎活检过程中要确保能获得足够数量用于遗传检测的细胞,同时要求活检方法对胚胎之后的发育有更尽可能少的影响。滋养层细胞活检,不仅能够最大程度地反映胚胎的遗传信息,而且也能够避免对胎儿部分的损伤。囊胚的滋养层活检较卵裂期胚胎可以获得的细胞数目增多,而且染色体嵌合比例显著低,这些都提高了遗传诊断的准确性;同时囊胚的培养技术、玻璃化冻融技术越来越成熟,以及激光仪器的发展也为囊胚活检的广泛应用提供了技术保障。

978 哪些患者需要做辅助孵化(AH)?

AH的临床适应证迄今无统一标准。目前认为,AH可能对预后较差的患者有作用,包括:① 女方年龄≥38岁,卵子质量随女方年龄增大而变差,透明带可能会失去正常弹性而变硬,影响胚胎正常孵出。② 反复种植失败者,排除子宫内膜、胚胎质量等明显影响植入的因素。③ 胚胎透明带异常,包括增厚(≥15 μm),或形状不规则,或透明带颜色深,呈深棕色,均提示透明带有功能上的缺陷。④ 发育较慢的胚胎,为了配合种植尽快与种植窗同步。⑤ 三代试管,便于做细胞活检。

979 为什么做试管婴儿移植胚胎不是越多越好?

试管婴儿治疗成功的目标是单胎足月活产。大量临床研究发现,一次植入3个及以上胚胎,与移植2个胚胎相比成功率并没有显著性增加,但多胎妊娠的风险明显增加。多胎妊娠对母体和胎儿都有许多危险,易导致流产、早产、胎儿宫内发育迟缓、妊娠高血压综合征等不良妊娠结局,增加围产儿发病率、死亡率、流产、早产及剖宫产率,被视为辅助生殖的严重并发症,而不是成功的助孕结局。

我国规定对于35岁以上患者一次可以植入最多3个胚胎，35岁以下最多一次植入2个胚胎，就是为了降低多胎妊娠的发生。

980 建议哪些患者做囊胚移植？

囊胚移植与胚胎种植生理过程更接近，因此从单次移植成功率来看，优质囊胚移植的助孕成功率要高于卵裂期胚胎。囊胚的发育潜能虽然高，但不是每个胚胎都能形成囊胚，即使是优质胚胎也存在无囊胚形成的可能性，存在无胚胎可移植的风险。女方相对年轻、卵巢储备功能较好、获卵数较多的患者；反复着床失败的患者，囊胚培养可以对胚胎的发育潜能进行二次筛选，减少因胚胎发育潜能低下导致的失败可以首选囊胚移植；而对于高龄、卵巢储备功能低下、获卵数少的患者，要考虑胚胎体外培养时间延长发育不成囊胚的风险，慎重决定是否要进行囊胚培养。

981 为什么胚胎移植后要阴道塞药？

胚胎移植后医生都会开一种黄体酮药物塞在阴道内。用黄体酮是为了进行黄体支持。新鲜胚胎是取卵后3天进行移植，取卵后，黄体功能被破坏了，需要补充黄体酮。冷冻胚胎移植，有部分患者并没有排卵，是人工周期药物准备的内膜，卵巢上没有黄体，这种情况也需要补充黄体酮。黄体酮是支持怀孕的激素，没有黄体酮胚胎就不会着床，着床后会流产。为什么阴道用药？黄体酮口服后吸收差，效果欠佳。黄体酮可以注射使用，但不方便。阴道内用黄体酮方便效果好。

982 为什么胚胎移植后不需要卧床？

移植胚胎后和怀孕早期都不需要卧床，要正常生活。胚胎送入子宫腔内，宫腔内是负压状态，胚胎不会被排出宫腔外。子宫内膜有大量的皱褶，沟沟坎坎，一颗小小的胚胎，会深藏其中，不会轻易掉落。胚胎移植后未着床，大约50%的可能是胚胎染色体异常，也就是胚胎本身质量不过关。自然免疫、炎症、输卵管积液、子宫腺肌症等也会导致失败。如果胚胎或者自身健康有问题，单纯卧床不会改变结局。因此卧床不会提高成功率，还会增加便秘、血栓形成的风险，有害无利。

983 为什么移植了优质胚胎还是没有怀孕？

低质量胚胎移植后易导致胚胎着床失败、自然流产率增加，移植优质胚胎是成功妊娠的关键。目前多用形态学评估胚胎质量，评分高的是优质胚胎。但是这种评估主观性较大，导致不同操作者的评分有差异。另外，胚胎评分并不能准确反映胚胎的发育潜能，评分低的胚胎移植后怀孕的不少，反之评分高的胚胎移植后不一定怀孕。因此优质胚胎移植没有怀孕可能是其发育潜能差。

984 怎么判断胚胎是否着床？

着床是胚胎在分裂发育的同时进入子宫并植入子宫内膜，建立母子间解剖结构上的联系以实现物质交换的过程。着床后的胚胎摄取母体血液营养继续发育。胚胎着床的过程涉及两个主要因素，一个健康的胚胎和一个有接受性的子宫内膜，而且两者的发育阶段要一致和同步才能植入。通常情况下，排卵后14天或胚胎移植后10天建议抽血化验HCG，如果HCG增长情况良好，超声下见到孕囊，说明胚胎着床成功。胚胎着床成功后其结局有可能为活胎、流产、宫外孕。

985 移植后肚子经常间歇性抽痛，会影响胚胎着床吗？

子宫平滑肌组织适度的收缩有利于胚胎着床。如果移植后出现子宫收缩痛，可能存在以下原因：移植困难，患者可能因为宫颈钳、探针的刺激诱发宫缩，引起下腹痛；某些不孕患者如伴有子宫腺肌症、多发性子宫肌瘤、子宫畸形等，自身宫缩频率会高一些；情绪问题也可能增加宫缩。反复种植失败的患者可能存在宫缩过快及过强的可能。建议下列情况可酌情使用宫缩抑制剂：既往有移植失败史且观察到移植日子宫内膜蠕动过快的患者；既往有移植失败史且有子宫腺肌症、多发性子宫肌瘤的患者；既往移植手术后有明显宫缩痛者。

986 为什么子宫容受性会影响助孕成功率？

子宫内膜容受性是指子宫内膜接受受精卵着床，并且发育成胚胎的能力。在正常月经周期中，月经第 19～24 日为种植窗。子宫内膜发生了一系列精细复杂的形态和功能转化，从而使得子宫内膜能够接纳受精卵植入。子宫内膜容受性下降是导致胚胎着床失败的一个主要原因。以下几个方面治疗有助于改善子宫内膜容受性：宫腔镜纠正宫腔病变，治疗输卵管积水等原发疾病，治疗子宫内膜薄，调节母-胎免疫，纠正母体高凝状态以及恰当的黄体支持等。还可以通过基因高通量筛查确定内膜种植窗以及有无菌群失调等。

987 为什么免疫因素也与胚胎着床密切相关？

排卵后孕激素升高使处于增生期的子宫内膜向分娩期转变，这一过程称为内膜脱膜化，使内膜在着床窗口期能够接受胚胎着床，是妊娠过程必不可少的一步。多种免疫细胞参与形成免疫耐受和蜕膜的发育和重塑。免疫异常可导致反复种植失败。影响胚胎着床的免疫因素分为自身免疫异常和同种异体免疫异常。自身抗体如狼疮抗凝物、抗磷脂抗体、抗核抗体等，需反复抽血至少2次，间隔一个月以上。同种异体免疫异常，如细胞因子、补体、淋巴细胞亚群分型等。

988 什么是反复种植失败？

胚胎成功种植涉及多种方面，需要有种植潜能的优质胚胎以及具有容受性的子宫内膜。反复种植失败目前没有统一的定义，争议的焦点集中在移

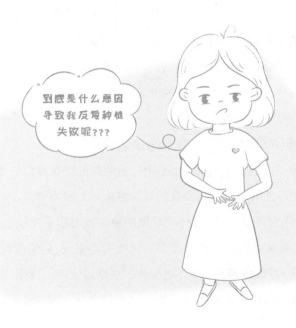

植的次数、所移植胚胎的数目及质量、胚胎的期别（卵裂期或者囊胚期）、鲜胚或冻胚、有无年龄限制等方面。一般国际上认为是经过2～6个体外受精-胚胎移植周期，移植10个以上优质胚胎仍未妊娠。国内多数中心一般认为经过3个移植周期仍未成功妊娠者是反复种植失败。

989 为什么会发生反复种植失败？

反复种植失败原因可以分为母体方面和胚胎方面。母体方面因素包括心理因素、子宫内膜因素、生殖系统解剖结构异常、母体的原发疾病包括盆腔疾病、凝血因素如易栓症、宫缩、免疫功能异常、内分泌因素以及生活方式等，占反复种植失败的2/3。例如胚胎在正常妊娠过程中可以免受母体的排斥反应，过强的免疫反应会导致种植失败。胚胎因素例如夫妻染色体异常、胚胎的染色体异常、卵子或者精子的质量下降、不良的体外培养或者移植技术等，这些因素损害了胚胎在子宫内发育、孵化和植入的能力，占反复种植失败的1/3。

990　为什么医生建议反复种植失败的患者打肝素？

肝素是具有抗凝、溶栓作用的抗凝药物。有一部分反复种植失败患者存在凝血异常，D二聚体升高、抗磷脂抗体阳性、同型半胱氨酸水平升高等，也就是通常所说的"血栓前状态"；或是有自身免疫性疾病的患者，如系统性红斑狼疮等，这些病都容易引起血栓形成，这些人需要使用低分子肝素。低分子肝素主要是皮下注射，主要的副作用就是出现各种出血倾向，例如注射部位瘀点，瘀斑；有的人也会出现过敏现象、肝酶异常升高。使用期间要定期监测凝血功能及肝肾功能变化，在医生指导下调整用药剂量。

991　为什么经过免疫治疗后胚胎还是不着床？

很多人移植一次失败就去行免疫检查，如果发现有1个指标有异常就会如释重负，感觉找到原因了，然后去进行各种各样的免疫治疗。但相当一部分人进行免疫治疗后，胚胎还是不着床。事实上，导致胚胎种植失败的原因有很多，也很复杂；不能都让免疫来"背锅"。是否存在免疫异常应该对生殖系统的功能和既往的治疗情况进行全面评估，首先排除掉其他因素。如果怀疑自己有免疫性疾病，建议到正规的风湿免疫科就诊，控制好免疫性疾病再考虑怀孕。因为免疫性疾病可以导致不孕，而且治疗所使用的部分药物会给妊娠过程带来风险。

992　怀孕早期发现阴道流血该怎么办？

早孕阴道流血的多种情况中，最危险的就是异位妊娠，也称宫外孕，是指胚胎在宫腔以外的地方着床发育的异常妊娠。如果有停经、腹痛和阴道流血，应及时就诊，排除宫外孕。其次，怀孕早期阴道流血可能是宫颈病变、宫颈息肉等导致的出血。有些先兆流产人群中出现一过性阴道流血，后续没有发生流产，但也可能会情况加重，发展成难免流产、完全流产或稽留流产。发生先兆流产征兆时，需至医院检查可能的相关原因并对症治疗，也就是俗称的保胎。

993 为什么HCG增长正常还会发生胎停？

如果HCG增长正常很大程度上可以反映胚胎发育良好，但胚芽胎心还是要以超声检查结果为准。一般怀孕后首先要关注HCG血值是否正常翻倍，还要留意有无黄体功能不足。但有时HCG血值早期增长正常，但后续变慢，发生胎停，主要原因可能是胚胎染色体异常，是自然界优胜劣汰的自然选择过程。刚发生胎停的时候，孕囊周围还有滋养细胞存在，所以HCG还会以较慢的速度持续增长，过几天后才开始下降。此时保胎并没有意义，还可能增加对母体带来的伤害。

994 为什么孕早期胚胎发育异常时不建议过度保胎治疗？

早孕期出血阴道流血、腹痛等先兆流产征兆时，在排除保胎禁忌证（如宫外孕）后，的确可以进行保胎。但是如果是胚胎本身的问题如染色体异常，胚胎根本无法发育成健康的足月儿，即使是再多的保胎药物也是无效的，无法逆转流产的结局；而且早孕期过多药物的使用可能与孕晚期胎盘粘连、胎盘植入等有关，使产后出血的发生率增加，因此在早孕保胎过程中，既要针对病因有目的的治疗，也要控制好保胎的"度"，不能盲目使用过多药物。

995 为什么生化妊娠本质上不同于流产？

妊娠不足28周、胎儿体重不足1 000 g而终止者称为流产。生化妊娠是指精卵结合后没有着床的现象，即胚胎很早就停止发育了，医学上不算做真正的妊娠。由于生化妊娠时胚胎随着月经剥脱的内膜而消失，因此其本质不同于流产。往往表现为月经推迟几天，从小便中测HCG阳性，或是血液中检测到很低的HCG水平，随后月经来潮，HCG转阴。因为胚胎没有着床，对子宫没有造成伤害，所以不需要担心，是人体排除异常胚胎的一种优胜劣汰机制，往往也不会影响下次怀孕。

996 为什么胎停后流出的胚胎组织建议做染色体检测？

胚胎停育，医学上称过期流产，原因包含胎儿、母体和环境因素等。过期流产主要是由于胚胎染色体异常导致的，因此这种情况建议做胚胎染色体检查，一方面是为了明确本次胚胎停止发育的原因，另一方面是为了更好地指导下次怀孕，为下次备孕提供明确的方向。即使夫妻染色体完全正常，也不代表精子和卵子中染色体完全正常。精子和卵子各包含父、母亲的一半染色体，精子和卵子在染色体分配过程中可能会出错，例如染色体数目的多少，从而导致精卵结合后胚胎染色体出错。

997 为什么人工授精、胚胎移植后会发生宫外孕？

无论是自然受孕还是人工授精、试管婴儿，宫外孕都有一定的发生率。人工授精后，只是把精子送入子宫中，接下来的过程和自然受孕过程一致，医生无法控制胚胎着床的位置。试管婴儿胚胎移植时，用助攻的方法把胚胎送入子宫腔内，有点像火箭升空。胚胎不会立刻着床，而可能在宫腔内游走，甚至走入了输卵管、宫角、宫颈管。在这些不适合的地方着床就是宫外孕。因此辅助生殖技术能帮助怀孕，但却不能预防宫外孕的发生。

998 为什么一旦发现宫外孕需要紧急处理？

宫外孕是妇产科最常见的一种急腹症之一，是妊娠早期引起孕妇死亡的首要原因，占孕早期孕妇死亡率的80%。宫外孕典型症状为：停经、腹痛和阴道流血，但仅有约50%患者有这三种典型的症状。对于尚未破裂或者流产的输卵管妊娠，因其症状不典型，诊断较为困难。早期诊断可减少威胁生命的失血性休克的发生，还可减少由于输血所导致的血源性感染性疾病的发生。一旦诊断为宫外孕，应住院治疗。宫外孕早期，可以局部注射化疗的药物氨甲蝶呤，这种药物具有杀胚的作用，能够把胚胎杀死，然后慢慢的吸收。如保守治疗失败应手术治疗。

999 为什么三胎及以上的妊娠需要做减胎手术?

医学上把一次妊娠宫腔内同时孕育两个或者两个以上胎儿时,称为多胎妊娠。多胎妊娠产妇在围产期妊娠期高血压、羊水异常、胎盘早剥、产后出血等风险也大大增加。早产、脐带异常、胎儿生长受限也常有发生。因此我们国家规定,通过试管婴儿助孕的三胎及以上的患者需要减胎至单胎或双胎,避免三胎或以上的妊娠分娩。

1000 试管婴儿的预产期是怎么计算的?

试管婴儿不是按照患者真实的末次月经来推算预产期,而是根据胚胎移植日来倒推末次月经。如果移植的是第三天胚胎,按照移植时间往前推17天为末次月经;如果是移植的囊胚,则按照移植时间向前推19天为末次月经。再使用自然妊娠的公式来计算预产期:末次月经月份减3或加9,日期加7。例如2月24日移植1枚囊胚,末次月经为2月5日,预产期为11月12日。还有一种方法是根据妊娠囊、胚芽等测量数值,借助超声的计算公式软件估计胎儿大小,由此来推算预产期。

参考文献 REFERENCES

［1］ DONG L, TEH D B L, KENNEDY B K, et al. Unraveling female reproductive senescence to enhance healthy longevity［J］. Cell Res, 2023, 33: 11–29.

［2］ YUE W, HUANG X, ZHANG W, et al. Metabolic Surgery on Patients With Polycystic Ovary Syndrome: A Systematic Review and Meta-Analysis［J］. Front Endocrinol (Lausanne), 2022, 10: 13.

［3］ JOHAM A E, NORMAN R J, STENER-VICTORIN E, et al. Polycystic ovary syndrome［J］. Lancet Diabetes Endocrinol, 2022, 10: 668–680.

［4］ NORRMAN E, PETZOLD M, GISSLER M, et al. Cardiovascular disease, obesity, and type 2 diabetes in children born after assisted reproductive technology: A population-based cohort study［J］. PLoS medicine, 2021, 18(9): e1003723.

［5］ PEÑA A S, WITCHEL S F, HOEGER K M, et al. Adolescent polycystic ovary syndrome according to the international evidence-based guideline［J］. BMC Med, 2020, 18: 72.

［6］ WANG R, LI W, BORDEWIJK E M, et al. First-line ovulation induction for polycystic ovary syndrome: an individual participant data meta-analysis［J］. Hum Reprod Update, 2019, 25: 717–732.

［7］ ESCOBAR-MORREALE H F. Polycystic ovary syndrome: definition, aetiology, diagnosis and treatment［J］. Nat Rev Endocrinol, 2018, 14: 270–284.

［8］ TEEDE H J, MISSO M L, COSTELLO M F, et al. Recommendations from the international evidence-based guideline for the assessment and management of polycystic ovary syndrome［J］. Clin Endocrinol (Oxf), 2018, 89: 251–268.

［9］ 中国医师协会内分泌代谢科医师分会. 多囊卵巢综合征诊治内分泌专家共识［J］. 中华内分泌代谢杂志, 2018, 34（1）: 1–7.

［10］ 中华医学会妇产科学分会内分泌学组及指南专家组. 多囊卵巢综合征中国诊疗指南［J］. 中华妇产科杂志, 2018, 53（1）: 2–6.

［11］ 印会河. 中医基础理论［M］. 上海: 上海科学技术出版社, 1984.

APPENDIX

数字

3β–HSD	3β– 羟类固醇脱氢酶
17–OHP	17– 羟孕酮

A

A_2	雄烯二酮
ACE	血管紧张素转换酶
ACOG	美国妇产科医师协会
ACTH	促肾上腺皮质激素
AES	雄激素过多协会
AFC	窦卵泡计数
AH	辅助孵化
AID	供精者精液人工授精
AIH	丈夫精液人工授精
AIT	自身免疫性甲状腺疾病
AMH	抗米勒管激素
AMPK	腺苷酸激活蛋白激酶
ASRM	美国生殖医学协会
AUB	异常子宫出血

B

BBR	盐酸小檗碱

B (续)

BIA	生物电阻抗法
BMI	体质指数
BPA	双酚A

C

CAH	先天性肾上腺皮质增生症
CBG	糖皮质激素结合蛋白
CC	克罗米芬
CCK	胆囊收缩素
COC	复方口服避孕药
CPP	中枢性性早熟
CRD	限制能量平衡膳食
CRH	促肾上腺皮质激素释放激素
CVOT	心血管结局研究
CYP	隐丹参酮

D

DASH	终止高血压饮食模式
DCI	D– 手性肌醇
DHA	二十二碳六烯酸
DHEA	脱氢表雄酮
DHEA–S	硫酸脱氢表雄酮

DOR	卵巢储备功能下降

E

E_1	雌酮
E_2	雌二醇
EAT	心外膜脂肪厚度
EDC	内分泌干扰物
EDHF	内皮源性超极化因子
eGFR	估算肾小球滤过率
EMA	欧洲药品评价局
ENac	上皮钠通道
eNOS	内皮型一氧化氮合成酶
EPA	二十碳五烯酸
ER	雌激素受体
ESHRE	由欧洲人类生殖与胚胎学协会
ET-1	内皮素 -1

F

FAGA	女性雄激素性秃发
FAI	游离雄激素指数
FBG	空腹血糖
FDA	美国食品药品管理局
FFA	游离脂肪酸
FINS	空腹胰岛素水平
FHA	功能性下丘脑性闭经
FSH	促卵泡生成素
FT3	游离三碘甲状腺原氨酸
FT4	游离甲状腺素
FTI	游离睾酮指数

G

GD	毒性弥漫性甲状腺肿
GDM	妊娠糖尿病
GDPP	促性腺激素释放激素依赖性性早熟
GH	生长激素
GI	血糖生成指数
GIP	抑胃肽
GIPP	非促性腺激素释放激素依赖性性早熟
GL	血糖负荷
GLP-1	胰高血糖素样肽 -1
GLP-1 RA	胰高血糖素样肽 -1受体激动剂
Gn	促性腺激素
GnRH	促性腺激素释放激素
GnRHa	促性腺激素释放激素类似物
GWAS	全基因组关联分析

H

HA	高雄激素血症
HCG	人绒毛膜促性腺激素
HDL-C	高密度脂蛋白胆固醇
HL	肝脂肪酶
HMG	人类绝经期促性腺激素
HOMA-IR	稳态模型的胰岛素抵抗指数
HPA	下丘脑 – 垂体 – 肾上腺轴
HPA	下丘脑 – 垂体 – 性腺轴
HPO	下丘脑 – 垂体 – 卵巢轴
HRmax	最大心率

HRR	储备心率
HRrest	安静心率
HSL	激素敏感性脂肪酶
HTG–AP	高甘油三酯性急性胰腺炎
HTN	妊娠高血压

I

ICMA	免疫化学发光法
ICSI	卵细胞质内单精子注射
IDF	国际糖尿病联盟
IFMA	免疫荧光法
IGF	胰岛素样生长因子
IGF–1	胰岛素样生长因子–1
IGFBP–1	胰岛素样生长因子结合蛋白1
IGR	糖调节受损
IGT	糖耐量异常
IR	胰岛素抵抗
IRT	胰岛素释放试验
IUI	宫腔内人工授精
IVF	体外受精
IVM	体外成熟

L

LAGB	可调节胃束状带术
LBPD–DS	腹腔镜胆胰转流十二指肠转位术
LDL	低密度脂蛋白
LE	来曲唑
LGA	大于胎龄儿
LH	黄体生成素

LH–R	黄体生成素释放激素
LNG–IUS	左炔诺孕酮宫内缓释节育系统（曼月乐）
LPL	脂蛋白酯酶
LRYGB	腹腔镜 Roux–en–Y 胃旁路术
LSG	腹腔镜胃袖状切除术
LUFS	卵泡黄素化未破裂综合征

M

MAFLD	代谢相关脂肪性肝病
MI	肌醇
MIS	米勒管抑制物
MRI	磁共振
MS	代谢综合征

N

NAC	N–乙酰半胱氨酸
NAFLD	非酒精性脂肪性肝病
NIH	美国国立卫生研究院
NMPA	国家药品监督管理局
NO	一氧化氮

O

OA	稀发排卵
OGTT	口服葡萄糖耐量试验
OHSS	卵巢过度刺激综合征
OTC	非处方药

P

PCO	卵巢多囊
PCOM	多囊性卵巢外观
PCOS	多囊卵巢综合征
PG12	前列腺素12
PGT	植入前遗传学检测
PMA	肾上腺皮质功能出现提前
POI	卵巢早衰
PPARα	过氧化物酶体增殖物激活受体α
PPARγ	过氧化物酶体增殖物激活受体γ
PRL	催乳素
PYY	酪酪肽

R

RAS	肾素－血管紧张素系统
RM	最大重复负荷
RPE	主观感觉疲劳等级法

S

SGA	小于胎龄儿

SGLT-2	钠－葡萄糖协同转运蛋白2
SHBG	性激素结合球蛋白

T

TAG	甘油三酯
TG	甲状腺球蛋白
TGAb	抗甲状腺球蛋白抗体
TNF-α	肿瘤坏死因子-α
TPOAb	抗甲状腺过氧化物酶抗体
TRAb	抗甲状腺受体抗体
TSH	促甲状腺激素
TT	血清总睾酮

V

VLDL	极低密度脂蛋白

W

WGO	世界胃肠病学会
WHO	世界卫生组织

图书在版编目（CIP）数据

多囊卵巢综合征和女性生殖内分泌1000问 / 刘伟,王丽华,全会标主编 . —上海：上海科学普及出版社,2023.6

ISBN 978-7-5427-8468-1

Ⅰ.①多… Ⅱ.①刘…②王…③全… Ⅲ.①卵巢疾病—综合征—诊疗—问题解答②妇科病—内分泌病—诊疗—问题解答 Ⅳ.①R711-44

中国国家版本馆CIP数据核字（2023）第098002号

策划统筹　蒋惠雍
责任编辑　陈星星　郝梓涵
整体设计　姜　明　王轶顽
绘　　画　小小粉

多囊卵巢综合征和女性生殖内分泌1000问

刘　伟　王丽华　全会标　主编

上海科学普及出版社出版发行

（上海中山北路832号　邮政编码200070）

http://www.pspsh.com

各地新华书店经销　上海盛通时代印刷有限公司印刷

开本 710×1000　1/16　印张 26.5　字数 371 000

2023年6月第1版　2023年6月第1次印刷

ISBN 978-7-5427-8468-1　定价：79.80元

本书如有缺页、错装或坏损等严重质量问题

请向工厂联系调换

021-37910000